Lebensbilder aus der Geschichte der Herzchirurgie

Herbert E. Ulmer

Lebensbilder aus der Geschichte der Herzchirurgie

Geleitwort von Markus Heinemann

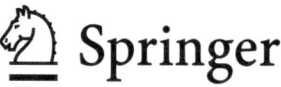

Herbert E. Ulmer
Heidelberg, Deutschland

ISBN 978-3-662-68918-9   ISBN 978-3-662-68919-6 (eBook)
https://doi.org/10.1007/978-3-662-68919-6

Die Deutsche Nationalbibliothek verzeichnet diese Publikation in der Deutschen Nationalbibliografie; detaillierte bibliografische Daten sind im Internet über https://portal.dnb.de abrufbar.

© Der/die Herausgeber bzw. der/die Autor(en), exklusiv lizenziert an Springer-Verlag GmbH, DE, ein Teil von Springer Nature 2024

Das Werk einschließlich aller seiner Teile ist urheberrechtlich geschützt. Jede Verwertung, die nicht ausdrücklich vom Urheberrechtsgesetz zugelassen ist, bedarf der vorherigen Zustimmung des Verlags. Das gilt insbesondere für Vervielfältigungen, Bearbeitungen, Mikroverfilmungen und die Einspeicherung und Verarbeitung in elektronischen Systemen.

Die Wiedergabe von allgemein beschreibenden Bezeichnungen, Marken, Unternehmensnamen etc. in diesem Werk bedeutet nicht, dass diese frei durch jedermann benutzt werden dürfen. Die Berechtigung zur Benutzung unterliegt, auch ohne gesonderten Hinweis hierzu, den Regeln des Markenrechts. Die Rechte des jeweiligen Zeicheninhabers sind zu beachten.

Der Verlag, die Autoren und die Herausgeber gehen davon aus, dass die Angaben und Informationen in diesem Werk zum Zeitpunkt der Veröffentlichung vollständig und korrekt sind. Weder der Verlag noch die Autoren oder die Herausgeber übernehmen, ausdrücklich oder implizit, Gewähr für den Inhalt des Werkes, etwaige Fehler oder Äußerungen. Der Verlag bleibt im Hinblick auf geografische Zuordnungen und Gebietsbezeichnungen in veröffentlichten Karten und Institutionsadressen neutral.

Planung/Lektorat: Fritz Kraemer

Springer ist ein Imprint der eingetragenen Gesellschaft Springer-Verlag GmbH, DE und ist ein Teil von Springer Nature.

Die Anschrift der Gesellschaft ist: Heidelberger Platz 3, 14197 Berlin, Germany

Wenn Sie dieses Produkt entsorgen, geben Sie das Papier bitte zum Recycling.

Geleitwort

Dieses Buch ist die Zusammenstellung der bisher von Prof. Herbert Ulmer, Emeritus der Klinik für Pädiatrische Kardiologie der Universität Heidelberg, in der *Zeitschrift für Herz-, Thorax- und Gefäßchirurgie* publizierten „Historischen Profile". Er stellt darin Persönlichkeiten vor, die für die Entwicklung von (Kinder-)Herzchirurgie und Kinderkardiologie maßgeblich waren.

Die Deutsche Gesellschaft für Thorax-, Herz- und Gefäßchirurgie (DGTHG) hatte sich 2019 entschlossen, diese Kurzbiografien in ihrer Fort- und Weiterbildungszeitschrift zu publizieren, um daran zu erinnern, dass wir aus der Geschichte lernen können und sollten.

Gerade in der sich immer noch rasant weiterentwickelnden Herzmedizin tut Rückbesinnung auf die Geschichte, die uns alle geprägt hat, not. Oft tragen Techniken und Prozeduren den Namen der/des (vermeintlich) Erstbeschreibenden. Man denke nur an Blalock und Taussig, Senning und Mustard, Norwood, Fontan – alles Namen im täglichen Gebrauch. Aber wissen wir auch, welche Menschen sich dahinter verbergen, unter welchen Umständen ihre Pionierleistungen entstanden? Und dann gibt es noch die, deren Namen nicht zum Synonym von Eingriffen geworden sind, ohne die aber die moderne Kinderkardiologie und -herzchirurgie undenkbar wären: z. B. Maude Abbott, Alexander Nadas, Stella und Richard van Praagh und natürlich Aldo Castaneda. Hier kommen sie alle durch einen Zeitzeugen, der etlichen von ihnen noch persönlich begegnet ist, zu Wort.

Herbert Ulmer nimmt uns mit auf eine Reise in die jüngere Vergangenheit – eine unterhaltsame und spannende Mischung aus Ver- und Bewunderung.

Markus Heinemann

Vorwort

Zukunft braucht Herkunft[1]

Angeborene Herzfehler bei Kindern gibt es, seit Menschen diesen Planeten bevölkern. Dennoch sind die Versuche, diese Anomalien zu verstehen, noch nicht mehr als 3 bis 4 Jahrhunderte alt. Aber wozu dient es heute, da die pathologischen Strukturen und die sich daraus ergebenden krank machenden Mechanismen weitgehend aufgeklärt und klassifiziert sind, sich für die Geschichte dieser Entwicklung und der damit verbundenen Menschen zu interessieren? Heute, da die Herz-Lungen-Maschine in weiten Teilen der Welt der Welt verfügbar ist, macht es da einen Sinn, sich zu erinnern, dass angeborene Herzfehler auch schon zu Beginn des 20. Jh. operativ behandelt wurden, wenn auch mit anderen Möglichkeiten und Ergebnissen?

Ebenso essenziell wie das individuelle Gedächtnis für den einzelnen Menschen, erscheint aber auch das kollektive Gedächtnis bestimmter Gruppen von Menschen, die sich einer gemeinsamen Aufgabe gewidmet haben oder sich in Zukunft widmen werden. Die Empfindung für einen historischen Ablauf sollte sich jedoch nicht alleine in einer chronologischen Aufzählung von Ereignissen erschöpfen. Geschichte sollte für die Erfahrung empfindsam machen, wie bedeutsam es sein kann, dass z. B. bestimmte Dinge vor anderen geschehen, und dass einzelne Ereignisse an einem bestimmten Ort stattfinden und nicht an einem beliebigen anderen. Das Wissen um eine derartige Spur, erworben durch eine historische Analyse von Ideen und Ereignissen, kann zur Entwicklung eigener Bescheidenheit, zu einer Erweiterung des Horizonts und zu einer produktiven Aktivität führen.

Ein solches Interesse stellt das Charakteristikum eines Arztes dar, der mehr als ein reiner Mediziner ist, eines Arztes, der eine Erziehung erfahren und nicht nur eine Ausbildung durchlaufen hat, eines Arztes, der mit den ihm anvertrauten Patienten verbunden und bereit ist, nicht nur die fachliche medizinische Verantwortung für sie zu tragen.

Die Vergangenheit ist nicht im Besitz von Historikern, sondern sie stellt das Eigentum aller Menschen dar. Sie gehört jedem, der sich ihrer bewusst ist, und sie wächst, indem sie geteilt wird.

Heidelberg, Deutschland   Herbert E. Ulmer

---

[1] Der Text des Vorwortes wurde bereits publiziert als Editorial in Zeitschrift für Herz-, Thorax und Gefäßchirurgie 1 (2019).

Danksagung

Ein erster großer Dank muß an Herrn Prof. Dr. Markus Heinemann, Mainz gehen, da ohne dessen Anregung, Ratschläge und Hinweise dieses Buch nicht hätte entstehen können. Grundlage hierfür waren ausführliche, persönliche Gespräche, in denen sich die vielfältigen Gemeinsamkeiten der Fächer Herzchirurgie und Pädiatrische Kardiologie eröffneten, die auch in dem vorliegenden Text ihren Niederschlag finden sollen. Nur die Erkenntnis einer gemeinsamen Herkunft kann die Hoffnung auf eine fruchtbare gemeinsame Zukunft Wirklichkeit werden lassen.

Dank gebührt in gleicher Weise Frau Regina Iglauer-Sander, M.A., Berlin, der Pressereferentin der Deutschen Gesellschaft für Thorax-, Herz- und Gefäßchirurgie für ihre nachhaltigen Bemühungen um die Rechte für die Verwendung der zahlreichen fotografischen Abbildungen in den einzelnen Kapiteln. Für die großzügige Unterstützung in diesem Bereich bedanke ich mich ebenso bei der Deutschen Herzstiftung, Frankfurt, sowie dem Vorstand der Deutschen Gesellschaft für Thorax-, Herz- und Gefäßchirurgie. Aufrichtiger Dank geht auch an den Elsevier-Verlag, München, der in großzügiger Weise die Nutzungsrechte für einige Darstellungen zur Verfügung gestellt hat, die in dem dort 2019 herausgegebenen Jubiläumsband zum 50-jährigen Bestehen der Deutschen Gesellschaft für Pädiatrische Kardiologie enthalten sind, und so in etwas aktualisierter Form hier verwendet werden dürfen.

Dank zu sagen, gilt es auch meiner Frau, deren Verständnis und Geduld es mir ermöglicht haben, mich mit Ruhe und über längere Zeit, mit meinem Thema zu befassen.

Für den interessierten Leser findet sich weiterführende Literatur über die einzelnen hier dargestellten beeindruckenden Persönlichkeiten und für den Autor unvergleichlichen Menschen, z. B. bei:

William Clifford Roberts, M.D: *Interviews Published in The American Journal of Cardiology 1982–2015, Volume 1: A-K* und *Volume 2: L-Z 1982–2015*
Baylor Scott & White Health, Dallas, TX, 2016 oder bei:
William Shannon Stoney, M.D.: *Pioneers of Cardiac Surgery*
Vanderbilt University Press, Nashville, TN, 2008

Inhaltsverzeichnis

Maude E. Abbott (1869–1940) 1
Helen B. Taussig (1898–1986). 5
Robert E. Gross (1905–1988) 9
Alfred Blalock, Vivien Thomas, Helen Taussig
und die „blue baby operation". 13
C. Walton Lillehei (1918–1999) 21
John H. Gibbon jr. (1903–1973). 25
Abraham Morris Rudolph (1924–2023) 29
John Webster Kirklin (1917–2004) 33
Aldo Ricardo Castaneda (1930–2021). 41
Stella van Praagh (1927–2006), Richard van Praagh (geb. 1930). 47
William P. Longmire jr. (1913–2003). 51
Francis Robicsek (1925–2020) 59
Alexander S. Nadas (1913–2000) 69
Michael E. DeBakey (1908–2008) 73
Donald Nixon Ross (1922–2014) 93
Jane Somerville (geb. 1933) 101
Albert Starr (geb. 1926), Miles Lowell Edwards (1898–1982) 105
Nina Starr Braunwald (1928–1992) 117
Norman E. Shumway (1923–2006) 125
Anthony Dobell (1927–2015) 135
Ake Senning (1915–2000), William T. Mustard (1914–1987) 143
Adib D. Jatene (1929–2014) 147

Francis M. Fontan (1929–2018) 151
Sir Magdi Habib Yacoub (geb. 1935) 155
William I. Norwood jr. (1941–2020) 165
Owen Wangensteen (1898–1981) 169

Maude E. Abbott (1869–1940)

Maude E. Abbotts Weg, eine Pionierin im Bereich der Kardiologie zu werden, war nicht einfach. Sie wurde am 18.03.1869 in St. Andrews East, Quebec, Kanada, ungefähr 40 Meilen nordwestlich von Montreal als *Maude Elizabeth Seymour Babin geboren*, zwei Jahre nach ihrer Schwester Alice. Der Vater verließ nach tragischen Vorkommnissen die Familie noch vor Maudes Geburt. Die Mutter starb an einer Tuberkulose, als Alice gerade zwei Jahre und Maude eben sieben Monate alt war. Im Alter von 62 Jahren adoptierte die Großmutter mütterlicherseits, Frances Abbott, beide Mädchen, da sie ihre eigenen neun Kinder zuvor verloren hatte. Die Namensänderung von Babin auf Abbott erstritt sie durch einen speziellen Beschluss des kanadischen Parlaments.

Maudes schulische und anschließende akademische Ausbildung erfolgte in Montreal, wo sie nach ihrer Graduierung als Bachelor of Arts (BA) an der McGill University als Beste ihres Jahrgangs auch die Abschlussrede hielt. 1894 schloss sie als einzige Frau den Studiengang Medizin ebenfalls als Beste mit einem Medical Doctor (MD) und etlichen Preisen ab. Da sie als Frau jedoch keine Stelle an der McGill University für eine Postgraduate-Ausbildung bekommen konnte, trat sie, in Begleitung ihrer Schwester Alice, unmittelbar danach eine zweijährige Reise durch die großen europäischen Universitätsstädte London, Zürich, Heidelberg und Wien an. Alice, die als angehende Pianistin unterwegs war, erkrankte in Wien an einer Diphtherie, die ihre bereits zuvor bestehende psychische Erkrankung auf Dauer erheblich komplizierte.

Der Beitrag ist zuerst erschienen in Zeitschrift für Herz-, Thorax- und Gefäßchirurgie 2019 33:147–148.

© Der/die Autor(en), exklusiv lizenziert an Springer-Verlag GmbH, DE, ein Teil von Springer Nature 2024
H. E. Ulmer, *Lebensbilder aus der Geschichte der Herzchirurgie*,
https://doi.org/10.1007/978-3-662-68919-6_1

Abb. 1 Maude E. Abbott (1869–1940)

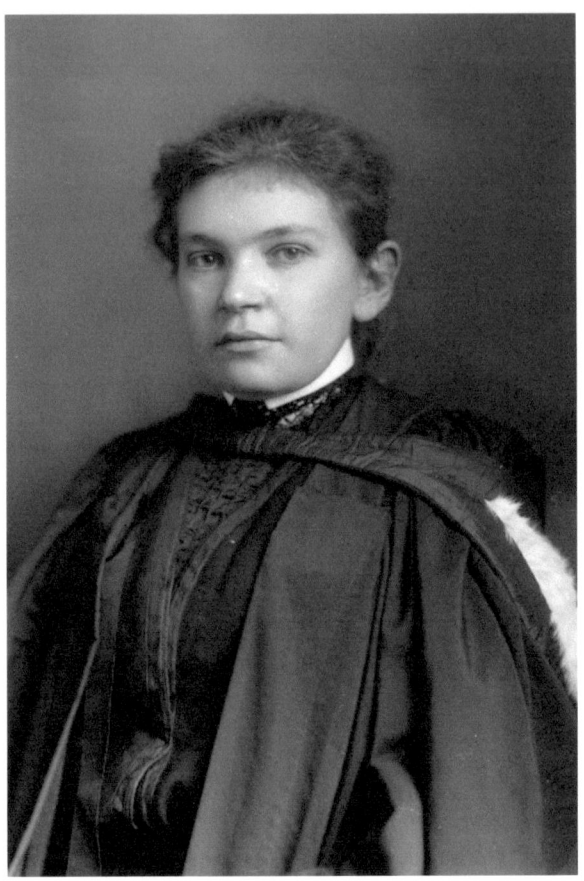

Im Frühjahr 1897, zurück in Montreal, eröffnete Maude zunächst eine private Praxis für Frauen und Kinder, begann jedoch bald, zusätzlich und auf freiwilliger Basis, eine wissenschaftliche Tätigkeit am dortigen Royal Victoria Hospital. Der erste von ihr verfasste Vortrag über „Sogenannte accidentelle Herzgeräusche" musste jedoch in der Medico-Surgical Society von ihrem Freund, dem späteren Dekan der McGill Universität, Charles Martin, gehalten werden, da Frauen nicht zugelassen waren. Allerdings wurde sie anschließend von den beeindruckten Mitgliedern der Society als erste Frau gebeten, Mitglied ihrer Gesellschaft zu werden. Selbst jetzt erhielt sie von der McGill Universität keine Stelle als Assistentin, sondern lediglich das Angebot einer eher symbolischen Position als „assistant curator" des „Medizinischen Museums", einer Sammlung seltener anatomischer Präparate, und wurde 1901 auch zu dessen „chief curator" ernannt (Abb. 1).

In den folgenden Jahren ordnete und katalogisierte Maude Abbott die seit mehr als 60 Jahren gesammelten anatomischen Präparate des Museums. Diese bestanden zum großen Teil aus Herzen, die noch von dem späteren Internisten Sir William Osler konserviert worden waren. Mit der Beschreibung eines als infektiöse Myokarditis falsch deklarierten Herzens, das eine der komplexesten Fehlbildungen überhaupt aufwies, dem *„Holmes heart"*, war Maude Abbotts Interesse an einer Systematik angeborener Herzfehler endgültig geweckt. Sehr bald wurde sie von William Osler gebeten, in dem von ihm geplanten und herausgegebenen siebenbändigen internistischen Standardwerk den Beitrag über angeborene Herzfehler zu übernehmen. Der Umfang betrug in der 1. Ausgabe des Jahres 1908 noch 22 Seiten, in der 3. Ausgabe des Jahres 1927 jedoch bereits mehr als 200 Seiten. Ihre weiteren wissenschaftlichen Arbeiten machten sie bald zur unumstrittenen Autorität auf diesem Gebiet in den frühen Jahren des 20. Jh.

1910, d. h. acht Jahre, bevor die erste Frau zur Weiterbildung in der Medizin an der McGill University zugelassen wurde, wurde sie, zwar erneut symbolisch, zum „Ehren-Lektor" ernannt, erhielt jedoch wieder keine offizielle akademische Position. Erst nachdem sie 1923 zwischenzeitlich einen Ruf auf die Professur für Pathologie des Woman's Medical College of Pennsylvania, angenommen hatte, konnte sie zwei Jahre später, allerdings auf die rangniedrigere Position eines „assistant professor", nach Montreal zurückkehren.

Bereits zuvor war es Maude Abbotts größter Wunsch geworden, ein zusammenfassendes Handbuch über pädiatrische Kardiologie zu schreiben. Dieser Wunsch blieb ihr jedoch versagt. Sie erlebte es jedoch, als 1936 der erste Kernteil ihres Werks als „Atlas of Congenital Cardiac Disease" als interne Monografie von der American Heart Association gedruckt wurde (Abb. 1). Eigentlich handelte es sich dabei lediglich um einen Katalog zu ihrer Sammlung. Erst die um Jahre später im wissenschaftlichen Buchhandel erschienenen Ausgaben waren ergänzt durch grafische Darstellungen zum besseren Verständnis der Anatomie, um klinische Angaben zum Fall sowie um Fotografien von zugehörigen Röntgenaufnahmen und Elektrokardiogrammen. Die ganze Ausstellung, die mehr als 1000 Präparate umfasste, wurde verpackt, und Maude Abbott reiste damit zu pathologischen Demonstrationen an die großen Universitäten in den Vereinigten Staaten und in Europa. Diese Anstrengung festigte ihren Ruf als wissenschaftliche Autorität auf beiden Seiten des Atlantiks. Publiziert wurde der an sich die Pathologie des Herzens thematisierende Atlas in der ersten Auflage 1936 von der American Heart Association, später noch mehrfach, zuletzt 2006 (Abb. 2).

1934 verstarb ihre Schwester Alice, deren Fürsorge und Pflege Maude während ihres gesamten gemeinsamen Lebens übernommen hatte, zu Hause in ihren Armen.

1936 war ein entscheidendes Jahr für Maude Abbott. Im Alter von 67 Jahren wurde ihr der Eintritt in den Ruhestand nahegelegt, der dann auch, wenngleich gegen ihren eigenen Willen, erfolgte. Trotz ihrer Verdienste und ihrer weltweiten Reputation verweigerte die McGill Universität ihr als Frau die Anerkennung einer „full professorship" bis zum Schluss. Zu ihrer Entlassung wurde ihr jedoch die höchste Auszeichnung der Universität, die *Verleihung eines Ehrendoktors der (beachte!) juristischen Fakultät*, zuteil. Ausführliche Reisen führten sie anschließend durch große Teile Kanadas und der USA, wo sie zahlreiche Ehrungen erfuhr.

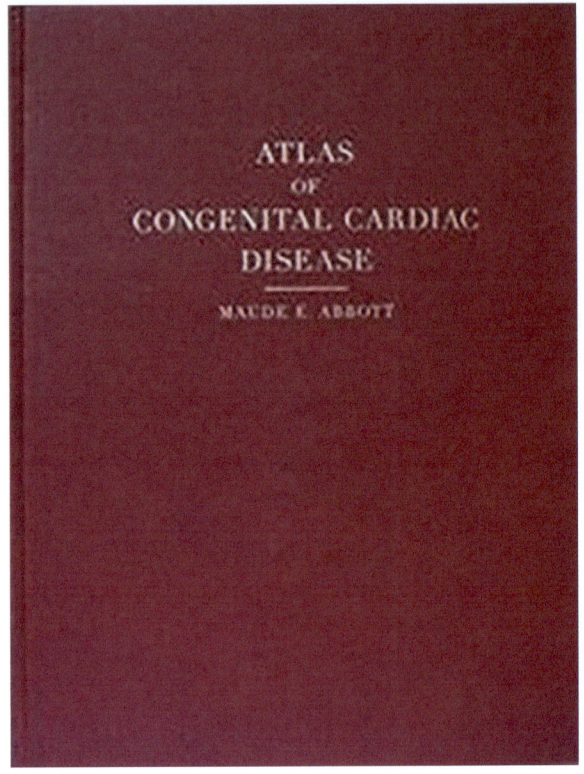

Abb. 2 Cover des Atlas über Anatomie und Pathologie angeborener Herzfehler von Maude Abbott, veröffentlicht 1936 von der American Heart Association

Im Sommer 1940 erlitt sie einen Schlaganfall, von dem sie sich nicht recht erholte. Am 2. September 1940 verstarb Maude Abbott im Alter von 71 Jahren zuhause in Montreal an den Folgen einer Gehirnblutung, die sie bereits im Juli des Jahres erlitten hatte, sich davon aber nie mehr erholte.

In Mexico City hängt im National Institute of Cardiology ein bekanntes Fresko des Malers Diego Rivera, auf dem die wichtigsten Mediziner und Ärzte aller Zeiten bis zur Mitte des 20. Jh. dargestellt sind. Maude Abbott ist darauf als einzige Frau und einzige kanadische Persönlichkeit abgebildet. 1994 wurde sie, mehr als 50 Jahre nach ihrem Tod, in die Canadian Medical Hall of Fame aufgenommen.

Helen B. Taussig (1898–1986)

Es wird schwer sein, auch nur eine historische Darstellung über die Entwicklung der klinischen Kardiologie zu finden, in der nicht Helen Taussig (1898–1986) als die Begründerin und die Galionsfigur der Kardiologie angeborener Fehlbildungen des Herzens dargestellt sein wird (Abb. 1).

Am 24. Mai 1898 wurde *Helen Brooke Taussig* in Cambridge, Massachusetts, als viertes Kind einer angesehenen amerikanischen Ostküsten-Familie geboren. Bereits früh musste sie ihren lebenslangen Kampf um ihre persönliche und später professionelle Entwicklung aufnehmen. Mit elf Jahren verlor sie ihre Mutter durch eine Tuberkulose. Eine schwere angeborene Lese- und Rechtschreibschwäche, die sie bis in ihre späten Jahre nicht ganz überwinden konnte, erschwerte ihre schulische Entwicklung erheblich. Dennoch konnte sie 1921 ihre Studien, zunächst am Radcliffe College in Cambridge, anschließend an der Universität Berkeley, California, nicht nur mit guten Leistungen und einem BA abschließen, sondern auch mit der Universitäts-Championship im Tennis. Ihren Wunsch, anschließend Medizin zu studieren, konnte sie jedoch nicht verwirklichen, da dieser Studiengang zu diesem Zeitpunkt noch ausschließlich Männern vorbehalten war. So widmete sie sich zunächst einer extracurriculären Ausbildung in Anatomie und Histologie. Als Sektionsmaterial wurde ihr dazu ein Rinderherz zum Studium von Muskelbündeln vorgelegt – ihr Einstieg in die Kardiologie.

Erst ein Wechsel an die Johns Hopkins School of Medicine in Baltimore, Maryland, 1923 gab ihr die Gelegenheit, ihre Studien 1927 mit dem Doktorgrad der Medizin (MD) abzuschließen. Bereits zwei Jahre zuvor hatte sie, ihre vorausgegangenen kardiologischen Erfahrungen nutzend, ihre erste wissenschaftliche Publikation über „Muskelkontraktionen im Büffelherzen" veröffentlicht.

Der Beitrag ist zuerst erschienen in Zeitschrift für Herz-, Thorax- und Gefäßchirurgie 2019 33:224–225.

Abb. 1 Helen B. Taussig (1898–1986). (© Johns Hopkins University Medical Archives, mit freundlicher Genehmigung)

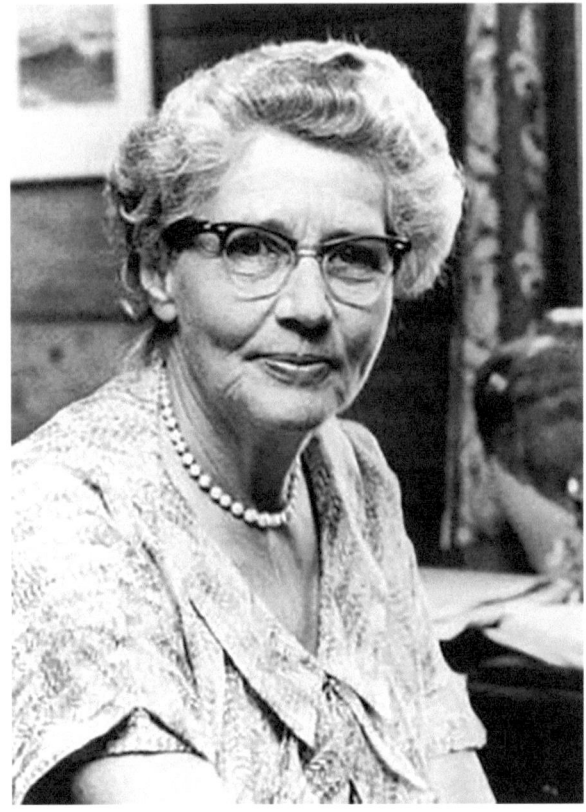

Ihr Mentor für die kommenden Jahrzehnte, der Pädiater Prof. Edwards A. Park, stellte sie vor die Aufgabe, sich des bis dahin mangels therapeutischer Optionen vernachlässigten Bereichs der angeborenen und erworbenen Herzfehler bei Kindern anzunehmen. Zu diesem Zeitpunkt, am Beginn einer möglichen kardiologischen Karriere, traf sie ein weiterer harter Schicksalsschlag. Sie entwickelte, wohl als Folge einer in der Kindheit durchgemachten schweren Keuchhustenerkrankung, eine zunehmende Schwerhörigkeit, die zeitweise bis zur Taubheit führte, und ihr dadurch die Möglichkeit der Nutzung der Auskultation zur kardiologischen Diagnostik so gut wie unmöglich machte. Sie lernte Lippenlesen und die Auskultation durch feinfühlige Palpation mit den Fingern soweit zu ersetzen, wie es ging. Dadurch standen auch, zumindest über einen längeren Zeitraum, neben der sorgfältigen Anamnese und Inspektion ausführliche und spezielle Röntgenuntersuchungen des Herzens im Vordergrund ihrer kardiologischen Diagnostik. Die Nachfrage vieler Patienten und deren Eltern nach einer derart spezialisierten Betreuung war rasch so groß, dass Dr. Park bereits 1930 die erste große kinderkardiologische Spezialambulanz, das später so bekannte und berühmte Harriett Lane Home, in Baltimore einrichtete und deren Leitung an Helen Taussig übertrug. Diese Position sollte sie im weiteren Verlauf mehr als 30 Jahre ununterbrochen und mit großem Erfolg einnehmen.

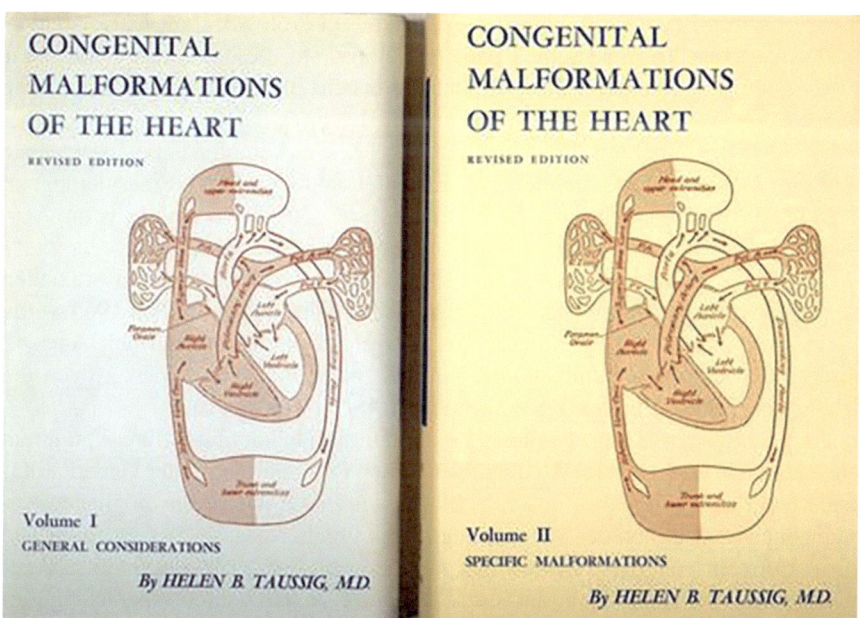

Abb. 2 Cover der Erstauflage des ersten klinischen Lehrbuchs über angeborene Herzfehler von Helen Taussig. (The Commonwealth Foundation, New York, 1947)

Mit dem ersten operativen Verschluss eines persistierenden Ductus arteriosus Botalli durch den Chirurgen Robert Gross im August 1938 im Children's Hospital Boston eröffneten sich für den Bereich der angeborenen Herzfehler grundlegend neue Perspektiven. Diese Entwicklung wurde auch in der Johns Hopkins University aufgegriffen und nachhaltig verfolgt. Von größter Bedeutung für die damalige Zeit war die in Baltimore entwickelte sog. Blalock-Taussig-Anastomose, eine Operation zur Verbesserung der Lungendurchblutung bei zyanotischen Vitien wie z. B. der Fallot-Tetralogie. Diese Operation trat nach ihrer ersten erfolgreichen Durchführung im November 1944 von Baltimore aus einen unvergleichlichen Siegeszug um die ganze Welt an und half, viele Leben zu retten. Die Geschichte der Operationsmethode wird im Beitrag *„Alfred Blalock"* näher geschildert.

Zur Zeit ihrer ersten umfassenden Darstellung angeborener Herzfehler, „Congenital malformations of the heart" (Abb. 2), mit deren Abfassung Helen Taussig bereits 1937 begonnen hatte, waren Operationen angeborener Fehlbildungen des Herzens noch ein Traum gewesen, und diesbezügliche Erfahrungen waren entsprechend hierin noch nicht enthalten. Diese mussten nun in das umfangreiche zweibändige Werk bis zum Erscheinen seiner Erstauflage im Jahre 1947 noch nachträglich eingearbeitet werden. Über mehrere Jahrzehnte und mehrere Generationen nachfolgender Kinderkardiologen hinweg galt diese einzigartige Monografie dann als die *„Bibel"* der Kinderkardiologie.

Obwohl bis drei Jahre vor ihrem Ausscheiden aus dem aktiven Dienst lediglich als Associate Professor eingestuft und erst zwölf Jahre später als ihr chirurgischer

Kollege Alfred Blalock, zum ersten weiblichen Full Professor ihrer Universität ernannt, wuchsen ihre Bekanntheit und ihr Einfluss auf diesem neuen Gebiet sehr rasch. So war sie eine der 6 Gründerinnen des ersten „Sub-Boards" für Pädiatrische Kardiologie. Zahlreiche Vorträge und Invited Lectures auf der ganzen Welt, bei denen sie noch immer mit Problemen ihrer Dyslexie zu kämpfen hatte, machten sie und ihre Wirkungsstätte weltbekannt. Erst drei Jahre vor ihrer Emeritierung im Sommer 1963 ermöglichte ihr die Operation ihrer Otosklerose erstmals die Auskultation des kindlichen Herzens mit einem normalen Stethoskop.

Allerdings wollte und konnte sich Helen Taussig auch nach ihrem offiziellen Ausscheiden nicht aus dem akademischen Leben zurückziehen. Im Jahr 1965 wurde sie als erste Frau zur Präsidentin der American Heart Association gewählt. Auch 42 ihrer 100 wichtigsten Publikationen sind erst nach 1963 entstanden, wovon die letzte noch 1988, d. h. zwei Jahre nach ihrem Tod, erschienen ist.

Ihr wichtigster Beitrag aus dieser Zeit betraf die Thalidomid-Affäre. Von ihrem ehemaligen Fellow Dr. Alois Beuren, inzwischen Professor und erster kinderkardiologischer Lehrstuhlinhaber in Deutschland, wurde sie auf einen möglichen Zusammenhang zwischen der Verwendung dieses Pharmakons bei Schwangeren und dem Auftreten von Phokomelien und angeborenen Herzfehlern aufmerksam gemacht. Nach Überprüfung dieses Verdachts konnte sie durch ihren vehementen Einsatz vor dem amerikanischen Kongress die Zulassung dieser Substanz in den Vereinigten Staaten verhindern. Dafür wurde sie 1964 vom amerikanischen Präsidenten mit der Freiheitsmedaille der Vereinigten Staaten ausgezeichnet.

Am 20. Mai 1986, d. h. drei Tage vor ihrem 88. Geburtstag, verstarb Helen Taussig bei einem von ihr unverschuldeten Verkehrsunfall mit ihrem Auto auf dem Weg zu einer Lokalwahl.

Literatur

U.S. National Library of Medicine, Digital Collections. 8600 Rockville Pike, Bethesda, MD 20894

Robert E. Gross (1905–1988)

Von vielen wird der Beginn der Chirurgie angeborener Herzfehler auf das Jahr 1938 festgelegt, in dem es dem eigentlichen Kinderchirurgen Robert Gross erstmals gelang, bei einem 7-jährigen Mädchen einen persistierenden Ductus arteriosus (PDA) erfolgreich chirurgisch zu verschließen.

Robert Edward Gross (Abb. 1) erblickte am 02.07.1905 in Baltimore, Maryland, als Sohn eines aus Deutschland eingewanderten Klavierbaumeisters das Licht der Welt. Da sich bald herausstellte, dass der Junge wegen einer angeborenen Katarakt auf einem Auge blind war, konnte er, trotz großer manueller Geschicklichkeit, dem Berufswunsch eines Uhrmachers nicht weiter nachgehen und wandte sich einer akademisch-„handwerklichen" Laufbahn zu.

Der Besuch des Colleges brachte ihm 1927 nicht nur den B.A. ein, sondern auch seine Ehefrau Marie Lou Orr, die Tochter eines Chirurgen. 1931 beendete er sein Medizinstudium an der Harvard Medical School in Boston, deren medizinischer Fakultät er von nun an über 40 Jahre bis zum Ende seiner Karriere 1972 angehören sollte. Da seine Bewerbung um eine chirurgische Assistentenstelle nicht angenommen wurde, widmete er sich zunächst für zwei Jahre der Pathologie. Das Schicksal von nicht wenigen, an den Folgen einer Endokarditis durch einen einfachen persistierenden Ductus Verstorbenen ließ ihn nicht mehr ruhen, und er suchte experimentell, zusammen mit dem späteren Pädiater John Hubbard, nach einer bis dahin noch nicht vorhandenen chirurgischen Technik, einen persistierenden Ductus arteriosus zu verschließen.

Dieser Beitrag ist eine aktualisierte Fassung des Kapitels: Ulmer H.E. „Meilensteine der Entwicklung: Robert E. Gross" in: Weil J, Kallfelz HC, Lindinger A, Schmaltz AA (Hrsg) (2019) Kinderkardiologie in Deutschland: 50 Jahre Deutsche Gesellschaft für Pädiatrische Kardiologie 1969–2019. Elsevier, S. 250–251 (mit freundlicher Genehmigung des Elsevier Verlages). Der aktualisierte Beitrag ist zuerst erschienen in Zeitschrift für Herz-, Thorax- und Gefäßchirurgie 2020 34:274–276.

Abb. 1 Robert E. Gross. (Zeichnung: Sascha Cherniajev, © DGTHG, mit freundlicher Genehmigung)

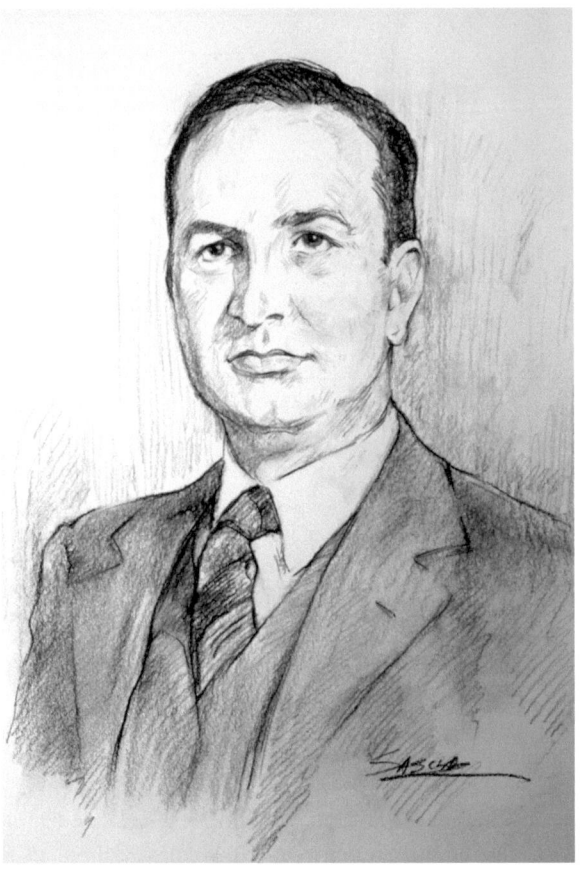

Sein klinischer Weg führte Robert Gross 1934 zu *William Edwards Ladd*, dem Pionier einer neuen Subspezialität der Chirurgie, der Kinderchirurgie, am *Boston Children's Hospital*. Dort machte er, einem lokalen Leitspruch „*Ein akademischer Chirurg muss jedes Jahr ein neues Kaninchen aus dem Hut zaubern*" folgend, auch rasch Karriere und war 1941 bereits Senior Resident und Mitherausgeber eines großen Lehrbuchs seines Chefs über die Chirurgie verschiedener angeborener Malformationen bei Kindern. Dennoch hatte er sein eigenes kardiochirurgisches Interesse zumindest experimentell unverändert beibehalten, ohne jedoch hierbei von seinem Vorgesetzten Unterstützung zu erfahren. William Ladd wusste allerdings vom visionären Vorhaben seines Schülers und gab ihm im August 1938 vor seinem Sommerurlaub daher die Anweisung: „Whatever you do, don't operate on that little girl with the ductus". Kaum war Ladd jedoch sicher auf seinem Schiff nach Europa, holte sich Gross von dessen aufgeschlosseneren Stellvertreter Dr. Thomas Lanman die Genehmigung für diese Operation. Sicherheitshalber hatte er bereits eine Woche zuvor zwei Mädchen mit den Zeichen eines PDA in die Kinderklinik aufnehmen lassen, um bei möglichen Problemen beim ersten Fall gleich einen weiteren Versuch starten zu können.

Am Vormittag des 26.08.1938 wurde die 7-jährige *Lorraine Sweeney* (spätere Nichol) zu einer medizinhistorischen Person, als erster Mensch, bei dem ein chirurgischer Eingriff wegen eines angeborenen Herzfehlers erfolgreich durchgeführt wurde. Lorraine war das jüngste von acht Kindern einer irischen Einwanderfamilie aus Boston, bei der seit ihrer frühesten Kindheit ein Herzgeräusch und eine zunehmende Herzschwäche als Zeichen eines angeborenen Herzfehlers gedeutet worden waren. Tragischerweise hatte sie wenige Monate vor der anstehenden Operation ihren Vater durch einen Autounfall verloren. Dennoch lag sie an diesem denkwürdigen Morgen auf dem OP-Tisch in der Harvard Medical School und erhielt von der Anästhesieschwester Betty Lank eine Maskennarkose unter Spontanatmung. Am Tisch war auch Marie Dressler, die OP-Schwester, mit der der gerade 33 Jahre alte Robert Gross von nun an über 35 Jahre zusammenarbeiten sollte. Die Operation dauerte etwas mehr als eine Stunde. Lorraines Ductus erwies sich als zu kurz für die geplante Technik einer Durchtrennung, sodass er mit einem dicken Seidenfaden mehrfach unterbunden wurde. Das Mädchen erholte sich rasch, war am nächsten Tag schon außerhalb des Bettes und zehn Tage später aus der chirurgischen Klinik entlassen.

Kurz nach seiner Rückkehr aus dem Urlaub traf Dr. Ladd abends im lokalen Country Club auf Robert Gross und erhielt auf seine Frage: *„Well, is anything new?"* die Antwort: *„Not much, nothing new."* – Noch in derselben Woche war Robert Gross gefeuert. Er zog sich auf seine Farm in Vermont zurück und baute dort eigenhändig einen neuen Stall für seine Pferde. sechs Monate später wurde er auf öffentlichen Druck in seine alte Position wieder eingestellt. Es wird gesagt, dass dieser Vorfall ein ganzes Leben zwischen den beiden Männern gestanden habe, die aber dennoch über mehrere Dekaden als Kollegen und Wissenschaftler in derselben Klinik weiter erfolgreich zusammenarbeiteten.

Von Gross wurden im Weiteren noch mehrere neue herzchirurgische Verfahren eingeführt, so u. a. ein Operationsverfahren für die Aortenisthmusstenose oder die Herstellung und der Einsatz arterieller Homografts. Andererseits erfuhr Gross wohl auch, was Ladd empfunden haben musste, als 1942 Helen Taussig aus Baltimore zu ihm kam und ihm ihre Vorstellung einer aortopulmonalen Anastomose zur Behandlung der Fallot-Tetralogie vortrug. Seine Antwort: *„Madam, you know, I spent years of my life trying to divide the ductus, and now you want me to make one!"* Helen Taussig fuhr wieder nach Hause und übergab das Problem an ihren Chirurgen Alfred Blalock in Baltimore – der Rest ist Geschichte.

1947 wurde Robert Gross, gegen den Willen von William Ladd, zu dessen Nachfolger als *„Ladd Professor of Child Surgery"* und zum *„Surgeon-in-Chief"* des Boston Children's Hospitals berufen. Neben den zahlreichen Ämtern und zahllosen Ehrungen, die er erhielt, erschien 1953 unter dem Titel "*The Surgery of Infancy and Childhood*" ein mehr als 1000 Seiten starkes, von ihm allein verfasstes Lehrbuch der Kinderchirurgie, das weltweit als die *„Green Bible"* der Kinderchirurgen bezeichnet wurde.

Unabhängig davon hat Robert Gross bis zu seinem Ausscheiden aus dem Dienst im März 1972 nach seinen eigenen Aufzeichnungen nachweislich insgesamt 1610 Ductus-Operationen durchgeführt. Vor dem endgültigen Rückzug auf seine Farm ließ er sich doch noch seine lebenslang bestandene Katarakt operieren. Auch der enge Kontakt zu Lorraine Sweeney war nie abgebrochen. Auf der Trauerfeier anlässlich seines Todes am 11.10.1988 im Alter von 83 Jahren verabschiedete sie sich von ihm öffentlich mit einem irischen Gebet. Sie selbst starb 2014 im Alter von 88 Jahren als mehrfache Großmutter und vielfache Urgroßmutter, mehr als 75 Jahre nach ihrer historischen Operation.

Alfred Blalock, Vivien Thomas, Helen Taussig und die „blue baby operation"

Die „blue baby operation", die erstmals im November 1944 am Johns Hopkins Hospital in Baltimore durchgeführt wurde, ist wie wohl kein anderer Eingriff zum Symbol dafür geworden, dass die Herzmedizin die Schwelle in eine andere Dimension überschritten hatte. Hierfür bedurfte es allerdings des Aufeinandertreffens dreier Menschen und Charaktere, wie sie wohl unterschiedlicher kaum hätten sein können: des Chirurgen Alfred Blalock, seines technischen Assistenten Vivien Thomas und der Kinderkardiologin Helen Taussig.

Alfred Blalock (Abb. 1) wurde am 05.04.1899 in Culloden, Georgia, geboren, einem Ort mit damals 334 Einwohnern, als das erste von 5 Kindern einer Familie aus einer der großen Baumwolldynastien in den Südstaaten. Schon früh entwickelte er das charakteristische Bild eines Südstaatlers mit einem smarten Wesen, einem gepflegten, attraktiven Äußeren, einer ruhigen, sanften Sprache, aber durchaus in der Lage, hiermit auf effektive Weise seine Meinung durchzusetzen. Er selbst und andere hielten ihn zwar nicht für einen ausgesprochen fleißigen, aber für einen intelligenten und sozial umgänglichen Schüler und Studenten. Noch während seiner Studienzeit musste er sich in 1921 wegen einer Hydronephrose einer linksseitigen Nephrektomie unterziehen. Dies vermochte ihn jedoch nur vorübergehend von einem aktiven Clubleben an der Universität als Tennischampion, erfolgreicher Golfer und aktiver „ladies' man" abzuhalten. Da sein Abschluss an der University of Maryland in Baltimore in 1922 nicht ausreichend war, um eine seinen Wünschen entsprechende chirurgische Stelle am Johns Hopkins Hospital zu erringen, ging er 1925 zusammen mit seinem lebenslangen engen Freund *Tinsley Harrison*, dem spä-

---

Dieser Beitrag ist eine aktualisierte Fassung des Kapitels: Ulmer H.E.: „Meilensteine der Entwicklung: Alfred Blalock und Vivien T Thomas" in: Weil J, Kallfelz HC, Lindinger A, Schmaltz AA (Hrsg) (2019) Kinderkardiologie in Deutschland: 50 Jahre Deutsche Gesellschaft für Pädiatrische Kardiologie 1969–2019; Elsevier, S. 345–347 (mit freundlicher Genehmigung des Elsevier Verlages). Der aktualisierte Beitrag ist zuerst erschienen in Zeitschrift für Herz-, Thorax- und Gefäßchirurgie 2020 34:214–216.

Abb. 1 Alfred Blalock (1899–1964). (Mit freundlicher Genehmigung von © Medical Archives of the Johns Hopkins Medical Institutions. Alle Rechte vorbehalten)

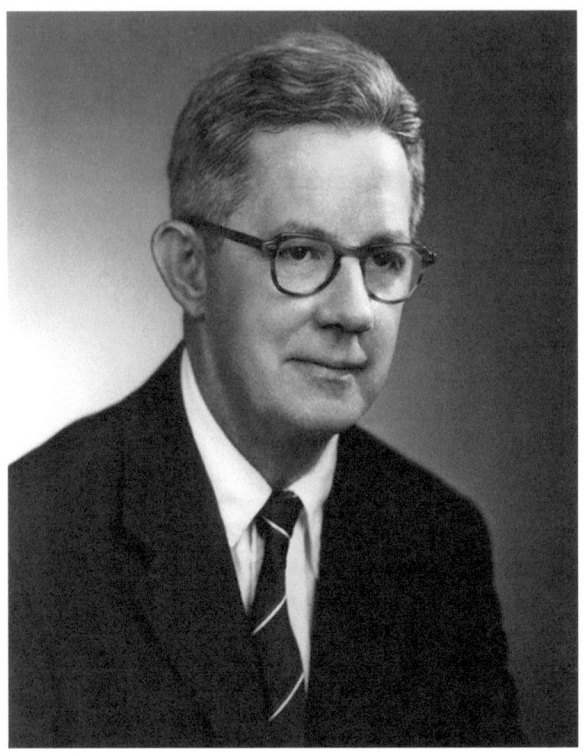

teren Herausgeber des weltbekannten Lehrbuchs „*Harrison's principles of internal medicine*" als erster chirurgischer Resident an die damals neu ausgerichtete *Medical School der Vanderbilt University in Nashville, Tennessee*. Seinen ausgeprägten wissenschaftlich orientierten Interessen folgend, konnte er dort ein eigenes chirurgisches Labor zur Erforschung der Ursachen und Behandlung des traumatischen Schocks etablieren. Die segensreichen und v. a. praktisch anwendbaren Ergebnisse machten ihn rasch bekannt und halfen, vielen Menschen das Leben zu retten.

Das Auftreten einer schweren Lungentuberkulose mit wiederholten Eingriffen und Sanatoriumsaufenthalten, u. a. auch in der Schweiz, unterbrach seine Karriere für zwei lange Jahre, bis er 1928 wieder nach Nashville zurückkehren und seine Arbeit fortsetzen konnte. Das Jahr 1930 brachte ihn dann mit zwei, sein weiteres Leben bestimmenden Menschen zusammen. Am 01. Januar des Jahres. stellte er *Vivien Thomas*, einen farbigen „housekeeper", als seinen persönlichen Laborhelfer ein, und in der Verwaltung der Universität begegnete er *Mary Chambers O'Bryan*, einer ausgewiesenen Südstaatenschönheit, die er im Oktober 1939 heiratete.

Fachlich und rhetorisch begabt, entwickelte sich Blalock zunehmend zu einem mutigen und innovativen Chirurgen und Lehrer. 1938 wurde er zum *Professor of Surgery der Vanderbilt University* ernannt. Wissenschaftlich befasste er sich in engster Zusammenarbeit mit dem sich in chirurgischen Techniken als außerordentlich talentiert erweisenden Vivien Thomas inzwischen mit der Erstellung eines Tier-

Abb. 2 Vivien Thomas (1910–1985). (Mit freundlicher Genehmigung von © Medical Archives of the Johns Hopkins Medical Institutions. Alle Rechte vorbehalten)

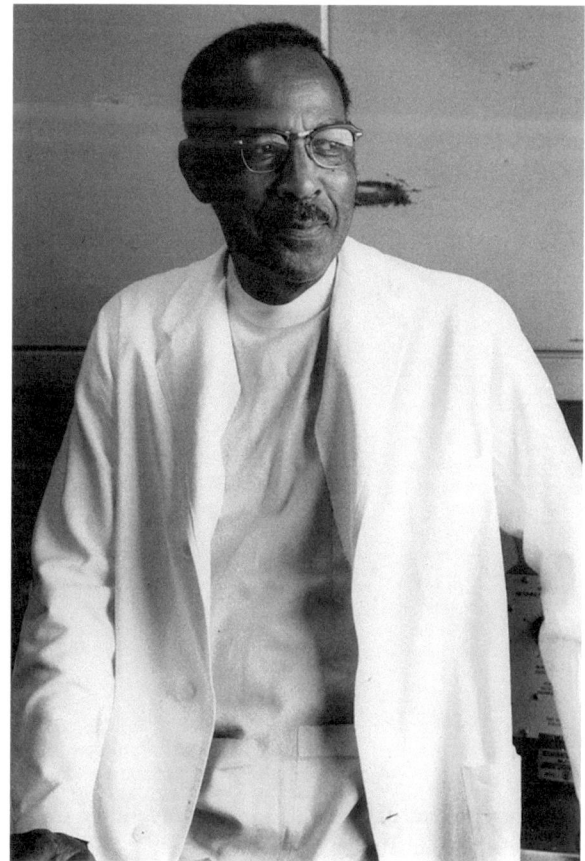

modells zur Erzeugung einer pulmonalen Hypertension durch verschiedene intrathorakale Gefäßanastomosen. Es gelang ihnen zwar, einen höheren pulmonalen Blutfluss, aber keine Druckerhöhung zu erzeugen.

1941 wurde Alfred Blalock, nach Absagen mehrerer anderer Kandidaten, und nicht ohne Widersprüche, zum *Chairman des Department of Surgery der Johns Hopkins University in Baltimore* gewählt – dem Lehrstuhl, an dem er 16 Jahre zuvor als Assistent nicht angenommen worden war. Eine seiner Bedingungen war die Übernahme seines großen chirurgischen Forschungslabors gewesen, einschließlich dessen technischen Leiters, des Farbigen Vivien Thomas.

Vivien Theodore Thomas (Abb. 2) wurde am 29.08.1910 in New Iberia, Louisiana, als Enkel eines ehemaligen Sklaven geboren. So konnte er zunächst auch nur die sog. „*Cotton-Picking High School*" besuchen. Nach der Weltwirtschaftskrise musste er jedoch seine Hoffnung auf eine weitere Ausbildung aufgeben und die Stelle einer Reinigungskraft in den experimentellen Labors der Vanderbilt University annehmen. Dort begegnete er 1930 Alfred Blalock, dem sein sorgfältiger Umgang mit den Geräten im Labor aufgefallen war. Blalock bildete Thomas zu sei-

Abb. 3 Helen Taussig (1898–1986). (Mit freundlicher Genehmigung von © Medical Archives of the Johns Hopkins Medical Institutions. Alle Rechte vorbehalten)

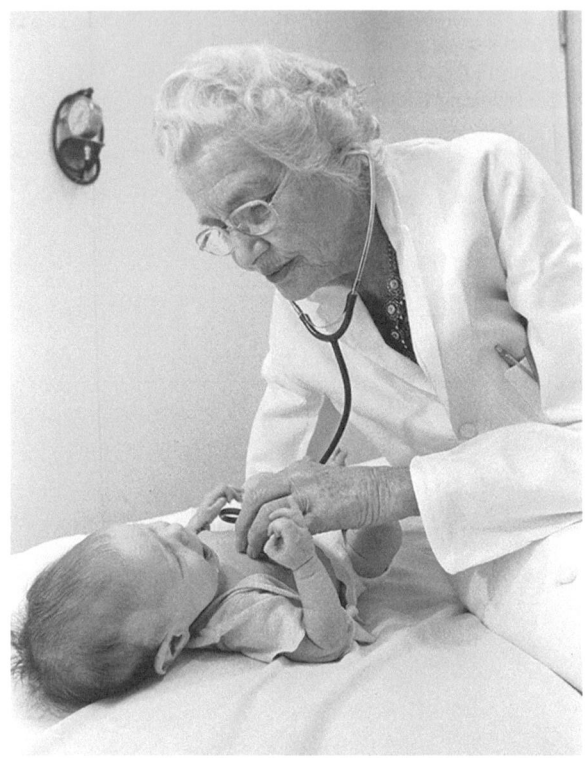

nem zunehmend unverzichtbaren Laborgehilfen aus, der bald alle erforderlichen chirurgischen Techniken besser beherrschte als der Chirurg selbst. Dies führte dazu, dass Blalock ein neues chirurgisches Experiment zwar konzipierte, dieses dann aber von Thomas vom praktischen Tierversuch bis zur Auswertung der Daten selbstständig durchgeführt wurde. Thomas wurde, wie sich bald herausstellen sollte, für Blalock im Labor unersetzlich, sichtbar an einer mehr als drei Jahrzehnte andauernden erfolgreichen Zusammenarbeit. Aufgrund der unterschiedlichen rassischen Herkunft konnte zur damaligen Zeit jedoch zwischen den beiden Männern keine soziale Freundschaft entstehen. So durfte Thomas z. B. seine Arbeitsstätte, das Gebäude der Universität, nie durch den Haupteingang, sondern immer nur über die Rückseite betreten.

Helen Brooke Taussig (Abb. 3), geboren im Mai 1898 in Cambridge, Massachusetts war, den Gegebenheiten folgend, um als Frau praktisch in der Medizin tätig sein zu dürfen, 1923 gezwungenermaßen nach Baltimore gekommen. Ihr von Anfang an bestehendes Interesse für angeborene Herzfehler hatte sie 1930 dort zur Leiterin eines eigens hierauf spezialisierten Bereichs, der „*Harriet Lane Clinic*" der Johns Hopkins Universität gemacht. Mit der ersten erfolgreichen Ligatur eines persistierenden Ductus arteriosus durch den Chirurgen Robert Gross 1938 in Boston begannen sich damals, neue therapeutische Möglichkeiten für angeborene Herzfehler abzuzeichnen. Nach Helen Taussigs Erfahrungen überlebten Kinder mit einer

Fallot-Tetralogie bei zusätzlicher Persistenz eines Ductus arteriosus deutlich länger als die anderen „blue babies". Sie verfolgte daher die Vorstellung, durch operatives Anbringen eines künstlichen Ductus vielen dieser Kinder helfen zu können. Als sie dieses Vorhaben 1942 dem Chirurgen Robert Gross in Boston vortrug, lehnte dieser den vorgeschlagenen Eingriff brüsk ab.

1943 nahm Helen Taussig dann erstmals von den chirurgischen Möglichkeiten im eigenen Hause durch Alfred Blalock Kenntnis. Mit dem smarten Südstaatler hatte die groß gewachsene, zarte Lady mit ihrem gepflegten New-England-Akzent bis dahin kaum Kontakt gehabt, bis sie von seinen früheren Erfahrungen mit aortopulmonalen Shunts im Tierversuch erfuhr. Auf ihr Drängen hin nahmen Blalock und v. a. Thomas diese Versuche erneut auf, wenn auch nun mit einer anderen Zielsetzung.

Die chirurgische Technik der Operation, zwischen der Arteria subclavia und einem Ast der Pulmonalarterie eine Anastomose herzustellen, hatte sich nach mehr als 100 Experimenten im Labor zunehmend als machbar erwiesen, als das weitere Vorgehen eine dramatische Entwicklung nahm. Unter den Patienten Helen Taussigs befand sich die inzwischen 15 Monate alte und dabei nur 4,5 kg schwere *Eileen Saxon*, die sich wegen ihres Herzfehlers, einer Fallot-Tetralogie, mit schwerer Zyanose seit ihrem ierten Lebensmonat unter einem Sauerstoffzelt in der Klinik befand. Im November 1944 hatte die Versorgung ihres Blutes mit Sauerstoff derart lebensbedrohliche Ausmaße angenommen, dass nahezu täglich mit ihrem Ableben gerechnet werden musste. Daher wurde notfallmäßig der 29.11.1944 für den ersten klinischen Einsatz der bis dahin nur experimentell erprobten Operation festgesetzt.

Am frühen Morgen wurde Eileen in den OP-Raum 706 des Johns Hopkins Hospitals gebracht. Die Narkose wurde von Marel Harmel mit getropftem Äther und Beutelbeatmung mit der Hand durchgeführt. Blalock als Operateur stand linker Hand sein Erster Assistent William Longmire (später UCLA) zur Seite, der zweite Assistent Denton Cooley (später Texas Heart Institute, Houston) stand ihm gegenüber, durch seine Körperlänge kaum zu verkennen, rechts neben ihm Helen Taussig (Abb. 4). Obwohl alle bereitstanden, weigerte sich Blalock, mit der Operation zu beginnen, bevor nicht Vivien Thomas, der erst aus dem Labor geholt werden musste, unmittelbar hinter ihm stand. Blalock selbst hatte die Operation zuvor erst ein einziges Mal im Tierversuch gemacht, im Gegensatz zu Thomas, der nach Hunderten von Experimenten mit jedem Handgriff bestens vertraut war. Praktisch gesehen ließ sich Alfred Blalock bei Eileens Operation von Vivien Thomas verbal die Hand führen. Nach einer linksseitigen Thorakotomie wurde die linke A. subclavia mit dem dünnen linksseitigen Pulmonalisast anastomosiert. Die Operation dauerte zwei Stunden. Die Zyanose besserte sich, und Eileen überlebte. Die nächsten beiden Wochen waren durch wiederholte Pneumothoraces und eine pulmonale Infektion erschwert. Danach verbesserte sich der Allgemeinzustand des Mädchens so deutlich, dass sie Anfang Januar 1945 nach Hause entlassen werden konnte. Im Laufe des Jahres nahm die Zyanose jedoch erneut wieder zu, sodass der gleiche Eingriff bei Eileen am 01.08.1945, nun auf der rechten Seite, noch einmal durchgeführt werden musste. Diese Belastung war für den geschwächten Körper des Mädchens zu viel. Eileen Saxon verstarb am fünften postoperativen Tag.

Abb. 4 „The blue baby operation", 29.11.1944. (Mit freundlicher Genehmigung von © Medical Archives of the Johns Hopkins Medical Institutions. Alle Rechte vorbehalten)

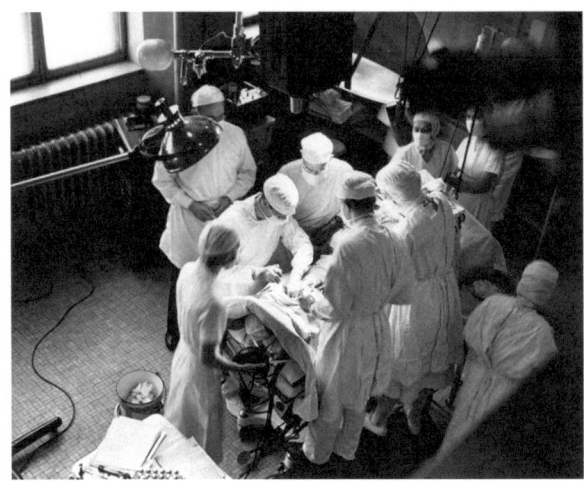

Das Prinzip der Operation, die „*Blalock-Taussig-Anastomose*", hatte sich jedoch als richtig und machbar erwiesen. Die beiden nächsten Patienten, die schon im Februar 1945, kurz nach Eileen, erfolgreich operiert worden waren, überlebten etliche Jahre. Im Jahr 1945 operierte die Gruppe in Baltimore 247 Kinder mit einer Letalität von nur 23 %.

Die Publikation der ersten drei Fälle erfolgte unter den Autoren Alfred Blalock und Helen Taussig und erschien bereits am 19.05.1945 im *Journal of the American Medical Association (JAMA)*. Der entscheidende Anteil von Vivien Thomas wurde darin mit keinem Wort erwähnt. Das Johns Hopkins Hospital, das sich bis dahin von jeglicher Publicity fern gehalten hatte, wurde nun plötzlich zu einem Zentrum der kardiologischen Welt. Es gab kein Land der Erde, aus dem nicht wenigstens einige Ärzte nach Baltimore kamen, um sich vor Ort zu informieren. 1947 erlebten Alfred Blalock und Helen Taussig einen wahren Triumphzug anlässlich einer Einladungsreise nach London, Stockholm und Paris, um die Operation in Europa einzuführen. Im *Guy's Hospital in London* operierte Blalock zehn „blue babies" in Folge ohne einen einzigen Todesfall. Als er im Royal College of Surgeons einen Vortrag hielt, standen die Leute bis auf die Straße Schlange, und die „Show" musste am nächsten Tag noch einmal wiederholt werden.

An der kommenden Entwicklung der Chirurgie angeborener Herzfehler, wie später z. B. mit der Herz-Lungen-Maschine, hatte zwar die Johns Hopkins Universität weiteren Anteil, Alfred Blalock selbst hat jedoch nie eine Operation am offenen Herzen durchgeführt.

Die Vielzahl von Auszeichnungen, Präsidentschaften und Ehrenmitgliedschaften von Universitäten aus den Vereinigten Staaten und Europa, die Alfred Blalock zuteilwurden, ist kaum zu benennen. Dennoch blieb er unverändert seiner Arbeit am Johns Hopkins Hospital der School of Medicine in Baltimore bis zu seiner Emeritierung im Mai 1964 treu. Nur wenige Monate später, am 15.09.1964, erlag er einem Urogenitalkarzinom, wohl einer Spätfolge seiner in den 1920er-Jahren durchgemachten Grunderkrankung in diesem Bereich.

Vivien Thomas blieb nach Blalocks Tod noch 15 Jahre auf seiner Laborstelle tätig. Er begann damit, in dem Labor, dessen Direktor er inzwischen geworden war, andere Techniker, aber auch Chirurgen, wie z. B. Denton Cooley, in seiner Operationsmethode und anderen chirurgischen Techniken praktisch auszubilden. 1976 verlieh ihm die Johns Hopkins Universität eine Ehrendoktorwürde, allerdings nicht in Medizin, sondern in der Juristik, da er keinen medizinischen akademischen Grad aufzuweisen hatte. Dennoch wurde er gleichzeitig in den Lehrkörper der Medical School aufgenommen und sein Portrait im Foyer neben dem Alfred Blalocks aufgehängt. Thomas schrieb eine später sehr bekannte Autobiografie „*Partners of the heart*", die auch verfilmt wurde (*Something the Lord made/Ein Werk Gottes*, 2004). Er verstarb im November 1985 an einem Pankreaskarzinom, wenige Tage vor Erscheinen seines Buches.

C. Walton Lillehei (1918–1999)

Clarence Walton Lillehei (1918–1999) wurde am 23. Oktober 1918 als Erster von vier Söhnen einer in der dritten Generation aus Norwegen stammenden Familie in Minneapolis, Minnesota, geboren (Abb. 1). Sein Vater war dort ein bekannter Zahnarzt, die Mutter Konzertpianistin. Nachdem *„Walt"*, wie er wegen der Gleichheit seines Vornamens mit dem seines Vaters auch später immer genannt wurde, seine zunächst gehegte Absicht, auch Dentist zu werden, aufgegeben hatte, wandte er sich, wie später auch zwei seiner Brüder, der Medizin zu. Ab 1935 studierte er an der Universität von Minnesota und erwarb dort 1939 seinen BS-Grad, im selben Jahrgang mit seinem Studienfreund *John W. Kirklin*, dem später bekannten Herzchirurgen an der Mayo-Clinic. Walt setzte seine Studien an der Medical School der Universität von Minnesota fort und erwarb dort insgesamt fünf Grade (BS, MB, MD, MS, und den PhD). Im Juni 1942 wurde er zum Militärdienst eingezogen, den er bis Februar 1946 in Nordafrika und in Italien ableistete. Nach seiner Rückkehr wurde er in ein Förderprogramm des University Hospital zur chirurgischen Weiterbildung aufgenommen. Im selben Jahr heiratet er *Kathrin Ruth Lindberg*, Tochter einer Familie aus Schweden, die er bereits fünf Jahre zuvor als „research nurse" in seinem Labor kennengelernt hatte. Zwei Söhne ihrer späteren vier Kinder wurden bekannte Chirurgen. Im Juli 1949, noch während der Ausbildung, wurde ihm von Prof. Owen Wangensteen, dem Chairman für Chirurgie und ebenfalls norwegischer Abstammung, ein Lehrauftrag an der Universität übertragen.

Zunächst hatte Walt jedoch einen anderen Weg zu beschreiben. Eine im Februar 1950 von ihm selbst entdeckte Schwellung an der linken Halsseite stellte sich als

---

Dieser Beitrag ist eine aktualisierte Fassung des Kapitels: Ulmer H.E : „Meilensteine der Entwicklung: Clarence Walton Lillehei" in: Weil J, Kallfelz HC, Lindinger A, Schmaltz AA (Hrsg.) *Kinderkardiologie in Deutschland: 50 Jahre Deutsche Gesellschaft für Pädiatrische Kardiologie 1969–2019*; Elsevier 2019, S. 350–351 (mit freundlicher Genehmigung des Elsevier Verlages). Der aktualisierte Beitrag ist zuerst erschienen in der Zeitschrift für Herz-, Thorax- und Gefäßchirurgie 2020 34:143–144.

© Der/die Autor(en), exklusiv lizenziert an Springer-Verlag GmbH, DE, ein Teil von Springer Nature 2024
H. E. Ulmer, *Lebensbilder aus der Geschichte der Herzchirurgie*,
https://doi.org/10.1007/978-3-662-68919-6_5

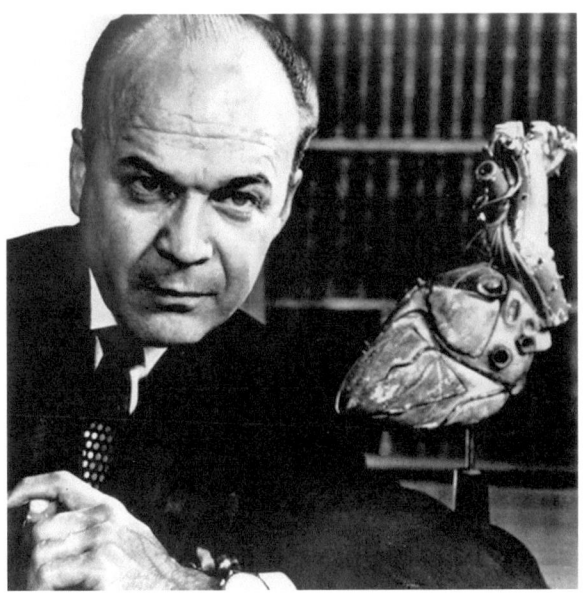

Abb. 1 C. Walton Lillehei (1918–1999) neben einem Herzmodell. (© Alamy Stock Foto, USA, Keystone Press, mit freundlicher Genehmigung)

ein Lymphosarkom der Parotisdrüse heraus. Mit einer anzunehmenden Überlebenschance von 10 % ließ er sich den Tumor von seinem Chef Wangensteen und seinem Teamkollegen *Richard Varco* am 1. Juni 1950 in einer großen Operation entfernen. Er war zu diesem Zeitpunkt 31 Jahre alt und Vater eines eben 16 Monate alten ersten Sohnes. Es folgten umfangreiche Bestrahlungen, aber Walt überlebte diesen Tumor – zunächst ohne Folgen.

Am 1. Juli 1951 wurde in Minneapolis, finanziert durch Spenden, das erste spezielle Herzzentrum der Welt eröffnet. Von den 80 Betten waren zunächst nur 8 für herzchirurgische Patienten vorgesehen. Walts Nachbar im Laborbereich, *John F. Lewis*, gelang unter der Assistenz Lilleheis am 2. September 1952 der erste erfolgreiche Verschluss eines Vorhofseptumdefekts bei einem 5-jährigen Mädchen in sog. „inflow occlusion" und externer Hypothermie. Die mit diesem Verfahren für den intrakardialen Teil der Operation zur Verfügung stehende Zeit von drei Minuten war jedoch zu kurz für die Korrektur komplexerer Anomalien des Herzens. Lillehei suchte daher nach einer „biologischen" Lösung, wobei, vergleichbar einer Plazenta, ein zweiter Mensch mit seinem Herzen und seiner Lunge vorübergehend die Aufgaben der Oxygenation und Zirkulation für den Patienten übernehmen sollte. Dabei wird die Femoralarterie des Spenders über einen dünnen Plastikschlauch mit der Arteria carotis des Patienten verbunden und gleichzeitig dessen Vena jugularis mit der Femoralvene des Spenders. Mit einer kleinen, in den arteriellen Schenkel des Systems eingebrachten Pumpe wird diese *„crossed circulation"* kontrolliert und reguliert.

Bereits während des im Tierversuch unkompliziert verlaufenen Verfahrens erhoben sich chirurgischerseits erhebliche Bedenken gegen den geplanten Einsatz am Menschen. Der Eingriff sei ethisch nicht vertretbar und sei wohl *die einzige Operation in der Chirurgie, die mit einer potenziellen Letalität von 200 % einherginge.*

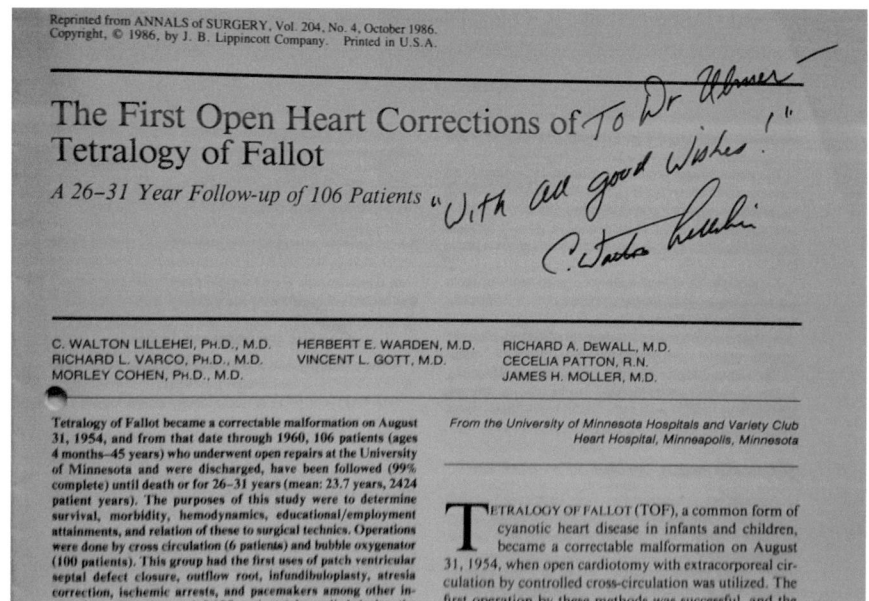

Abb. 2 Publikation von C. W. Lillehei mit handschriftlicher Widmung an H. Ulmer. (© Bildrechte H. E. Ulmer)

Unterstützung für die klinische Anwendung erhielt Lillehei jedoch von seinem Mentor, dem visionären Leiter der Allgemeinchirurgie Owen Wangensteen. Am 26. März 1954 wurde die Crossed circulation erstmals bei dem 15 Monate alten Gregory Glidden zum Verschluss eines hämodynamisch bedeutsamen Ventrikelseptumdefekts erfolgreich eingesetzt. Als Spender fungierte der blutgruppengleiche Vater des Jungen. Gregory war das 13. Kind einer Familie, die erst drei Jahre zuvor eine 13-jährige Tochter an einem unbehandelten VSD verloren hatte. Der Junge wurde von Hand beatmet, mit Cyclopropan anästhesiert und intraoperativ lediglich durch intermittierende Blutdruckmessungen und ein EKG überwacht. Der 12 mm große Defekt wurde mit Einzelknopfnähten direkt verschlossen, die Dauer der Cross circulation betrug 19 Minuten. Gregory und sein Vater (!) überlebten den Eingriff kreislaufstabil. Am siebten postoperativen Tag entwickelte Gregory jedoch eine pulmonale Infektion, an der er am elften Tag nach der Operation verstarb, – gerade einmal vier Wochen später wurde das 14. Kind der Familie geboren.

Das Verfahren wurde kontinuierlich weiteretabliert, und das Team operierte bald zwei bis drei Kinder pro Woche, mit einer Überlebensrate von knapp 60 %. Am 6. August 1954 wurde unter Crossed circulation der erste atrioventrikuläre Septumdefekt, am 31. August die erste Fallot-Tetralogie totalkorrigiert (Abb. 2).

Im ersten Jahr operierten Lillehei, Cohen und Varco 45 Kinder erfolgreich mit dieser Technik. Am 3. März 1955 setzte das Team in Minneapolis jedoch erstmals die inzwischen an der MayoClinic verbesserte Gibbon-Herz-Lungen-Maschine anstatt der Crossed circulation ein, die für die Operationen am Herzen von da an ihren Siegeszug antrat.

Neben der Chirurgie angeborener Herzfehler war Walt Lillehei auch Pionier in der Herzklappen- und Herzschrittmacherchirurgie. 1960 feierte er mit seinem Team seine 1000. Operation am offenen Herzen. Als er 1967 nicht zum Nachfolger des emeritierten Owen Wangensteen bestimmt wurde, ging er Ende des Jahres als Chairman und Surgeon-in-Chief an das Cornell Medical Center nach New York und wurde dort rasch zu einem Pionier der Transplantationschirurgie. Wegen zunehmender Eigenwilligkeiten in seiner chirurgischen Tätigkeit und des großzügigen Umgangs mit Verwaltungsangelegenheiten wechselte er im April 1970 von Cornell zum New York Hospital. Im Dezember 1973 gab er, im Alter von 55 Jahren, wegen fortschreitender Augenprobleme als Folge der früheren Bestrahlungen seine aktive chirurgische Tätigkeit ganz auf. Danach war er bis 1999 als medizinischer Direktor bei der Fa. St. Jude Medical tätig. 1975, im selben Jahr, in dem er nach Minnesota zurückkehrte, wurde er in einem aufsehenerregenden Prozess wegen eines Steuervergehens aus den 1960er-Jahren hart verurteilt. Über Jahre hinweg wurde er von seinen chirurgischen Kollegen geschnitten, bis er 1979 von seinen Freunden John Kirklin, Denton Cooley und Norman Shumway rehabilitiert und als *„one of the immortals in cardiac surgery"* geehrt wurde.

Am 9. Juli 1999 starb Clarence Walton Lillehei im Alter von fast 81 Jahren in Minneapolis an einer Krebserkrankung der Prostata.

John H. Gibbon jr. (1903–1973)

Um operative Eingriffe am offenen Herzen vornehmen zu können, bedarf es in der Regel außergewöhnlicher Maßnahmen oder besonderer Geräte, die vorübergehend die Aufgaben des Herzens und der Lungen sicher übernehmen können. Bereits in der ersten Hälfte des 20. Jh. wurden die unterschiedlichsten Versuche unternommen, eine damals schon so genannte Herz-Lungen-Maschine zu entwickeln. Rückblickend hat sich dabei der Ansatz des Chirurgen John Gibbon aus Philadelphia als am brauchbarsten erwiesen.

John Heysham Gibbon jr. wurde am 29. September 1903 als erstes von vier Kindern einer sehr angesehenen Familie aus einer alten medizinischen Dynastie in Philadelphia, Pennsylvania geboren. Mütterlicherseits lässt sich die Familie zurückverfolgen bis zu William Penn, einem der Gründerväter des Staates Pennsylvania. Von väterlicher Seite war John die fünfte Generation akademischer Ärzte und Chirurgen in Philadelphia, die auf das Engste mit dem dortigen Jefferson Medical College (JMC) verbunden war. Nach seiner Graduation als BA 1923 in Princeton schloss Gibbon 1927 sein Medizinstudium am JMC in Philadelphia mit dem MD ab. Noch zwei Jahre zuvor hatte sein Vater große Schwierigkeiten, seinen literarisch ambitionierten Sohn davon abzubringen, das Medizinstudium abzubrechen und freier Schriftsteller zu werden. Während seines ganzen weiteren Lebens war John allerdings als ein strenger Meister der Sprache und Rhetorik bekannt, was jedoch andererseits seiner späteren Tätigkeit als langjähriger Herausgeber der renommierten medizinischen Monatsschrift *Annals of Surgery* sehr zugute kam.

Dieser Beitrag ist eine aktualisierte Fassung des Kapitels: Ulmer H.E. : „Meilensteine der Entwicklung: John H. Gibbon jr." in: Weil J, Kallfelz HC, Lindinger A, Schmaltz AA (Hrsg) Kinderkardiologie in Deutschland: 50 Jahre Deutsche Gesellschaft für Pädiatrische Kardiologie 1969–2019; Elsevier 2019, S. 348–349 (mit freundlicher Genehmigung des Elsevier Verlages). Der aktualisierte Beitrag ist zuerst erschienen in Zeitschrift für Herz-, Thorax- und Gefäßchirurgie 2020 34:327–328.

Nach einer vorübergehenden Beschäftigung mit Physiologie begann „J.H. G. jr.", der von allen aus unerfindlichen Gründen „*Jack*" genannt wurde, Anfang 1930 eine Research Fellowship an der Harvard University bei Edward D. Churchill, einem Pionier der Thoraxchirurgie. Diese Entscheidung sollte richtungweisend für sein ganzes Leben werden. Im Labor traf er auf *Mary Hopkinson*, eine Laborantin Churchills, die als Tochter einer alteingesessenen New-England-Familie einen vergleichbaren sozialen Hintergrund wie John hatte. Mary, genannt „*Maly*", war die Tochter eines bekannten Kunstmalers der Zeit und hatte zuvor in Paris Klavier studiert, bevor sie, fasziniert von dem Medium Medizin, 1927 die Stelle einer Laborassistentin bei Dr. Churchill in Boston annahm. Von Maly erlernte Jack, wie alle anderen Fellows im Labor, die basalen Fähigkeiten der praktischen Chirurgie und einiges mehr. Die Heirat von Jack und Maly am 14. März 1931 war der Beginn einer 42 Jahre andauernden, liebevollen Gemeinschaft und einer professionellen Zusammenarbeit, die außerdem mit vier Kindern gesegnet war.

Ein weiteres entscheidendes Erlebnis für John Gibbons Leben hatte sich bereits im Oktober 1930 ereignet, als Dr. Churchill bei einer 53-jährigen Patientin vergeblich versuchte, mit einer Notoperation einen großen, lebensbedrohlichen Embolus aus der Pulmonalarterie zu entfernen. Von diesem Tag an ließ John der Gedanke an eine maschinelle extrakorporale Oxygenierung nicht mehr los. Die Vormittage verbrachte er im OP, die Nachmittage und Abende im Labor zusammen mit seiner Frau. Die Forschungsgelder waren so knapp, dass die Maschinen hauptsächlich aus alten Fertigteilen aus Secondhandshops stammten, und manches Versuchstier nachts in den Straßen Bostons „gefunden" wurde. 1935 fand noch in Harvard eine erste Demonstration der Ergebnisse statt, wobei allerdings die Perfusionszeiten noch sehr kurz waren. Im Frühjahr desselben Jahres kehrte Gibbon als Assistant Professor zusammen mit seiner Frau als Laborassistentin wieder an das University Hospital nach Philadelphia zurück.

In den Kriegsjahren von 1942 bis1946 war Gibbon erfolgreich als Militärarzt im südpazifischen Raum eingesetzt. Dabei nutzte er allerdings die Zeit auch, um die südpazifischen Meisterschaften im Schachspiel zu erringen, dem Spiel, das er sehr liebte.

Gibbon kehrte 1946 nach Philadelphia zurück und wurde am Jefferson Medical College (JMC) Professor für Chirurgie, eine Position, die er bis zu seiner Emeritierung in 1967 innehatte. Obwohl Gibbon sich selbst immer als Allgemeinchirurg sah, verlor er das Ziel, eine Herz-Lungen-Maschine zu konstruieren und zu bauen, nicht aus den Augen. Einer seiner begeisterten Studenten hatte private Beziehungen zu Thomas J. Watson, dem Generaldirektor der Firma. IBM und stellte einen Kontakt zwischen den beiden einflussreichen Männern her. Watson war, obwohl IBM keinerlei wirtschaftliches Interesse an einer solchen Maschine hatte, von deren potenziellen Möglichkeiten derartig fasziniert, dass er Gibbon nicht nur finanzielle Mittel, sondern auch drei seiner besten Ingenieure zur technischen Ausarbeitung über Jahre hinweg vollamtlich abstellte. Unabhängig davon sollten alle Patentrechte beim Jefferson Medical College verbleiben. Während sich die „*Gibbon-IBM-I*" (Abb. 1) nur für Tierversuche eignete, war das bereits bald bereit zum Einsatz beim

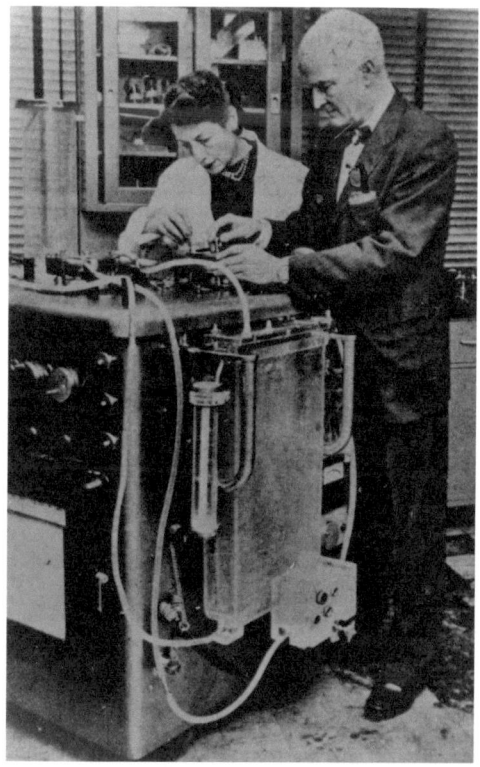

Abb. 1 Mary und John H. Gibbon im Labor mit der „Gibbon-IBM-I". (Courtesy of © Thomas Jefferson University, Archives & Special Collections. Alle Rechte vorbehalten)

Menschen. Bei dem ersten Patienten, einem 15 Monate alten Jungen, der im Februar 1952 operiert wurde, fand sich intraoperativ jedoch nicht der vermutete Vorhofseptumdefekt, sondern autoptisch ein großer persistierender Ductus Botalli, woran der Junge noch intraoperativ verstorben war.

Am 6. Mai 1953 wurde der zweite Versuch eines operativen ASD-Verschlusses unternommen: bei der 18-jährigen Cecelia Bavolek, bei der ein bedeutsamer Vorhofseptumdefekt zuvor gesichert worden war. Die Maschine ersetzte die Herz-Kreislauf-Funktion über 26 Minuten problemlos, und der große Defekt konnte direkt verschlossen werden. Das Mädchen erholte sich rasch und konnte nach 13 Tagen die Klinik verlassen. Außer einer kleinen internen Feier im Labor folgten jedoch kaum öffentliche Reaktionen, lediglich in der Laienpresse (*New York Times*, 8. Mai 1953, und *TIME Magazine*, 18. Mai 1953, Medicine: „Historic Operation"). Den einzigen erfolgreichen und die beiden anschließenden Fehlversuche berichtete Gibbon erst 1954 in einem lokalen medizinischen Journal. Unverständlicherweise hatte auch das JMC kein Interesse am Ausbau der Herzchirurgie. Nach insgesamt fünf Fällen führte John Gibbon selbst keine einzige Operation am offenen Herzen mehr durch. Herzchirurgen aus aller Welt, u. a. John Kirklin an der Mayo Clinic, übernahmen danach seine Maschine zur Weiterentwicklung bis heute.

In den folgenden Jahren wurden Gibbon jedoch weltweit zahlreiche Anerkennungen entgegengebracht und eine Vielzahl hoher Auszeichnungen verliehen. Nach seiner Emeritierung in 1967 wandte er sich völlig von der Medizin ab und widmete sich ganz der Literatur, der Malerei und dem Tennis. Obwohl durch einen bereits zuvor erlittenen Myokardinfarkt gewarnt, starb John Gibbon akut am 5. Februar 1973 an einem Reinfarkt während eines Tennisspiels mit seiner Frau Maly im Alter von 69 Jahren, drei Monate vor dem 20-jährigen Jubiläum seiner epochemachenden Operation.

Abraham Morris Rudolph (1924–2023)

Abraham Rudolph ist wohl der herausragende pädiatrische Kardiologe unserer Zeit. Es wird gesagt, dass niemand mehr zu unserem Wissen über die Pathophysiologie angeborener Herzfehler beigetragen hat als er.

Abraham Morris Rudolph (Abb. 1) wurde am 3. Februar 1924 als viertes von fünf Kindern eines aus Vilnius, Litauen, ausgewanderten Vaters und einer südafrikanischen Mutter in Johannesburg, Südafrika, geboren. Die Begeisterung seines älteren Bruders für das Studium der Medizin brachte auch ihn, ebenso wie seinen jüngeren Bruder, dazu, sich hierfür zu entscheiden. 1946 schloss er als erster Student der University Witwatersrand, Johannesburg, mit der Bestnote in jedem einzelnen Fach ab. Da er noch zu jung war, eine Weiterbildungsstelle bekommen zu können, nahm er für sechs Monate eine Hilfsassistentenstelle in der Anatomie an. Während dieser Zeit lernte er *Rohna Sax*, eine seiner Studentinnen kennen, die drei Jahre später für 57 gemeinsame Jahre seine Frau werden sollte. Mithilfe eines Stipendiums konnte er zuvor neun Monate in England verbringen, wo es ihm gelang, während dieser relativ kurzen Zeit die Membership des Royal College of Physicians sowohl in London als auch in Edinburgh zu erlangen.

1951, drei Wochen nach seiner Rückkehr nach Südafrika, war er mit Rohna verheiratet, begann eine Ausbildung in Pädiatrie und wurde ein Jahr später Vater einer Tochter. Sowohl die gemeinsame Ablehnung der Politik der Apartheid als auch der Mangel an Möglichkeiten zu einer qualifizierten weiteren Ausbildung brachten die

---

Dieser Beitrag ist eine aktualisierte Fassung des Kapitels: Ulmer H.E. : *Meister ihres Fachs: Abraham Morris Rudolph* in: Weil J, Kallfelz HC, Lindinger A, Schmaltz AA (Hrsg) Kinderkardiologie in Deutschland: 50 Jahre Deutsche Gesellschaft für Pädiatrische Kardiologie 1969–2019; Elsevier 2019, S. 98–99 (mit freundlicher Genehmigung des Elsevier Verlages). Der aktualisierte Beitrag erschien zuerst in Zeitschrift für Herz-, Thorax- und Gefäßchirurgie 2020 34 381–382 und wurde für diese Publikation leicht verändert.

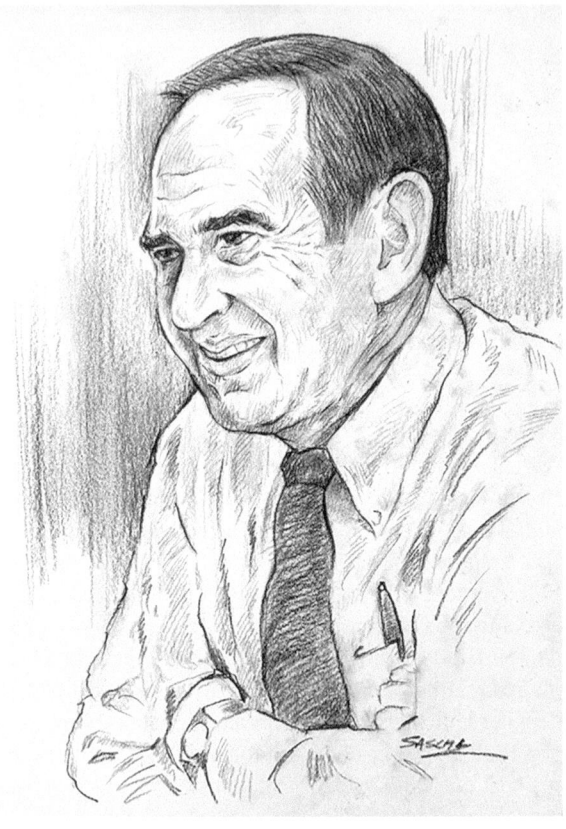

Abb. 1 Abraham M Rudolph. (Zeichnung von Sascha Cherniajev, © DGTHG mit freundlicher Genehmigung)

junge Familie noch 1951 dazu, zunächst eine unbezahlte Stelle an der Harvard Medical School in Boston in der Hämatologie anzunehmen. Unmittelbar nach der Ankunft in Boston konnte „*Abe*", wie er ein Leben lang genannt wurde, jedoch das Angebot des dortigen, ihm bis dahin völlig unbekannten Pädiaters *Alexander Nadas* annehmen, der mit den Mitteln von 3000 $ aus einem neuen Forschungs-Grant einen jungen Pädiater zur Weiterbildung suchte, der mit ihm zusammen einen neuen Bereich, die Pädiatrische Kardiologie aufbauen sollte. Diese 3000 $ dürften wohl die die beste Investition in die Kinderkardiologie aller Zeiten gewesen sein!

In kurzer Zeit erlernte Abe in Harvard von den Internisten die Technik der Herzkatheterisierung und wandte sie dann auch bald bei Kindern an, was damals jedoch erst ab dem fünften Lebensjahr zulässig war. Im Rahmen einer wissenschaftlichen Tätigkeit im Tierlabor eignete er sich dann auch noch die Fähigkeit zur Katheterisierung sehr kleiner Gefäße an. Während eines Sabbaticals seines Chefs Alexander Nadas führte Abe diese erlernte Technik zur Untersuchung von Säuglingen in der Klinik ein, was anschließend bemerkenswerterweise nicht nur sofort toleriert, sondern auch bald für Frühgeborene weiterentwickelt wurde. Ab 1955 war Abraham Rudolph als neuer Leiter des pädiatrischen Herzkatheterlabors bereits ein gesuchter Mann, um diese Techniken auch an Kollegen aus dem Ausland weiterzugeben.

Nach 9 Jahren Tätigkeit in Harvard, wohin ihm inzwischen sein Johannesburger Freund Julien Hoffmann gefolgt war, wurde Abraham Rudolph 1960 zum Chief of Cardiology des Albert Einstein College in New York berufen. Zusammen mit seinem jüngeren Kollegen Michael Heymann, ebenfalls aus Südafrika kommend, begann er 1964 erste tierexperimentelle Untersuchungen über den fetalen Pulmonalkreislauf an schwangeren, chronisch instrumentierten Schafen und deren Feten. Diese Untersuchungen führten zu einem neuen, grundlegenden Verständnis der fetalen pulmonalen Zirkulation und der Bedeutung eines persistierenden Ductus arteriosus beim Frühgeborenen mit Atemnotsyndrom.

In der Zwischenzeit war die Reputation Rudolphs und seiner Gruppe so gewachsen, dass er im Sommer 1966 als *Professor für Pädiatrie an die University of California, San Francisco (UCSF)*, berufen wurde. Abe war dabei jedoch lediglich die Vorhut einer südafrikanischen Invasion, da sehr bald seine Kollegen Julien Hoffmann, Michael Heymann und Norman Silverman nachfolgen sollten. So konnte eine große Serie von Studien fortgesetzt werden, die sich im fetalen Herzen mit möglichen pathologischen Entwicklungen bei zahlreichen angeborenen Herzfehlern befassten. Nach den In-vitro-Entdeckungen der prinzipiellen Möglichkeiten einer Ductus-Manipulation, z. B. Verschluss durch Salizylate, (Thalme, Schweden) bzw. Hemmung des Spontanverschlusses durch Prostaglandine, (Coceani und Olley, Toronto), gelang es der UCSF-Gruppe, dies an lebenden Schafen prä- und postnatal erfolgreich in vivo einzusetzen. Die Übertragung dieser Methoden der Ductus-Manipulation auf Früh- und Neugeborene nahm ihren Weg von Kalifornien aus rasch über die ganze Welt und ist als einer der großen Meilensteine in der pädiatrischen Kardiologie anzusehen.

In den folgenden Jahren veröffentlichte Rudolph mehr als 300 wissenschaftliche Arbeiten in den höchstrangigen kardiologischen, pädiatrischen und neonatologischen Journalen sowie zahlreiche eingeladene Beiträge in entsprechenden Fachbüchern. Sein Hauptwerk stellt jedoch zweifellos eine einzigartige Besonderheit dar. 1974 erschien die Erstauflage unter dem Titel „*Congenital Diseases of the Heart: Clinical-Physiological Considerations*", das inoffiziell den Nickname „*The Little Red Book of Chairman Abe*" trug. Es ist ein 646 Seiten starkes, sog. Ein-Mann-Buch, geschrieben in der Ich-Form und enthält außer einigen schematischen Zeichnungen keinerlei andere Abbildungen oder unmittelbar textbezogene Referenzen. Dafür ist neben der Pathophysiologie und Klinik nahezu jeden wichtigen Herzfehlers aber z. B. beschrieben, wie es dazu kam, dass Michael Heymanns Angelschnur zum ersten Führungsdraht bei der Katheterisierung eines fetalen Schafs verwendet wurde.

Eine weitere Aufgabe war die Edition von *Rudolph's Pediatrics*, einem über 2000 Seiten starken Standardlehrbuch der Kinderheilkunde, das er zusammen mit Julien Hoffmann und seinem Sohn Colin, ebenfalls einem Pädiater, bis zur 20. Auflage 1996 herausgab.

Auch der Übernahme organisatorischer Führungsaufgaben konnte er sich auf Dauer nicht entziehen. So wurde er u. a. Chairman des Dept. of Pediatrics der UCSF, Präsident der American Society of Pediatrics und Präsident der American

Heart Association. 1999 wurde er mit dem John Howland Award geehrt, der höchsten Auszeichnung für Pädiatrie in den USA.

Einen eigentlichen Ruhestand kannte Abraham Rudolph auch nach dem Ausscheiden aus seinem letzten Amt 1994 nicht, Reisen, privat und zu eingeladenen Vorträgen, führten ihn weiterhin in die ganze Welt. Seine letzte Reise, nur wenige Monate vor seinem Tod, war eine Safari in eines seiner Lieblingsländer, Sambia, in Begleitung seiner Kinder, Linda, Jeffrey und Colin, sowie einigen seiner Enkelkinder.

Am 9. April 2023 starb Abraham Rudolph im Alter von 99 Jahren in seinem Haus in Sonoma County in Nordkalifornien, in dem er seit dem Tod seiner Frau Rohna im Jahr 2006 lebte, nur einen Steinwurf weit entfernt von einem der feinsten Weingüter Kaliforniens.

John Webster Kirklin (1917–2004)

Der renommierte Herzchirurg Denton Cooley aus Houston, Texas, würdigte in seinem Nachruf (*Circulation*, 2004) auf seinen verstorbenen Kollegen *John Webster Kirklin* (geb. 5. April 1917, gest. 21. April 2004) (Abb. 1) diesen als den hervorragendsten und außergewöhnlichsten Herzchirurgen des 20. Jahrhunderts. Allerdings hatte bereits im Jahr 1958 der ebenfalls angesehene Heidelberger Chirurg Prof. K.H. Bauer auf der Jahrestagung der Deutschen Gesellschaft für Chirurgie in München denselben John Kirklin schon als „den besten Herzchirurgen an der besten Klinik der Welt" bezeichnet. Alleine ein derartiger Sachverhalt sollte zumindest auf ein bemerkenswertes Leben hinweisen!

John Webster Kirklin wurde am 5. April 1917 als das erste Kind des Radiologen Dr. Byrle R. Kirklin und seiner Frau Gladys in Muncie, Indiana, einer kleinen Stadt im tiefen Mittelwesten der Vereinigten Staaten von Amerika geboren. Im Jahr 1925 nahm der Vater eine Stelle an der damals noch eher regional bekannten Mayo Clinic in Rochester, Minnesota, an. Da die Familie zunächst eine Dienstwohnung auf dem Gelände der Klinik bezog, bedeutete dies für den damals 9-jährigen John, dass der Hof und der Garten der für ihn später so bedeutungsvollen Einrichtung in diesen frühen Jahren zum Spielplatz für ihn und seine jüngere Schwester Mary wurden.

Trotz dieses durch und durch medizinischen Umfelds wollte John nach dem Schulabschluss jedoch auf keinen Fall Mediziner werden. Er entschied sich für die Biochemie und besuchte ab 1934 das College in Minneapolis, der größten Universität in Minnesota, das er nach vier Jahren mit dem Bachelor für Biochemie abschloss. Bei einer Körpergröße von 177 cm und einem Gewicht von 59 kg waren die an einem amerikanischen College wichtigen Möglichkeiten für eigene sportliche Aktivitäten begrenzt. So übernahm er ersatzweise die Funktion eines sogenannten „*student manager*" des Golden Gophers Varsity Football Team der University of

---

Der Beitrag ist zuerst erschienen in der Zeitschrift für Herz-, Thorax- und Gefäßchirurgie 2021 35:53–56.

© Der/die Autor(en), exklusiv lizenziert an Springer-Verlag GmbH, DE, ein Teil von Springer Nature 2024
H. E. Ulmer, *Lebensbilder aus der Geschichte der Herzchirurgie*,
https://doi.org/10.1007/978-3-662-68919-6_8

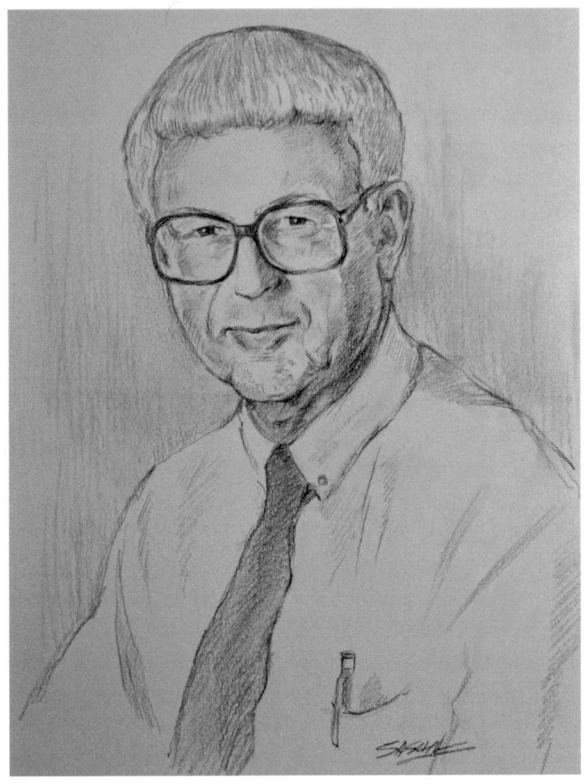

Abb. 1 John W. Kirklin. (Zeichnung: Sascha Cherniajev, © DGTHG mit freundlicher Genehmigung)

Minneapolis und konnte dieses innerhalb seiner vierjährigen Collegezeit immerhin dreimal zur nationalen US-Meisterschaft führen.

Noch im College entdeckte John dann aber doch seine, wohl aus familiären Erfahrungen verdrängte Neigung zur Medizin und entschied sich 1938 zu einer Ausbildung an der Harvard Medical School in Boston, Massachusetts. Nach seinen eigenen Worten war es u. a. ein Gastvortrag des Chirurgen Robert E. Gross aus Boston über chirurgische Wundheilungsstörungen, der ihn auf den Weg zur Chirurgie brachte. Nach vier Jahren schloss er 1942 die Medical School als Jahrgangsbester, ebenso wie in den Jahren zuvor, mit dem MD ab. Obwohl ihm damit der Weg zu einer der begehrten internships in Harvard offenstand, entschied er sich dennoch zunächst für die University of Pennsylvania in Philadelphia, die er aber bereits ein Jahr später, 1943, wieder verließ, da er dort „… *nur innere Medizin und kaum Chirurgie* …" betreiben konnte. Diese Möglichkeit hoffte er zu Hause an der Mayo Clinic in Rochester zu bekommen, wo sein Vater inzwischen Direktor der Abteilung für Diagnostische Radiologie geworden war.

Das Jahr 1943 war aus verschiedenen Gründen für John Kirklin entscheidend. Gleich im April traf er an der Klinik auf *Margaret Katherine Hair*, genannt „*Peggy*", aus Oregon, die zur selben Zeit wie er seine chirurgische, sie ihre medizinische „residency" begann. Bereits ein halbes Jahr später, im Dezember 1943, wurde aus Ms.

M. Hair Mrs. J. Kirklin. Ihr erster Sohn John wurde dann jedoch 1944 bereits in einem Army Hospital in Springfield, Missouri, geboren. Nach einer kriegsbedingten 5-wöchigen Schnellausbildung in Philadelphia zum Neurochirurgen war John Kirklin von der Army im Range eines Captains als eigenverantwortlicher Neurochirurg am O'Reilly-Hospital in Missouri eingesetzt worden. Dort hatte er für 2½ Jahre die in den Kampfgebieten des II. Weltkrieges kopfverletzten Soldaten selbstständig neurochirurgisch zu versorgen, bis er im Oktober 1946 aus der Army entlassen wurde. Der zweite Sohn, James, kam 1947 dann wieder in Rochester zur Welt, weil Vater John seit Oktober 1946 seine dort begonnene Residency an der Mayo Clinic fortsetzte und diese als Master of Surgery 1948 auch erfolgreich abschloss.

Die Herzchirurgie, an der John Kirklin seit seiner ersten Zeit in Boston besonderes Interesse gefunden hatte, stand zu dieser Zeit an der eher noch wirtschaftlich orientierten Mayo Clinic allerdings noch im Hintergrund. Sie wurde vertreten von Jim Clagett, der seit einem kurzen Studienaufenthalt bei Alfred Blalock in Baltimore im Jahr 1946 begonnen hatte, einzelne Kinder mit einer vermuteten Fallot-Tetralogie mit einer Blalock-Taussig-Anastomose zu versorgen. Allerdings mit noch geringem Erfolg. Von Anfang an bessere Ergebnisse in der Herzchirurgie wurden 1948 dagegen mit der digitalen Kommissurotomie stenosierter Mitralklappen am geschlossenen Herzen erzielt. Wegen der rasch größer werdenden Anzahl dieser inzwischen überwiegend von John Kirklin erfolgreich durchgeführten Operationen erhielt dieser in der Klink den Beinamen *„mitral-guy"*. Dennoch musste er aufgrund der wirtschaftlichen Vorgaben der Klinikverwaltung den Hauptteil seiner Zeit weiterhin allgemeinchirurgisch tätig sein. Auch bei einem zweiten 6-monatigen Studienaufenthalt bei Robert Gross in Boston wurde er dort wegen seiner hervorragenden Fähigkeiten lediglich für schwierige allgemeinchirurgische Operationen bei Kindern eingesetzt, war jedoch nicht an einer einzigen Herzoperation beteiligt.

1950 wurde John Kirklin dann zwar als *„staff member"*, jedoch konsequenterweise in die Allgemeinchirurgie der Mayo Clinic aufgenommen. Erst als John Gibbon im Februar 1952 in Philadelphia, erstmals eine von ihm entwickelte Herz-Lungen-Maschine erfolgreich zur Korrektur eines Vorhofseptumdefektes am offenen Herzen einsetzte, genehmigte der Verwaltungsrat der Mayo Clinic den Start eines Programms für die Chirurgie am offenen Herzen. Bereits zuvor hatte sich allerdings um John Kirklin eine an dieser Sache interessierte Gruppe zusammengefunden, bestehend aus dem Kardiologen Howard Burchell, dem Physiologen Earl Wood, dem Pathologen Jesse Edwards und drei technischen Assistenten. Am Abend des 21. Oktober 1952 traf sich diese Gruppe zu einem privaten Essen im Hause Kirklins, womit sich das später legendäre Herzteam der Mayo Clinic gefunden hatte.

Ziel der Gruppe war von Anfang an die Korrektur angeborener Herzfehler bei Kindern, da zu diesem Zeitpunkt an die operative Versorgung z. B. von stenosierten Koronararterien noch in keiner Weise zu denken war. Da die Gruppe jedoch noch über keine eigene Herz-Lungen-Maschine verfügte, besuchten sie gemeinsam alle Stellen, die sich mit der Entwicklung eines solchen Geräts befassten: von John Gibbon mit seiner IBM-Maschine in Philadelphia bis zu Walton Lillehei, der in Minneapolis mit der crossed circulation experimentierte, wobei ein Familienangehöriger des Patienten an dessen große Gefäße operativ angeschlossen wurde und als biologischer Oxygenator diente. Nach mehreren Misserfolgen hatte John Gibbon sein Programm inzwischen eingestellt und überließ mit dem Einverständnis des Sponsors und Partners IBM eine seiner beiden Maschinen der Mayo-Gruppe. Innerhalb von zwei Jahren entstand im technischen Labor in Rochester hieraus eine verbesserte, einfacher und sicherer zu bedienende Version, mit dem *„Mayo-Gibbon-Oxygenator"*. Dieser wurde klinisch erstmals am 22. März 1955 bei Linda Stout, einem 5-jährigen Mädchen, zur Korrektur ihres Ventrikelseptumdefektes am offenen Herzen an der Mayo Clinic erfolgreich eingesetzt. Nach der Inaugenscheinnahme einer weiteren Operation dieser Art stoppte Walton Lillehei sein bis dahin bei mehr als 50 Fällen erfolgreiches Crossed-circulation-Programm und setzte ab September desselben Jahres nur noch die Mayo-Gibbon-Maschine ein. In der Mitte der 50er-Jahre des 20. Jahrhunderts waren somit die beiden Kliniken in Rochester bzw. Minneapolis kaum 90 Meilen voneinander entfernt, die beiden einzigen Orte auf der Welt, wo Operationen angeborener Herzfehler am offenen Herzen durchgeführt werden konnten.

Durch John Kirklins uneigennütziges Engagement und unter seiner wohlorganisierten Anleitung erlernten nun Chirurgen aus aller Welt an der Mayo Clinic den Einsatz der Herz-Lungen-Maschine. Deren Anwendung machte innerhalb weniger Jahre die chirurgische Behandlung immer komplexerer angeborener Herzfehler möglich. Der Erfolg dieses Vorgehens war jedoch außer mit der Möglichkeit der extrakorporalen Zirkulation zusätzlich mit anderen weitsichtigen Erneuerungen in der Herzchirurgie durch John Kirklin verbunden, so z. B. dem Bestehen auf einer besseren präoperativen Diagnostik, der Verpflichtung zum absoluten Teamwork sowie dem Beginn des Einsatzes eines rechnergestützten Monitorsystems auf einer speziellen kardiologischen Intensivstation.

Trotz dieses großen Erfolges blieb Kirklins persönliches Auftreten weiterhin zurückhaltend und unverändert sprichwörtlich diszipliniert. Sein Tag in der Klinik begann um 5:30 Uhr am Morgen mit einer Teambesprechung der Verantwortlichen aus Kardiologie, Radiologie, Anästhesiologie und Herzchirurgie. Bei einer Operation bestand nach seiner Ansicht vernünftiges Handwerk aus Ordnung, Übersicht, Präzision, Disziplin und Ruhe, d. h. keine Musik oder Gespräche im OP, außer gelegentlichen druckreifen Erklärungen an die Mitarbeiter unter dem Motto: „At a given instant, anything the surgeon knows suddenly becomes important to the solution of the problem. You can't do it an hour later or tomorrow. Nor can you go to the library and look it up. You have to do it now." Herzchirurgische Besucher, wie z. B. Donald Ross vom Guy's Hospital, London, beschreiben diese Atmosphäre so: „Walking into Kirklin's OP- is like walking into a church: there is no sound, no excitement." Kirklin sprach alle Mitarbeiter mit ihrem Nachnamen an, vor einem Gespräch mit Eltern nach einer langen Operation zog er Zivilkleidung an, einen neuen, gestärkten Arztkittel und kämmte sich rituell die Haare.

Am 1. Oktober 1960 wurde John Kirklin zum Professor of Surgery an der Mayo Clinic ernannt; im Januar 1964 übertrug man ihm die extra für ihn neu geschaffene Position eines *Chairman of the* Department of Surgery an der neu gegründeten Mayo Graduate School of Medicine. Zur selben Zeit war er auserwählter Kandidat für die Chairmanship für Herzchirurgie des Boston Children's Hospital, Massachusetts. Innerhalb seiner Tätigkeit von 15 Jahren hatte Kirklin die private, initial eher wirtschaftlich ausgerichtete Mayo Clinic in Rochester, seinen ehemaligen Spielplatz aus Kindertagen, zu einer der attraktivsten, wissenschaftlich orientierten Herzkliniken der Welt gemacht.

Unerwartet erreichte John Kirklin im Frühjahr 1966 eine Anfrage von Richard Hill, dem Dean der Medical School der University of Alabama, Birmingham. Nach dem überraschenden Tod von Champ Lyons, dem ehemaligen Chairman of Surgery in Birmingham, war es einer Findungskommission der Universität bis dahin nicht gelungen, an den großen Universitäten des Landes einen Nachfolger zu finden. Im Namen der medizinischen Fakultät wurde daher John Kirklin gebeten, ein Gutachten zu erstellen, wie man die nicht allzu große und etwas veraltete Medical School zukünftig gestalten müsse, um attraktiver zu werden. Kirklin war einverstanden und reiste anonym für einige Tage in den tiefen Süden der USA. Er besah sich zunächst auf eigene Faust die Einrichtung, um sie besser einschätzen zu können. Nach Hause zurückgekehrt, verfasste er einen 14-seitigen Bericht mit Vorschlägen und schickte diesen an Hill zurück. Nach Prüfung des Papiers fasste man sich in Birmingham ein Herz und fragte, ohne große Hoffnung, bei John Kirklin an, ob er nicht den vakanten Posten selbst übernehmen wolle. Nach einer nochmaligen, einwöchigen Visite in Birmingham, nun in Begleitung seiner Frau, sah Kirklin, trotz der spärlichen Voraussetzungen, die Herausforderung, seine innovativen Vorstellungen eines modernen Departments für Chirurgie weit über die unmittelbare Patientenversorgung hinaus verwirklichen zu können. Die Entscheidung war gefallen.

Am 1. September 1966 übernahm John Kirklin die Position des *Chairman of Surgery und des Surgeon in Chief der University of Alabama in Birmingham (UAB)*. Die Reaktion in chirurgischen Kreisen, die Kirklins Entscheidung hervorrief, ist nach zahlreichen Beschreibungen von damals, heute kaum noch nachzuvollziehen: vom uneingeschränkten Leiter einer der angesehensten Herzkliniken der Welt zum Chairman für Chirurgie einer zum damaligen Zeitpunkt etwas heruntergekommenen kleinen Universität im tiefen Süden der Vereinigten Staaten mit großen Rassenproblemen und „*blood on the street*". Vor allem im Norden wurde Alabama zu jener Zeit als ein „*absolutely ignorant place*" angesehen. Seine von ihm selbst gewählte Position hatte John Kirklin jedoch bis zu seiner formalen Emeritierung im Jahr 1982 und danach noch bis zum Jahr 2000 inne. Innerhalb dieser 30 Jahre etablierte er an der UAB eines der angesehensten Programme für die gesamte kardiovaskuläre Chirurgie, im Speziellen jedoch für die Herzchirurgie. Unter Einsatz seiner ausgeprägten organisatorischen Fähigkeiten konnte er innerhalb seines eigenen chirurgischen Departments einzelne, selbstständige, aber zur Teamarbeit verpflichtete divisions einrichten. Ein seiner Persönlichkeitsstruktur entsprechendes Talent, Fördermittel und Spenden zu erringen, trug hier im Süden reichlich private und öffentliche Früchte, sodass bereits innerhalb weniger Jahre nahezu alle klinischen Einrichtungen und neu gegründeten wissenschaftlichen Labors in neue Gebäude einziehen konnten. Eines der eindrucksvollsten Beispiele dieser Art ist der Neubau der chirurgischen Ambulanz und Klinik, für deren Gestaltung und Bau er keinen Geringeren als den weltbekannten amerikanisch-asiatischen Architekten I.M. Pei gewinnen konnte, der z. B. auch die Glaspyramide als neuen Eingang des Louvre in Paris geschaffen hat. Als Dank benannte die University of Alabama dieses Gebäude später „Kirklin-Clinic", als die sie noch heute weltweit bekannt ist.

Eine der größten Herausforderungen, die eine derartige neue Position mit sich brachte, schien zunächst die Zusammenstellung einer neuen, geeigneten chirurgischen Mannschaft zu sein. Wider Erwarten verließ jedoch keiner der wenigen hauseigenen Chirurgen die Klinik. Kirklin selbst konnte aus der Mayo Clinic einige seiner erfahrensten Assistenten mitbringen, so z. B. Albert D. Pacifico, der wie Kirklin selbst sein ganzes weiteres Leben in Birmingham blieb und 1984 sein unmittelbarer Nachfolger wurde. Nur kurze Zeit später folgten anerkannte Herzchirurgen aus den anderen großen Universitäten des Landes. Ebenso folgten die Patienten diesem sich rasch entwickelnden, guten Ruf der neuen Klinik. Bereits nach zwei Jahren wurde Birmingham unter den besten Herzkliniken der Vereinigten Staaten gelistet. Wie über Nacht hatte sich das Birmingham Medical Center verändert. Eine schicksalhafte Begegnung fand 1968 statt, als ein junger Mann im Office John Kirklins erschien und sagte: *„I am Gene Blackstone. I want an internship here."* Diese aber nicht für Chirurgie, sondern nach eigenen Worten für *„investigative medicine"*, allerdings in der chirurgischen Klinik, *„where the action is"*. Ausgestattet mit zwei Stipendien der University of Chicago und herausragenden Kenntnissen in Statistik und Informatik, war seine Einstellung dann eine Sache von zehn Minuten und Blackstones Arbeitszimmer unmittelbar rechts von Kirklins Raum. Eugene Blackstone, John Kirklin und die wissenschaftliche Qualitätssicherung in der Herzchirurgie hatten sich für das Leben gefunden. Als Kirklin 1987 nach seiner formalen Emeritierung im Alter von 70 Jahren zum Herausgeber des herzchirurgischen Flaggschiff-Journals *The Journal of Thoracic and Cardiovascular Surgery* bestellt wurde, ernannte er Blackstone unter dessen ureigener, blumiger Berufsbezeichnung eines „cardiovascular surgical research professor" zu seinem „coeditor".

Neben seinen viel gerühmten manuellen Fähigkeiten als Herzchirurg, hauptsächlich bei komplexen angeborenen Herzfehlern im Kindesalter, hatte John Kirklin die Gabe, deren Zusammenhänge in Anatomie, Pathophysiologie und den erforderlichen herzchirurgischen Maßnahmen einfach und anschaulich darzustellen. Mit seiner studentischen Vorlesung befand er sich jedoch immer im unteren Ranking, ganz im Gegenteil zu seinen mehr als 700 wissenschaftlichen Publikationen und seinen Büchern. John Kirklin war ein Mann des geschriebenen Wortes. Dies wird wohl für alle Zeit erkennbar bleiben, in dem von ihm als sein Hauptwerk bezeichneten Standardlehrbuch über Herzchirurgie *Cardiac Surgery*, das er zusammen mit seinem frühen Freund aus Mayo-Clinic-Zeiten von 1955, Brian Barratt-Boyes, inzwischen der erste Herzchirurg Neuseelands in Auckland, 1986 bei John Wiley & Sons im Alter von fast 70 Jahren veröffentlichte. Begonnen, sein Wissen und seine Erfahrungen zur Herzchirurgie aufzuzeichnen, hatte John Kirklin schon mehr als zehn Jahre zuvor: jedes Kapitel, jedes Wort handschriftlich mit dem Bleistift, wie alle seine Veröffentlichungen. Etwa fünf Jahre später, anlässlich einer Busfahrt zusammen mit ihren Frauen auf einem

Kongress in Buenos Aires erfuhren die beiden, wohl aus „betroffenen Quellen", dass sie offensichtlich beide daran waren, ein Buch zu schreiben. Die folgerichtige, die Quellen beruhigende Frage war: „... *why don't we do it together?*" Nach der Fertigstellung, fünf Jahre später, schworen sie sich, es nie zu einer zweiten Auflage kommen zu lassen. Dieser Schwur überdauerte die nächsten fünf Jahre nicht! Die Erstauflage umfasste bereits 1100 Seiten und hatte nur diese beiden Autoren. Heute liegt das Standardlehrbuch für Herzchirurgie in der 4. Auflage vor und hat vier Editoren, unter denen sich auch Eugene Blackstone und Kirklins Sohn James Kirklin finden.

Während seiner Amtszeit im Birmingham führte John Kirklin weitere zukunftsweisende Neuerungen in die Herzchirurgie ein, so z. B. das erste, umfassende computergestützte Monitoring zur Überwachung und zur Dokumentation vitaler Parameter jedes einzelnen Patienten, was bald zum Standard aller entsprechender Einrichtungen gehören sollte. Berufspolitisch wurde an der UAB der Kurzstudiengang eines „*non-MD surgical assistant*" eingeführt, dessen Entwicklung und Leitung in die Hände von Dr. Margaret Kirklin gelegt wurde, der Ärztin und Ehefrau von John Kirklin. Dieser Berufszweig zur Entlastung von „staff surgeons" wurde bald von der American Heart Association zertifiziert, von anderen amerikanischen Universitäten übernommen und ist auch heute noch stark nachgefragt.

Kirklins Erfolge und Verdienste blieben nicht unbemerkt. Im Laufe der Jahre wurden ihm nahezu alle großen Ehrungen und Preise der amerikanischen kardiologischen und herzchirurgischen Fachgesellschaften und Organisationen verliehen. Ebenso hatte er jeweils zu gegebener Zeit auch deren Präsidentschaften inne. Von insgesamt sieben nationalen und internationalen Universitäten erhielt er Ehrendoktorate. 1995 stand er zusammen mit Walton Lillehei auf der dokumentierten Auswahlliste für den Medizin-Nobelpreis. Im Jahre 2000 wurde er das erste chirurgische Mitglied der European Paediatric Cardiology Hall of Fame.

Formal trat John Kirklin 1982 im Alter von 65 Jahren, wie es die Regeln verlangten, als Chairman des Department of Surgery der University of Alabama, zurück. Er blieb aber bis 1987 mit 70 Jahren Chef der Division of Cardiothoracic Surgery und operierte bis zu seinem 72. Lebensjahr. Erst 2000 beendete er seine operative Arbeit in der Klinik: „*One day I said: This is it. I walked out and never came back.*" Nach seinem unmittelbaren Nachfolger Albert D. Pacifico, seinem ehemaligen Resident aus der Mayo Clinic, führt inzwischen John Kirklins Sohn, James K. Kirklin, die „Kirklin-Klinik" in Birmingham und ist Leiter des Transplantationsbereichs. Dessen Sohn wiederum ist gerade dabei, seine chirurgische Weiterbildung abzuschließen.

Am 21. April 2004 verstarb John Webster Kirklin in seinem Haus in Birmingham an den Folgen einer Schädelverletzung, die er sich bei einem Sturz bereits im Januar des Jahres zugezogen hatte. Als wichtigster Beitrag zu dem von ihm mitbegründeten Fachgebiet Herzchirurgie ist zu sehen, dass er es zu einer hoch respektierten Spezialität geführt hat. Er hat ihm Regeln gegeben, Ordnung, Disziplin und Wissenschaftlichkeit in diesen Bereich der Herzmedizin gebracht. Menschen wie John Webster Kirklin sieht ein Jahrhundert nur wenige.

Aldo Ricardo Castaneda (1930–2021)

Wie wohl kaum ein anderes, lässt das Leben von Aldo Castaneda, einem der großen Pioniere der Kinderherzchirurgie, die menschlichen Voraussetzungen für den Erfolg in diesem besonderen Gebiet erkennen: Empathie, Imagination, Initiative, Selbstvertrauen und Stetigkeit.

Aldo Ricardo Castaneda wurde am 17. Juli 1930 in Nervi nahe der italienischen Stadt Genua geboren (Abb. 1). Sein Vater, Ricardo Castaneda Palacios, stammte aus Guatemala, seine Mutter, Isabel Heuberger, aus Nicaragua. Als Aldo fünf Jahre alt war, übersiedelte die Familie nach München, wo sein Vater ein Medizinstudium begann. Hier wurde er 1936 auch regulär eingeschult. 1937 wurde die Ehe der Eltern geschieden, und der Vater ging zurück nach Guatemala. Aldo blieb mit seiner Mutter und seiner Großmutter in München. Als 1939 der 2. Weltkrieg begann, wurde die Familie als „feindliche Fremde" eingestuft und durfte das Land nicht mehr verlassen. Aldo setzte seine Ausbildung zwar auf einem Elitegymnasium fort, konnte jedoch neben dem Abitur keinen international gültigen Abschluss bekommen. Unmittelbar nach dem Ende des Krieges hielt er sich kurzzeitig in Guatemala auf, wo er die Staatsbürgerschaft des Landes erhielt. Bald darauf, 1948, kehrte er aber nach Europa zurück und erwarb 1950 in St. Gallen in der Schweiz die Oxford-College-Reife. Aus Sorge vor den unruhigen Zuständen in Europa kehrte die ganze Familie aber 1951 nach Guatemala zurück. Bis heute ist Aldo Castaneda neben fünf anderer Sprachen des Deutschen als der Sprache seiner Jugend mächtig und spricht es noch immer perfekt, – mit einem charmanten bayerischen Akzent.

Noch im selben Jahr 1951 begann Aldo an der einzigen Universität seines Landes, der Universidad de San Carlos in Guatemala City, sein Medizinstudium. In seinem zweiten Studienjahr lernte er eine junge Frau kennen, die den Krieg ebenfalls

---

Der Beitrag ist zuerst erschienen in der Zeitschrift für Herz-, Thorax- und Gefäßchirurgie 2019 33:3–5 und wurde für diese Publikation leicht verändert.

© Der/die Autor(en), exklusiv lizenziert an Springer-Verlag GmbH, DE, ein Teil von Springer Nature 2024
H. E. Ulmer, *Lebensbilder aus der Geschichte der Herzchirurgie*,
https://doi.org/10.1007/978-3-662-68919-6_9

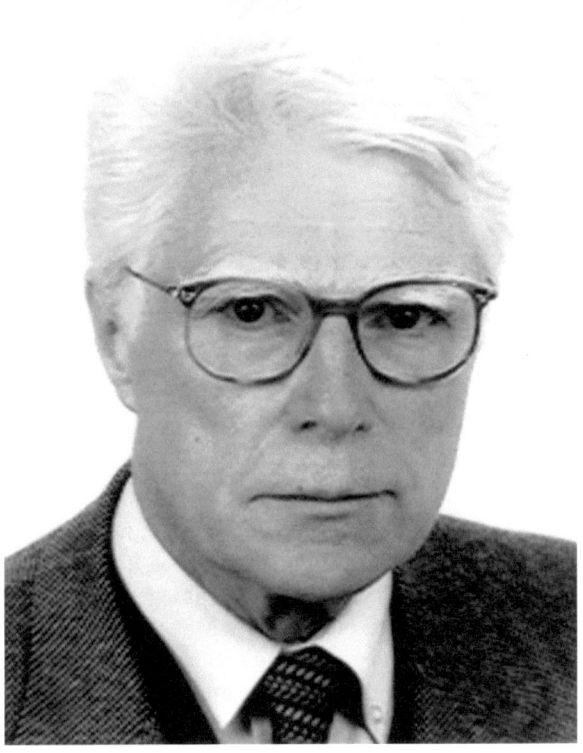

Abb. 1 Aldo Ricardo Castaneda (1930–2021). (© Image courtesy of the Archives of the American College of Surgeons)

in Europa verbracht hatte. 1956, noch während seines Studiums, heiratete er *Arcely Rey-Rosa*. Die beiden lebten seitdem länger als 60 Jahre zusammen und sind Eltern zweier Töchter und eines Sohns.

1958 schloss er sein Medizinstudium als Bester seines Jahrgangs ab, mit einer Arbeit unter dem Titel: „Chirurgie am offenen Herzen: Eine experimentelle Studie". Sie befasste sich mit tierexperimentellen Versuchen zur extrakorporalen Zirkulation und brachte ihm die erste seiner später zahlreichen Auszeichnungen ein, den Rufino Barrios-Preis der Universität San Carlos. Das weitere Interesse war nicht einfach zu realisieren: eine chirurgische Ausbildung in den USA?, Träume in Guatemala?

Der junge Medizinstudent war anlässlich wissenschaftlicher Kongresse an seiner Universität gelegentlich als Simultandolmetscher eingesetzt gewesen. Einmal hatte er dabei den Vortrag eines norwegischen Kinderpsychiaters aus Minneapolis zu übersetzen. Einen unerwartet in den Vortrag eingebauten Scherz in norwegischer Sprache konnte er aber nicht verstehen und bat daher sein Publikum durch sein Übersetzermikrofon, dennoch zu lachen, was auch spontan befolgt wurde. Aldo war für den Wissenschaftler aus Minnesota „… ein junges Genie aus Guatemala". Es wird berichtet, dass dieses Ereignis letztlich die Entscheidung der University of Minnesota in Minneapolis herbeigeführt haben soll, den Antrag eines ansonsten unbekannten jungen Mediziners aus Mittelamerika auf ein Stipendium positiv zu bescheiden. Damit landete Aldo Castaneda 1959 in Minneapolis, direkt im Zentrum der *„norwegischen Herztruppe"* von *Olaf Wangensteen*, Walton Lillehei, Richard Varco und anderen. Der wissenschaftliche Weg in die gerade beginnende Chirurgie des Herzens war damit vorgezeichnet.

Es folgten 1963 der Master-Abschluss in Biochemie und 1964 der PhD in Physiologie und experimenteller Chirurgie, bei gleichzeitigem Abschluss der Ausbildung in „General Surgery". In den nachfolgenden Jahren entwickelten sich in diesem anregenden Umfeld das Interesse und die besonderen praktischen Fähigkeiten von Aldo Castaneda auf dem gerade in Entstehung begriffenen Gebiet der Chirurgie angeborener Herzfehler. Minneapolis nahm hierbei rasch eine der führenden Positionen in den USA ein und zog damit zahlreiche, am Herzen interessierte Chirurgen aus aller Welt als Besucher an. 1970, d. h. zwölf Jahre nach dem Abschluss seines Studiums in Guatemala, wurde Aldo Castaneda an der Universität von Minnesota zum *„Full Professor of Surgery"* ernannt.

1972 legte Robert Gross, der 1938 mit einer Duktusligatur die erste geplante Operation eines angeborenen Herz-/Gefäßfehlers durchgeführt hatte, die Leitung der „Cardiovascular Surgery" im Boston Children's Hospital nieder. Aus einer großen Gruppe renommierter internationaler Kandidaten wurde Aldo Castaneda als sein Nachfolger ausgewählt und trat im Oktober 1972 das Amt des *„Professor of Surgery"* an der Harvard Medical School an, verbunden mit der Position des *„Cardiac Surgeon in Chief"*. 1975, nach dem vollständigen Ausscheiden von Robert Gross, wurde er auch dessen Nachfolger als der zweite Inhaber der William-E.-Ladd-Professur „Child Surgery" an der Harvard Medical School. Alle diese Positionen übte er bis zu seinem eigenen Ausscheiden im Jahr 1994 in Boston aus.

Die Übernahme der Herzchirurgie des Children's Hospital durch Aldo Castaneda bedeutete für Boston als Kinderherzzentrum einen Schritt in ein anderes Zeitalter, da Gross nach seiner ersten Großtat der weiteren Entwicklung der Chirurgie angeborener Herzfehler kein allzu großes Interesse mehr entgegengebracht hatte. Organisatorisch bedeutete dies die Aufteilung der Klinik in zwar eigenverantwortliche Bereiche (1972 !), jedoch mit der absoluten Verpflichtung zur Arbeit als Team. Regelmäßige gemeinsame klinische Konferenzen und ein detailliertes zertifiziertes Trainingsprogramm für die Kinderherzchirurgie wurden zu gerühmten und oft kopierten Selbstverständlichkeiten. Die wichtigste Entwicklung war jedoch der Weg der Chirurgie angeborener Herzfehler in die Säuglings- und Neugeborenenperiode unter der Vorstellung, dadurch Sekundärschäden am Herzen und an anderen Organen des Körpers zu vermeiden. Dieses Konzept führte nahezu erwartungsgemäß zu einer heftig umstrittenen Diskussion in der übrigen herzchirurgischen Welt, wobei die in Boston erzielten Ergebnisse dieses Vorgehen jedoch im Laufe der Zeit zum angestrebten Standard an den großen Zentren der Welt machten.

Aldo Castaneda und der von ihm geförderte William Norwood, der ihm bereits aus Minneapolis gefolgt war, stellten den Kern dieser sich in Boston entwickelnden Elitemannschaft dar und wurden gelegentlich auch als das Yin und Yang dieser neuen Kinderherzchirurgie bezeichnet. Am 2. Januar 1983 führten sie gemeinsam die erste sog. arterielle Switch-Operation nach dem Prinzip von Jatene bei einem elf

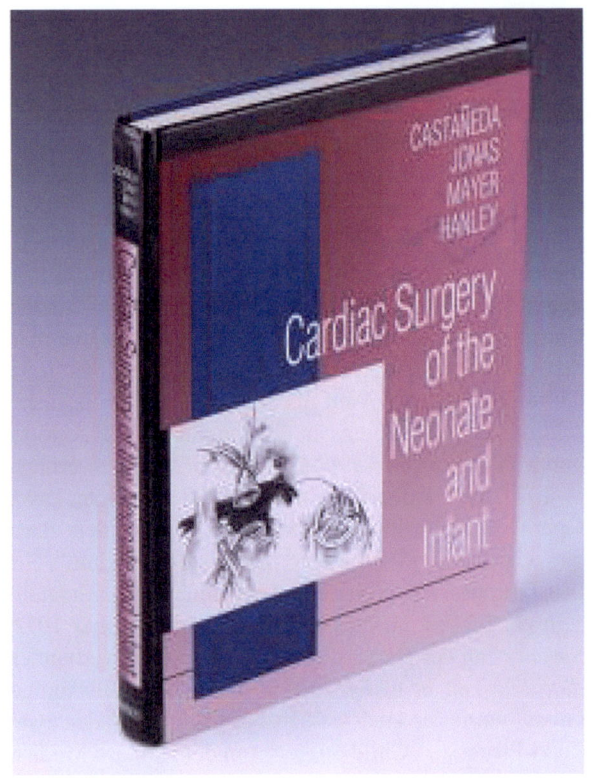

Abb. 2 Aldo R. Castaneda et al. „Cardiac Surgery of the Neonate and Infant". (1st edition 1994, Saunders, Philadelphia 1994). (© Alle Rechte vorbehalten)

Tage alten Neugeborenen mit einer Transposition der großen Arterien erfolgreich durch. Noch im selben Jahr publizierte Norwood die erste erfolgreiche Palliation bei einem Neugeborenen mit einem hypoplastischen Linksherzsyndrom, dem letzten bis dahin als chirurgisch nicht behandelbar angesehenen angeborenen Herzfehler. Trotz dieses aus ethischen Gründen international erneut heftig umstrittenen Vorgehens wurde Aldo Castaneda im folgenden Jahr 1984 mit dem Lifetime Achievement Award des American College of Cardiology ausgezeichnet. Sein nachhaltiges und letzten Endes erfolgreiches Eintreten für die Frühkorrektur gerade komplexer angeborener Herzfehler wird heute als sein bedeutendster Beitrag zur Entwicklung der Kinderherzmedizin allgemein angesehen und drückt sich aus in der „Castaneda doctrine": „*Operate as soon postnatally as the patient needs it. Whenever possible do corrective surgery, not palliative surgery*" (Abb. 2).

1994, nach mehr als 24 Jahren chirurgischer und akademischer Tätigkeit, nahm Aldo Castaneda seinen Abschied vom Boston Children's Hospital. Noch im selben Jahr begann er, zusammen mit William Norwood, in einer großen privaten Klinik in Genolier in der Schweiz eine an den chirurgischen Fähigkeiten der Beiden orientierte Kinderherzchirurgie einzurichten, die innerhalb der nächsten drei Jahre rasch einen ausgezeichneten Ruf erwarb. Aus akuten gesundheitlichen Gründen musste er jedoch diese erfolgreiche Unternehmung im September 1997 beenden und kehrte nach Guatemala zurück.

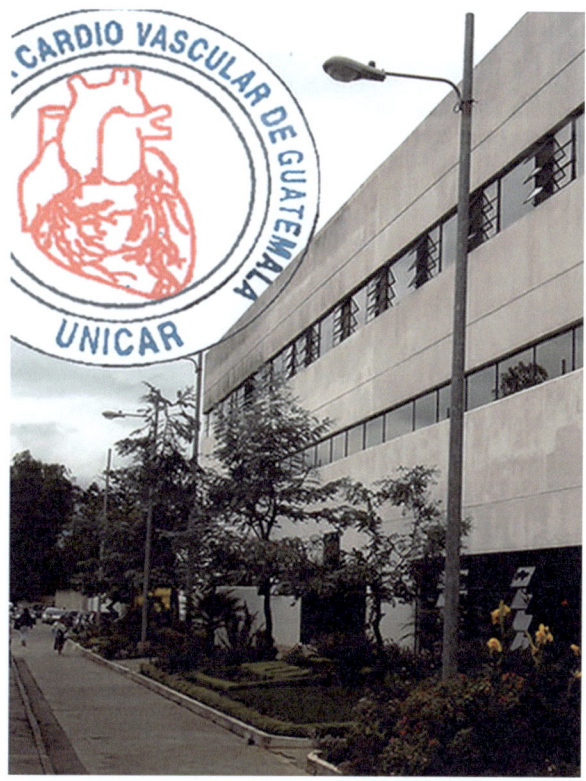

Abb. 3 National Heart Institute, Guatemala City. (© Alle Rechte vorbehalten)

Die Ruhezeit hielt jedoch nicht lange vor. Nach seinen eigenen Worten wollte er „*… dorthin etwas zurückgeben, wo er seine Wurzeln fühlte.*" Er sah seine Aufgabe darin, jetzt im 67. Lebensjahr, in Guatemala City das erste und einzige Zentrum in Zentralamerika für Kinder mit angeborenen Herzfehlern zu errichten. Sein Ziel war es, nicht nur die Herzoperationen vor Ort durchzuführen, sondern ein vollständiges Programm zur Ausbildung von Herzchirurgen und Kinderkardiologen zu etablieren sowie mit angeschlossenen Forschungslabors neue Entwicklungen auf diesem Gebiet nachhaltig zu fördern. Noch 1997 begann die bauliche Vergrößerung des Guatemala Heart Center UNICAR, einer bestehenden Einrichtung für internistische Kardiologie in Guatemala City. 1998 wurde als Ergänzung das von der neu gegründeten Aldo Castaneda Foundation finanzierte und nach den modernsten Richtlinien gestaltete Kinderherzzentrum eröffnet (Abb. 3).

Anfangs war Aldo Castaneda dort der einzige qualifizierte Operateur und führte alle Operationen selbst und für die Eltern kostenlos durch. Heute umfasst der Stab drei von ihm selbst ausgebildete zertifizierte Kinderherzchirurgen, sieben Kinderkardiologen, zwei OPs, eigene Katheter- und Echolabors sowie eine eigene kardiologische Intensivstation für Kinder. Inzwischen hat sich die Klinik zum Referenzzentrum für Kinderherzchirurgie für den gesamten Bereich der zentralamerikanischen Staaten entwickelt.

Im Mai 2006 wurde er in die Hall of Fame der Association for European Paediatric Cardiology (AEPC) aufgenommen. Im Februar 2014, nach mehr als 5000 Operationen und zunehmend gezeichnet von der Bürde des Alters, hat sich Aldo Castaneda im Alter von 84 Jahren von den operativen Aufgaben zurückgezogen und die Leitung des Castaneda Research Laboratory in seiner Klinik übernommen. Im April 2018 wurde ihm als 8. Träger der Lifetime Achievements Award der American Association for Thoracic Surgery verliehen.

Die nächsten Jahre verlebte Aldo Castaneda mit seiner Frau Arcely in seinem gastlichen Haus in einem der ruhigeren Vororte von Guatemala City. Dort verstarb er am 30. April 2021 nach nur kurzer Vorerkrankung im Alter von 90 Jahren. Die Chirurgie angeborener Herzfehler im Säuglings- und Kindesalter hat ihm unendlich viel zu verdanken.

Stella van Praagh (1927–2006), Richard van Praagh (geb. 1930)

Die Beschäftigung mit dem Namen van Praagh im Zusammenhang mit der pädiatrischen Kardiologie führt früher oder später zwangsläufig zu zwei Menschen, deren wissenschaftliches Leben nahezu symbiotisch verlaufen ist und deren menschliche Verbundenheit von ihren Freunden gelegentlich als eine lebenslange Romanze bezeichnet wurde (Abb. 1).

Richard van Praagh wurde als Sohn einer ursprünglich in Mähren und in den Niederlanden beheimateten Familie im April 1930 in London, Ontario in Kanada, geboren. Das Studium der Medizin in Toronto mussten sich Richard und sein Bruder Ian, ein späterer Gynäkologe, durch die verschiedensten Jobs, u. a. auch als Totengräber, mitfinanzieren. In 1954 beendete Richard sein Studium an der jedoch erfolgreich mit dem Abschluss eines „MD". Das „Postgraduate"-Training in Pädiatrie, Kardiologie und Pathologie dehnte sich dann über insgesamt 10 Jahre aus und führte von Toronto über Boston und die Mayo-Clinic nach Baltimore. Hier wurde Richard eines Tages, im Anschluss an einen seiner Fortbildungsvorträge von einer jungen Assistentin nicht nur mit intelligenten Fragen überhäuft, sondern auch von „… *großen braunen Augen*" fasziniert. – Dies sollte der Beginn einer letzten Endes 44 Jahre andauernden Romanze sein. 1962 heirateten Richard van Praagh und Stella Zacharioudaki.

Stella Zacharioudaki war die 1927 auf Kreta geborene Tochter einer Winzerfamilie. Sie absolvierte ihr Studium der Medizin in Athen und wurde dort als Jahrgangsbeste 1952 graduiert. Noch im selben Jahr emigrierte sie alleine, d. h.

Dieser Beitrag ist eine aktualisierte Fassung des Kapitels: Ulmer HE (2019) Meister ihres Fachs: Stella van Praagh, Richard van Praagh. In: Weil J, Kallfelz HC, Lindinger A, Schmaltz AA (Hrsg) Kinderkardiologie in Deutschland: 50 Jahre Deutsche Gesellschaft für Pädiatrische Kardiologie 1969–2019. Elsevier 2019, S. 340–341 (mit freundlicher Genehmigung des Elsevier Verlages). Die aktualisierte Fassung erschien zuerst in der Zeitschrift für Herz-, Thorax- und Gefäßchirurgie 2021 35:378–379.

Abb. 1 Richard und Stella van Praagh. (Aus Van Praagh 2012. © SAGE Journals, mit freundlicher Genehmigung)

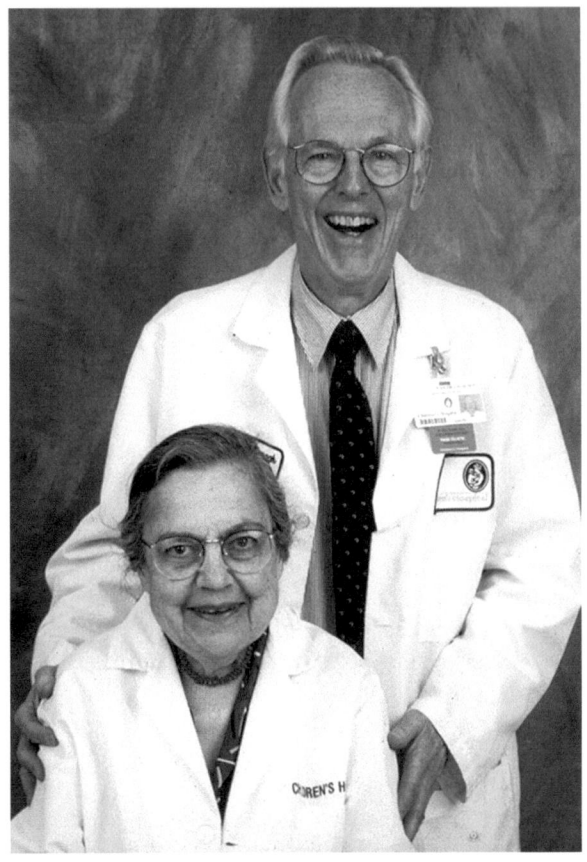

ohne ihre Familie, in die Vereinigten Staaten. Hier setzte sie ihre Ausbildung von Anfang an mit Interesse für angeborene Herzfehler in New Jersey, Buffalo und Baltimore fort, wo sie u. a. als Fellow bei Helen Taussig tätig war. 1962, zur Zeit ihrer Eheschließung mit Richard, war sie kardiologisches „staff member" in Buffalo, NY, während er mit dem Schwerpunkt Pathologie in den ersten drei Jahren ihrer Ehe zunächst in Toronto, später in Chicago tätig war. Bemerkenswerterweise wurden innerhalb dieser drei Jahre alle drei Kinder der jungen Familie geboren.

In dieser Zeit der rapiden Entwicklung der neuen Subspezialität, der pädiatrischen Kardiologie, in den frühen 1960er-Jahren, war eines der aufkommenden Probleme in diesem Bereich das Fehlen einer einheitlichen Nomenklatur und einer Klassifikation für angeborene Herzfehler, wodurch die Kommunikation und der wissenschaftliche Austausch hierüber unsinnigerweise erheblich erschwert waren. Während Richard bereits früh damit begonnen hatte, ein derartiges System zum eigenen Gebrauch zu entwickeln, gelang es Stella durch dessen Anwendung bei ihrer eigenen Arbeit damit, darzustellen, dass es sich bei der Fallot-Tetralogie nicht, wie bisher angenommen, um das zufällige gemeinsame Vorkommen von vier einzelnen Defekten, sondern um eine einzige, entwicklungsgeschichtlich bedingt zusammengehörige Malformation des Herzen handeln musste.

Es nimmt daher nicht wunder, dass Alexander Nadas die Gelegenheit wahrnahm, beide Wissenschaftler, Stella und Richard van Praagh, an das Children's Hospital der Harvard University nach Boston zu berufen, zur Entwicklung des von ihm neu installierten „Pediatric-cardiology"-Programms. Er übertrug ihnen die Leitung der „Cardiac registry". Die sich daraus entwickelnde, außerordentlich fruchtbare Tätigkeit übten beide gemeinsam und ununterbrochen über nahezu 40 Jahre mit großem Erfolg aus, von 1965 bis zu ihrer ebenfalls gemeinsamen Emeritierung 2002.

Richard van Praagh hatte bereits 1964 erstmals sein System eines „segmentalen Situs" zur Beschreibung der Morphologie komplexer angeborener Herzfehler, z. B. bei der Dextrokardie, vorgestellt und es 1972 in seiner grundlegenden Arbeit „*The Segmental Approach to Diagnosis of Congenital Heart Disease*" publiziert, jetzt jedoch erweitert zur Anwendung auf alle angeborenen Herzfehler. Das zentrale Prinzip beruht auf der Unterteilung des Herzens in drei Segmente, die Vorhöfe, die Kammern und die großen Gefäße, sowie ihrer räumlichen Beziehung zueinander.

Etwa zur gleichen Zeit entwickelte Robert Anderson in Großbritannien ebenfalls ein segmentales Ordnungsprinzip des Herzens, wobei für ihn jedoch nicht die Position des „segmentalen Situs" ausschlaggebend war, sondern die „sequenzielle Konnexion" der einzelnen Segmente des Herzens. Diese beiden Schulen der kardialen Nomenklatur waren trotz einiger Ähnlichkeiten anfangs stark polarisiert und wurden in ihren Unterschieden von ihren Vätern heftig umkämpft, ohne dass jedoch die gegenseitige Achtung der beiden Kontrahenten darüber in die Brüche gegangen wäre. Es bedurfte allerdings der Gründung einer eigenen „*International Society for Nomenclature of Paediatric and Congenital Heart Disease*" 2005 mit der Mission einer Vereinheitlichung der verschiedenen Nomenklaturen in einen einzigen Code. Eine erste Version hiervon erschien dann erstmals 2015.

Stella und Richard van Praagh veröffentlichten in 40 Jahren gemeinsam über 200 umfangreiche wissenschaftliche Originalarbeiten sowie Bücher und Beiträge in Lehrbüchern, was Stella in der Ansprache zu ihrer gemeinsamen Emeritierung 2002 zu der augenzwinkernden Bemerkung veranlasste: „*Dickie, you and I have proved that a husband and a wife really can work together.*" Richard und Stella führten auch danach ein offenes und außerordentlich gastfreundliches Haus, das sowohl für Stellas heimatliche Backkünste und griechischen Wein bekannt war als auch wegen seiner hohen menschlichen und philosophischen Gesprächskultur geschätzt wurde.

Gemeinsam erhielten beide 1999 den *Award for Cardiovascular Pathology* und wurden 2004, ebenfalls gemeinsam, mit dem *Paul Dudley White Award der American Heart Association* ausgezeichnet.

Am 3. Juni 2006 verstarb Stella van Praagh, drei Tage nach einem akuten Schlaganfall. Richard van Praagh war es zumindest bis 2019 noch möglich, trotz schwerer eigener Erkrankung weiterhin Einladungen auf internationale Kongresse anzunehmen und in seinem unvergleichlichen Ostküstenstil anregende Übersichtsvorträge zu halten.

Literatur

Van Praagh R (2012) The Farber-Landing Lecture: Pediatric Pathology – the Clinician's "Open Sesame" and its Importance in Pediatric Cardiology and Cardiovascular Surgery. Pediatr Dev Pathol 15(6):431–449. https://doi.org/10.2350/10-10-0924-OA.1

William P. Longmire jr. (1913–2003)

Die Geschichte der deutsch-amerikanischen Beziehungen im Bereich der Chirurgie, speziell der Herzchirurgie, reicht zurück bis an den Anfang des letzten Jahrhunderts und hat sich bis heute in beiden Richtungen für die beteiligten Partner immer wieder als fruchtbar erwiesen. Obwohl in Deutschland eher weniger populär, stellt einer der Stammväter der nordamerikanischen Chirurgie und Herzchirurgie, William Longmire, ein zentrales Bindeglied dieser Beziehung dar.

William Polk Longmire jr., geboren am 14. September 1913 in Sapulpa, Oklahoma, war das vierte und letztlich dennoch einzige Kind einer Familie, die einer eingesessenen Farmerdynastie aus Tennessee entstammte (Abb. 1). Die ersten beiden Kinder der Familie verstarben schon in der Säuglingszeit. Williams zwei Jahre ältere Schwester Mildred erlag im Alter von 13 Jahren den Folgen eines malignen Melanoms.

Williams Vater war der erste Akademiker in der Familie. Er beendete sein Medizinstudium im Jahr 1903 in Louisville, Kentucky, und hatte ursprünglich die Absicht, sich in Denver, Colorado, als praktischer Arzt niederzulassen. Bereits im Zug nach Westen sitzend, hörte er im Gespräch verschiedener Gruppen von Mitreisenden zufällig von der Entdeckung einiger größerer Ölfelder in Oklahoma und dem daraus entstandenen wirtschaftlichen Aufschwung der Region. William buchte daraufhin während der Fahrt spontan sein Ticket um und landete so statt in der Großstadt Denver in Sapulpa, einer ländlichen Kleinstadt am Rande eines großen Indianerreservats im Osten von Oklahoma. Er entschloss sich zu bleiben und eröffnete, wie geplant, eine Familienpraxis. Bald darauf heiratete er die Tochter des Marshals und Bürgermeisters von Sapulpa und entwickelte sich rasch zum erfolgreichsten Landarzt der Region. Das jüngste seiner vier Kinder erhielt dieselben Vor-

---

Der Beitrag erschien zuerst in der Zeitschrift für Herz-, Thorax- und Gefäßchirurgie 2022 36:61–64.

© Der/die Autor(en), exklusiv lizenziert an Springer-Verlag GmbH, DE, ein Teil von Springer Nature 2024
H. E. Ulmer, *Lebensbilder aus der Geschichte der Herzchirurgie*,
https://doi.org/10.1007/978-3-662-68919-6_11

Abb. 1 William Longmire (1913–2003). (© Oklahoma Historical Society/Oklahoma Hall of Fame, mit freundlicher Genehmigung der OHS. Alle Rechte vorbehalten)

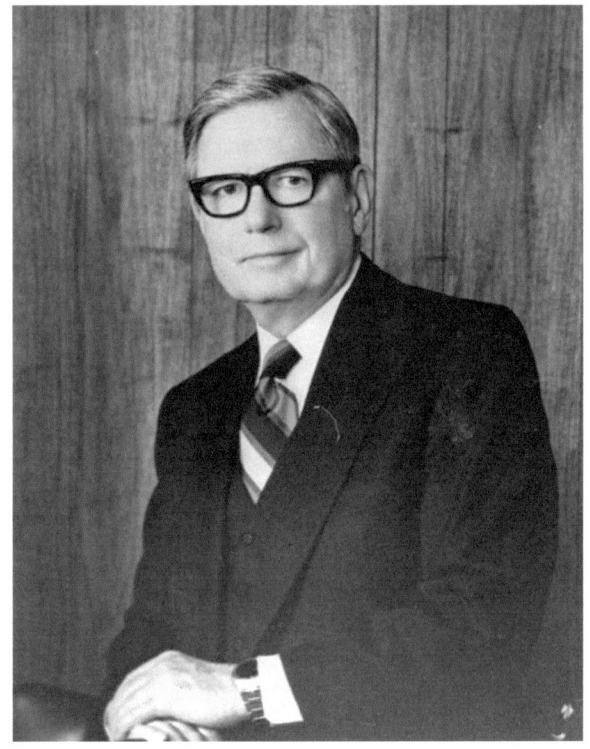

namen wie der Vater: *William Polk*, wobei es sich bei *Polk* um den Nachnamen des 11. Präsidenten der Vereinigten Staaten, James K. Polk, handelte, der aus der alten Familienheimat Tennessee gestammt hatte.

William jr. III. begleitete häufig seinen Vater bei dessen Hausbesuchen, sodass er schon zu seinen Schulzeiten in der noch immer ländlichen Region als „*der junge Doktor Bill*", d. h. als der selbstverständliche Nachfolger seines Vaters angesehen wurde. Folgerichtig begann „Bill" 1930 seine Ausbildung am College der Universität von Oklahoma. Sehr bald musste ihm sein Vater jedoch mitteilen, dass es ihm nach dem *Schwarzen Freitag* im Oktober 1929 mit der nachfolgenden Wirtschaftskrise nicht mehr möglich war, ihm seine monatliche Unterstützung von 60 $ in vollem Umfang zukommen zu lassen: „*I can send you watermelons and tomatoes, but I just don't have much money.*" In dieser Situation entfaltete William Longmire jr. wohl zum ersten Mal die Anlagen zu seiner ihn später so auszeichnenden Fähigkeit der organisatorischen Bewältigung grundlegender Probleme. In einem vom Präsidenten des Colleges zur Verfügung gestellten Kellerraum stellte er eine gebrauchte Waschmaschine auf und heuerte eine junge Wäscherin an. Sein Angebot bestand darin, die im Verlauf der Woche anfallende Wäsche seiner Studienkollegen über das Wochenende zu einem Dumpingpreis von 1 $ zu waschen, sodass sie diese nicht mehr aufwendig und teuer nach Hause schicken mussten. Das Geschäft lief hervorragend, sodass sich Bill, außer seine eigenen Lebenskosten zu bestreiten, während des gesamten College-Studiums auch noch ein eigenes Automobil leisten konnte. Der Nachruhm für diese Idee hielt so lange an, dass sie in den Annalen der Universität von Oklahoma bei der Aufnahme von William Longmire in die Oklahoma Hall of Fame 50 Jahre später im Jahr 1980 als *„the operator of the best laundry of the campus"* neben seinem akademischen Lebensweg schriftlich niedergelegt ist.

Nach seinem College-Abschluss ermutigten ihn seine Lehrer, seine weitere medizinische Ausbildung nicht in Oklahoma, sondern am angesehenen Johns Hopkins Hospital der Universität von Maryland in Baltimore fortzusetzen. Sie informierten ihn aber nicht darüber, dass die Aufnahme vom Ergebnis eines *„persönlichen Interviews"* durch einen Vertreter der Universität abhing. Das Gespräch verlief positiv, und William erhielt seine Zulassung. Später erfuhr er allerdings, dass er zu diesem Zeitpunkt der einzige mutige Bewerber für dieses als außerordentlich anspruchsvoll bekannte Interview gewesen war.

An einem kalten Tag im September 1934 begann William Longmire jr., der Junge aus dem warmen Süden Oklahomas, an der Johns Hopkins Medical School sein Studium. Sein Interesse galt zunächst der Neurophysiologie, da er für dieses Gebiet eine erfolgversprechende Zukunft sah. Noch während des Studiums konnte er in diesem Bereich auch seine ersten beiden wissenschaftlichen Arbeiten publizieren. Andererseits fand er die klinische Arbeit, überwiegend in Form von Operationsversuchen bei Hirntumoren, eintönig und zur damaligen Zeit nur bedrückend und wenig erfolgreich, da die Mehrzahl der Patienten trotz aller Bemühungen letztlich doch verstarb. 1938 konnte er das Studium mit der Graduierung zum *Medical Doctor* (MD) abschließen und seine weitere Ausbildung mit einer Internship am Johns Hopkins, zunächst jedoch nur in Neurochirurgie, fortsetzen.

Noch in einer anderen Weise brachte diese Zeit Neues für den jungen MD. In der Bibliothek des Hopkins Wilmer Eye Institute, der größten Augenklinik von Baltimore, lernte er *Jane Cornelius*, eine junge Bibliothekarin und Rezeptionistin, kennen. Es dauerte nicht lange, und ab Oktober 1939 trug sie den Namen Jane Cornelius Longmire und war danach über 63 Jahre lang mit William bis zu dessen Tod 2003 verheiratet. Der Familie entstammen zwei gesunde Töchter, ein Sohn verstarb 1976 unter tragischen Umständen.

Im Herbst 1940 erlitt Williams Vater einen Schlaganfall, was dazu führte, dass er und Jane nach Sapulpa zurückkehrten und die große Landarztpraxis des Vaters, die inzwischen um einen chirurgischen Arbeitsbereich erweitert worden war, zunächst einmal fortführten. Dieses Ereignis wurde von der Lokalzeitung mit einem großen Artikel auf Seite 1 gefeiert: *„Doctor Bill Comes Home to Take Over Practice His Father Built Up in 35 Years"* (Abb. 2). Als der chirurgische Leiter der Klinik in Baltimore, Dr. Dean Lewis, der nur kurze Zeit vor Williams Vater ebenfalls einen Schlaganfall erlitten hatte, 1941 verstarb, wurde, von vielen unerwartet, Dr. Alfred Blalock aus Nashville, Tennessee, zu dessen Nachfolger berufen. Da Blalock Longmire dessen zuvor sogar versprochene, Rückkehr nach Baltimore verweigerte, kehrte dieser erneut zu seinem inzwischen wieder arbeitsfähigen Vater nach Sapulpa zurück, und die beiden bauten die Praxis zu einem kleinen lokalen Hospital aus.

Abb. 2 „Dr. Bill" comes home. (Aus Tulsa Sunday World 1940, © Tulsa World Archives, mit freundlicher Genehmigung. Alle Rechte vorbehalten)

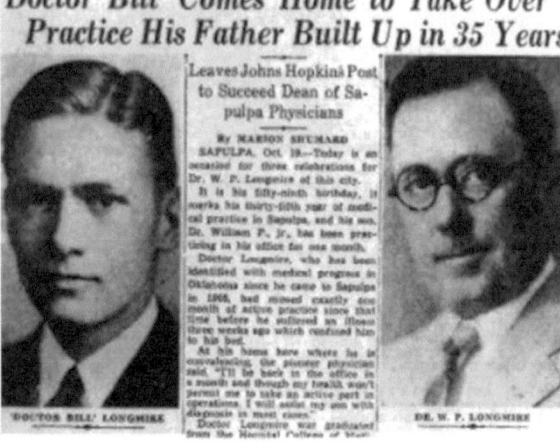

Nach dem Angriff der Japaner auf Pearl Harbour am 7. Dezember 1941 traten die Amerikaner Anfang 1942 in den Zweiten Weltkrieg ein. William Longmire erhielt zwar einen Stellungsbescheid, wurde aber wegen einer *„geringen Behinderung"*, d. h. einer kleinen Gleithernie im Leistenbereich, *„aus Bedarfsgründen"* an der ausgedünnten Heimatfront eingesetzt. Auf *„dringende Nachfrage"* seiner früheren Kollegen landete er, nahezu erwartungsgemäß, am Johns Hopkins Hospital in Baltimore. Alfred Blalock empfing ihn allerdings mit der Bemerkung: *„Dr. Longmire, we will be glad to have you, but I want you to know that this is not the back door to the Hopkins surgical residency program!"* Rückblickend betrachtet ist jedoch festzuhalten, dass dieser Tag als der Beginn einer lebenslangen Freundschaft zwischen diesen beiden Männern anzusehen ist.

Erwartungsgemäß nahmen die Anforderungen an die praktische operative Arbeit und gleichzeitig an die weiterlaufende Lehrtätigkeit während der folgenden Kriegsjahre nicht ab, sondern verteilten sich an den großen Spezialkliniken auf eine immer geringere Zahl erfahrener Spezialisten. Rasch lernte Alfred Blalock daher die Fähigkeiten und Talente von William Longmire kennen und schätzen, sodass er ihn bereits zwei Jahre vor dessen offiziellem Abschluss seiner chirurgischen Ausbildung im Jahr 1945 zu seinem persönlichen. Ersten Assistenten machte. Als Blalock einmal von einem Besucher danach gefragt wurde, für welchen speziellen Bereich Longmire zuständig sei, antwortete er: *„Difficult surgery!"*.

Zwangsläufig kam Longmire in dieser Position in engsten Kontakt mit dem innovativen umfangreichen herzchirurgischen Programm Alfred Blalocks. Außer der Ligatur eines offenen Ductus Botalli, der Korrektur von Aortenisthmusstenosen und vereinzelten Operationsversuchen an der Mitralklappe am geschlossenen Herzen gab es aber zu dieser Zeit noch keine weiteren operativen Eingriffe am Herzen. Alfred Blalock hatte jedoch auf Betreiben der damals ebenfalls am Johns Hopkins Hospital als erste klinisch tätige Kinderkardiologin Helen Taussig und mit der Unterstützung von Vivien Thomas, des Leiters seines experimentellen chirurgischen Labors, begonnen, sich mit der Entwicklung eines aortopulmonalen Shunts zu beschäftigen. Hierdurch sollte die Lungendurchblutung bei angeborenen Herzfehlern mit primärer Zyanose, wie z. B. der Fallot-Tetralogie, verbessert werden. Der Entschluss zum ersten klinischen Einsatz dieses später als *„blue baby operation"* bezeichneten Eingriffs fiel bei einer der üblichen Abendvisiten, die Blalock mit seinem Ersten Assistenten Longmire regelmäßig durchführte. An diesem Abend besuchten sie die Kinderstation von Helen Taussig, den Harriett-Lane-Flügel der Klinik, und standen vor dem Bett eines 15 Monate alten, aber nur 4,5 kg schweren, tief zyanotischen Mädchens. Blalock erklärte, er werde dieses Kind am nächsten Morgen operieren. In kurzen Worten beschrieb er Longmire die Operation, die er plante, und dass er, Longmire, ihm dabei assistieren werde. Wie von Alfred Blalock vorgesehen, fand der Eingriff dann am nächsten Morgen, dem 11. November 1944, statt und verlief erfolgreich. Mit dieser, später vielfach beschriebenen ersten blue baby operation war aus heutiger Sicht das Tor zu chirurgischen Behandlung angeborener Herzfehler geöffnet worden.

Nach dem Ende des Zweiten Weltkriegs wurde von Präsident Harry Truman ein umfangreiches Programm zur Förderung der Wissenschaft in den USA aufgelegt. Danach sollte u. a. die Universität von Kalifornien in Los Angeles (UCLA) mit einer Medical School und einem modernen Klinikum ausgestattet werden. Die Leitung eines neu zu schaffenden Departments für Chirurgie wurde von der Findungskommission dem jungen William Longmire angetragen. Auch für die anderen medizinischen Fachbereiche waren renommierte Spezialisten vorgesehen. Alfred Blalock, der seinen besten Mann nicht verlieren wollte, kommentierte dies so: *„Bill, you would be going to a school that does not exist, to be a chief of surgery without a hospital, and you would be the only surgeon at age 35 eligible to retire!"* Doch William Longmire, inzwischen Assistant Professor am Johns Hopkins Hospital in Baltimore, nahm diesen Ruf an die UCLA nach Los Angeles an. Er sah darin für sich die einzigartige Möglichkeit einer zukunftsorientierten Neustrukturierung seines Fachgebiets Chirurgie. Im Spätjahr 1948, im Alter von 34 Jahren, wechselte er daher von Baltimore nach Los Angeles.

Um- und Neubau des neuen Klinikums aus den ehemaligen Militärbaracken des Harbor General Hospitals kamen gegen Ende 1949 in Gang. Es sollte jedoch bis zum Juli 1955 dauern, bis das neue Medical Center der UCLA seinen Betrieb offiziell eröffnen konnte. Für die Neuausrichtung der wissenschaftlichen Organisation und der akademischen Ausbildung wurden Grundstrukturen großer europäischer Universitäten zugrunde gelegt, die für die amerikanischen Verhältnisse weiterentwickelt wurden. Hierzu hatte William Longmire mit seinem Team 1950 im Rahmen des Marshall-Plans erstmals nach dem Zweiten Weltkrieg einige Universitäten in Deutschland besucht, u. a. auch, um den Bedarf für praktische medizinische Hilfe zu ermitteln. 1952 kehrte er als Surgical Consultant der Air Force nach Deutschland zurück, um die Verantwortung für die medizinischen Einrichtungen der amerikanischen Besatzungsmacht zu übernehmen. Sein Hauptquartier war zunächst Wiesbaden, dann Berlin, später Heidelberg.

In Berlin hatte 1951 der Heidelberger Chirurg *Fritz Linder* das neu errichtete Ordinariat für Allgemeinchirurgie der Freien Universität (FU) im Klinikum Westend angetreten. Seine Aufgabe, den Aufbau eines neuen medizinischen Zentrums zu ge-

Abb. 3 Longmire mit Linder vor der Klinik in Berlin. (Aus Encke 2003, mit freundlicher Genehmigung)

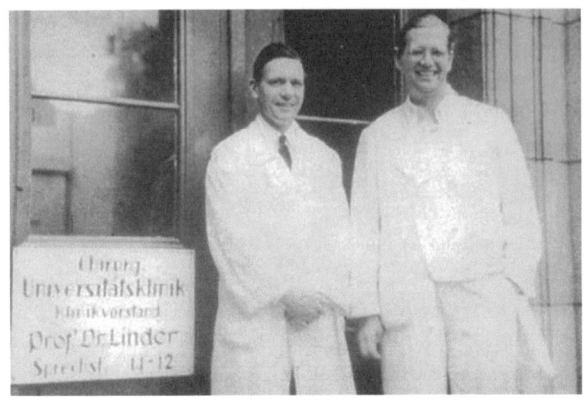

stalten, entsprach somit im Wesentlichen der Aufgabe Longmires an der UCLA in Los Angeles. Linder stammte aus Breslau, hatte jedoch einen großen Teil seines Studiums in Bristol, Großbritannien, verbracht und war deshalb sowohl der englischen Sprache mächtig, als auch mit dem angloamerikanischen medizinischen Kulturkreis vertraut. Kurze Zeit nach Longmires Beginn in Deutschland wurde Linder dessen Besuch in Berlin angekündigt. Als der Militärzug Longmires nicht rechtzeitig in Berlin eintraf, wartete Linder nicht lange, sondern ging wieder nach Hause und meinte zu seiner Frau: *„Ein deutscher Professor geht nicht zweimal zum Bahnhof für einen amerikanischen Militärdoktor!"* *Linders Frau Ilsegret* antwortete jedoch deutlich: *„Fritz, du gehst jetzt besser ein zweites Mal zum nächsten Zug, gerade weil du ein deutscher Professor bist!"* Ein spätes, gemeinsames Abendessen in der Linder-Küche war dann der Beginn einer jahrzehntelangen persönlichen Freundschaft der beiden nahezu gleichaltrigen jungen Chirurgen, und der Anfang einer engen Kooperation ihrer Kliniken (Abb. 3).

Longmire verlegte sein Hauptquartier nach Berlin und führte über zwei Jahre hinweg in der Linder-Klink im Westend als Visiting Professor zusammen mit Linder und dessen Team zahlreiche Operationen am geschlossenen Herzen durch. Alle dafür erforderlichen Materialien und speziellen medizinischen Instrumente ließ Longmire von der Air Force mittels einer zweiten Luftbrücke aus den USA nach Berlin einfliegen. 1953 wurde dann im Gegenzug Fritz Linder eingeladen, vier Monate als Visiting Professor in Los Angeles zu verbringen. Dieser Austausch setzte sich damit fort, dass regelmäßig fortgeschrittene, wissenschaftlich interessierte Ärzte aus Linders Team, zunächst aus Berlin, später aus Heidelberg, jeweils für ein Jahr als Research Fellows in dem neuen Surgical Department Longmires in Los Angeles forschen und arbeiten konnten. Diese *„Los Angelinos"* brachten wertvolle Erfahrungen und Kontakte nach Deutschland zurück. Gemeinsame Publikationen erschienen dabei sowohl in englischer als auch in deutscher Sprache. 1956 wurde William Longmire zum Honorarprofessor der Freien Universität Berlin ernannt, nachdem er zwei Jahre zuvor nach Los Angeles zurückgekehrt war. Im Oktober 1958 führte dann Longmires Erster Assistent und späterer Nachfolger Vincent Maloney mit einer aus Los Angeles mitgebrachten Herz-Lungen-Maschine zusammen mit Linder die erste Totalkorrektur einer Fallot-Tetralogie in Berlin durch.

William Longmire war inzwischen nach Los Angeles in das neu gestaltete Medical Center der UCLA zurückgekehrt und konnte dessen modernen chirurgischen Bereich im Jahre 1954 offiziell eröffnen. Bereits von Europa aus war es ihm gelungen, für die Mehrzahl der neu strukturierten chirurgischen und internistischen Spezialitäten prominente Leiter aus verschiedenen renommierten Universitäten des Landes zu gewinnen. Da Longmire als Chairman des neuen Department of Surgery sich nun zunehmend der Allgemeinchirurgie widmen musste, setzte er Vincent Maloney jr. als Chief of Cardiothoracic Surgery ein, der hierfür immerhin die Position eines Assistant Professors am Johns Hopkins Hospital unter Alfred Blalock ausschlug.

Unter der Führung von William Longmire jr. erwarb sich die neu geschaffene Einrichtung des Medical Centers der UCLA rasch ein großes nationales und internationales Ansehen. Diese Entwicklung hat Longmire später selbst faszinierend in seinem Buch: *Starting From Scratch: The Early History of the UCLA Department of Surgery* festgehalten. Neben seiner umfangreichen Tätigkeit wurden dem „*Professor*", wie er inzwischen mit neckischem Respekt allgemein bezeichnet wurde, in den noch folgenden 28 Jahren seiner aktiven Tätigkeit an der UCLA der Reihe nach die Vorsitze und Präsidentschaften nahezu aller chirurgischen Vereinigungen und Gesellschaften der Vereinigten Staaten angetragen. 1977 übergab er die Leitung des Departments of Surgery der UCLA an seinen jahrzehntelangen engsten Mitarbeiter Vincent Maloney jr. und trat selbst in den Status eines Emeritus-Professors. Ausdruck seiner internationalen Anerkennung waren die Verleihung von Ehrendoktorwürden mehrerer europäischer, u. a. deutscher Universitäten und die Honorary Fellowships des Royal College of Surgeons in England, Schottland und in Irland. Vom damaligen Präsidenten der Vereinigten Staaten, Ronald Reagan, wurde er 1982 als chirurgischer Consultant in das National Cancer Program berufen und war dort über einige Jahre verantwortlich an der Koordination des nationalen amerikanischen Krebsforschungsprogramms beteiligt.

Am 9. März 2003 starb William Polk Longmire jr. im Alter von 89 Jahren in seinem Haus in Los Angeles an einer Darmkrebserkrankung, die bereits einige Jahre zuvor bei einer Appendektomie entdeckt worden war.

Literatur

Tulsa Sunday World (1940) Tulsa world archives. Tulsa World Media Company, Tulsa (315 S)
Encke A (2003) An Outstanding ISS/SIC Surgeon: Fritz Linder. World J Surg 27:495–497. https://doi.org/10.1007/s00268-002-1007-x

Francis Robicsek (1925–2020)

Unter den namhaften Wegbereitern der Herzchirurgie nimmt Francis Robicsek im Vergleich zur Mehrzahl seiner populären US-amerikanischen Kollegen eine eigene, bemerkenswerte Rolle ein. Seine beachtenswerte Karriere spielte sich nämlich weitgehend außerhalb des unmittelbaren Bereichs der großen, bekannten universitären Einrichtungen seiner zweiten Heimat ab.

Francis (ursprünglich Ferenc) Robicsek wurde am 4. Juli 1925, (dem amerikanischen Nationalfeiertag), in Miskolc, einer Kleinstadt im Nordosten Ungarns, geboren (Abb. 1). Er war und blieb das einzige Kind seiner jungen Eltern. Sein Vater war Manager bei dem britischen Ölkonzern Shell gewesen, seine Mutter eine in Oxford ausgebildete Englischlehrerin. Seit seinem achten Lebensjahr, nachdem sich seine Eltern hatten scheiden lassen, lebte er bei seiner Großmutter, der Mutter seiner Mutter, von der er auch großgezogen wurde. Sein Vater starb bereits 1941, im Alter von 36 Jahren an einer Lungentuberkulose, unter der er schon seit Jahren gelitten hatte. Nach Ferencs Zeit am Gymnasium, aus dem ihn seine Großmutter im Sommer 1939 bereits einmal *„aus erzieherischen Gründen"* vorübergehend abgemeldet hatte, legte er dann doch 1943, mit 18 Jahren, und jetzt mit cum laude, sein Abitur ab. Da das europäisch orientierte ungarische Ausbildungssystem keine orientierende Collegestufe vorsah, begann er 1944, mitten in Kriegszeiten, an der Katholischen Péter-Pázmány-Universität in Budapest ein Medizinstudium. Seine Neigung zur Medizin hatte sich allerdings schon früher abgezeichnet, da er im Alter von fünf Jahren als jüngstes Mitglied seiner Pfadfindergruppe bereits mit dem Erste-Hilfe-Koffer ausgestattet wurde und konsequenterweise dafür den Spitznamen *„Doc"* erhielt. Andererseits dürfte auch der Beruf des zweiten Manns seiner Mutter, eines Internisten und Kardiologen, später wohl diese frühe Neigung verstärkt haben.

Der Beitrag erschien zuerst in der Zeitschrift für Herz-, Thorax- und Gefäßchirurgie 2022 36:121–125.

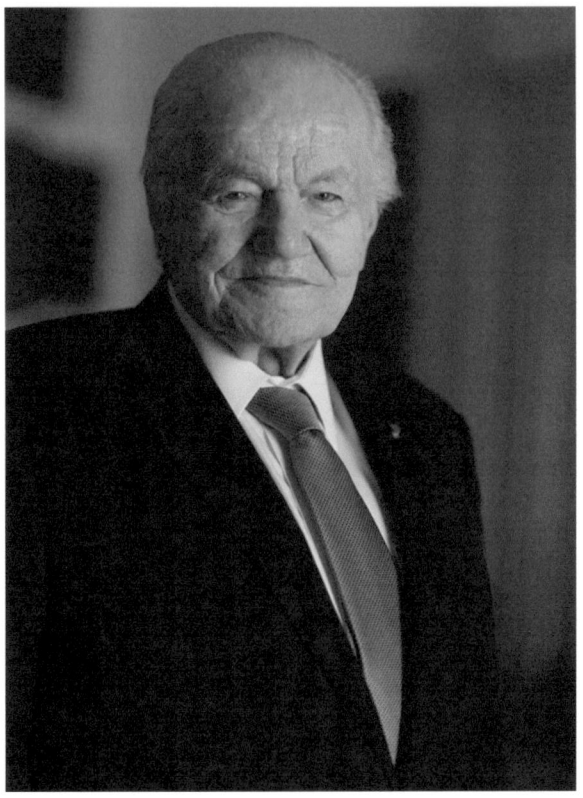

Abb. 1 Ferenc (Francis) Robicsek (1925–2020). (Mit freundl. Genehmigung © Familie Robicsek. Alle Rechte vorbehalten)

Bereits wenige Monate nach dem Studienbeginn wurden Ferenc und seine Studienkollegen jedoch von der ungarischen Armee für 14 Monate als Hilfstruppe für die medizinische Grundversorgung in einem Militärkrankenhaus eingezogen. Die Erfahrungen dort waren vielfältig. So kam z. B. 1945 mit den amerikanischen Truppen erstmals Penicillin nach Budapest. Dieses wurde in minimalen Einzeldosen von 50.000 Einheiten in dreistündigen Intervallen intravenös verabreicht. In der Klinik konnte es aus dem ausgeschiedenen Urin der Patienten wieder zurückgewonnen und erneut infundiert werden. Die alle drei Stunden zu verabreichenden Dosen bei Patienten außerhalb der Kliniken waren für die jungen Hilfsmediziner aufgrund der hierfür vorgesehenen individuellen Vergütung ein begehrtes Nebeneinkommen.

Nach dem Ende der kriegerischen Handlungen in Ungarn setzte Ferenc sein reguläres Studium an der medizinischen Fakultät der Universität Budapest fort und konnte 1948 im Alter von 23 Jahren mit dem damals in Ungarn regelhaft verbundenen MD, dem *„Doktor der Medizin"*, mit *summa cum laude* abschließen. Die Weiterbildung im Fach Chirurgie begann er im unmittelbaren Anschluss daran bei dem damals erst 33-jährigen Imre Littmann, der in diesen schwierigen Zeiten gerade zum Professor und Leiter einer dritten chirurgischen Klinik der Universität Budapest ernannt worden war. Ferenc Robicsek hat ihn später einmal als den ihn fachlich und menschlich am meisten beeinflusst habenden Lehrer bezeichnet. Die chirurgischen Anforderungen an die wenigen Auszubildenden wuchsen, auch was anspruchsvolle Fälle betraf, sehr schnell, sodass Robicsek bereits ein Jahr vor dem Ende seiner chirurgischen Ausbildung im Jahr 1951 mit 26 Jahren selbstständig für eine allgemeinchirurgische Abteilung mit 33 Betten verantwortlich war. Wissenschaftlich hatte er sich während dieser Zeit zusätzlich mit einer Arbeit auf herzchirurgischem Gebiet befasst, die ihm aus organisatorischen Gründen aber erst Jahre später als Habilitation bzw. dann zum amerikanischen PhD, anerkannt wurde (Robicsek F: *Cardiac valve transplantation*. Acta Med 1954; Tomus V:Fasc 1–2).

Imre Littmann war von Anfang an ausgesprochen herzchirurgisch interessiert und hatte die ersten Operationen am geschlossenen Herzen in Ungarn durchgeführt. Ferenc wurde noch während seiner Ausbildung hierbei sein Erster Assistent. Zwei Jahre nach seinem Abschluss in Allgemeinchirurgie 1953, im Alter von 28 Jahren, wurde er dann zum Direktor und Assistenzprofessor einer Abteilung für Thorax- und Herzchirurgie ernannt, eines Faches, das zum damaligen Zeitpunkt in Ungarn noch gar nicht offiziell eingeführt worden war. Neben der wissenschaftlichen Arbeit im eigenen kardiologischen Labor, die etliche Publikationen in anerkannten internationalen Zeitschriften hervorbrachte, führte er auch, im Rahmen der *klinischen Physiologie*, alle erforderlichen prä- und postoperativen Herzkatheterisierungen eigenhändig durch. Diese ungewöhnliche Vielfalt der unterschiedlichen kardiologischen Tätigkeiten führte zu dem auch später von ihm gelegentlich gebrauchten geflügelten Wort: *„Meine kardiochirurgische Karriere verdanke ich meinen kardiologischen Kenntnissen. Ich war ein besserer Kardiologe als die Chirurgen, aber gleichzeitig ein besserer Chirurg als jeder Kardiologe."* Aus nachvollziehbaren Gründen wurden auch Versuche zur Entwicklung einer eigenen Herz-Lungen-Maschine begonnen, über deren erste Einsätze gerade aus einigen wenigen hoch spezialisierten Zentren der USA und aus Skandinavien berichtet worden war. Unter den gegebenen Umständen in Ungarn erschien es wenig aussichtsreich, eine Genehmigung für einen befristeten Studienaufenthalt an einer dieser Kliniken zu bekommen. Hilfreich war jedoch sicher eine freundliche, prinzipielle Zusage aus Stockholm, die wohl durch einige vorausgegangene Publikationen Robicseks in den *Acta Chirurgica Scandinavica* zustande gekommen war. Während auf der einen Seite eine freie Unterkunft in der Klinik sowie in den nächsten fünf Monaten die Ernährung hauptsächlich aus Butter, Brot und Milch auf den Stationen bestand, war andererseits der direkte Kontakt mit Clarence Crafoord, Åke Senning und vor allem mit Viking Björk bei den ersten klinischen Einsätzen einer Herz-Lungen-Maschine in Skandinavien im Juli 1954 ein Erlebnis von hoher Wertigkeit und größtem Einfluss auf den noch immer jungen Ferenc Robicsek.

Aus Gründen der politischen Sicherheit durfte Ferenc seine ihm gerade erst im Jahr 1953 frisch angetraute Ehefrau *Livia Kadar*, von allen bis heute „*Lilly*" genannt, nicht nach Schweden mitnehmen. Er hatte die fünf Jahre jüngere Lilly noch als Studentin ebenfalls an der Péter-Pázmány-Universität kennengelernt. Sie hatte ihre Weiterbildung zur Ophthalmologin noch in Budapest begonnen, was aber durch den Aufstand in Ungarn sowie die Emigration in die USA unterbrochen wurde. In späteren Jahren schloss sie eine Weiterbildung in Pädiatrie ab, ergänzt durch Patho-

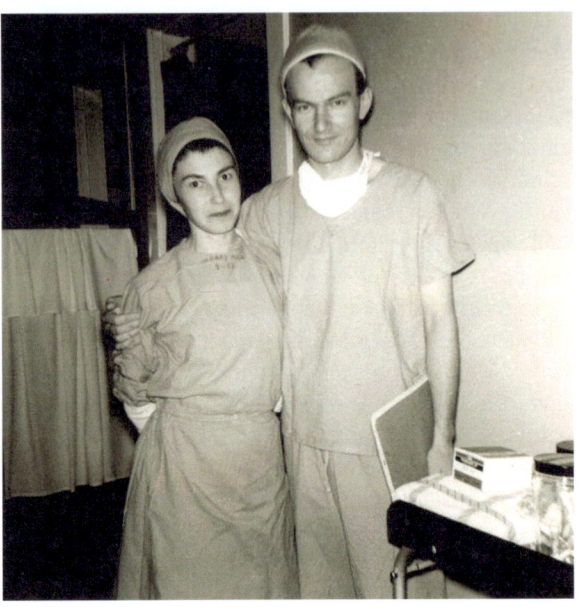

Abb. 2 Francis und Lilly Robicsek, Budapest, ca. 1954. (Mit freundl. Genehmigung © Familie Robicsek. Alle Rechte vorbehalten)

logie, um kinderkardiologisch tätig zu werden. Diese Absicht wurde jedoch durch die Geburt und die Sorge für die aufeinander folgenden vier Kinder der Familie dann aber doch geändert. Allerdings haben Ferenc und Lilly noch gemeinsam drei wissenschaftliche Arbeiten veröffentlicht. Beim Tod von Francis im Jahr 2020 waren die beiden 67 Jahre verheiratet gewesen (Abb. 2).

1955 und 1956 hielt sich Ferenc Robicsek mehrmals und länger als Visiting Professor in Ostdeutschland auf, vor allem in Halle, wo er zusammen mit Karl Ludwig Schober mithilfe einer von diesem dort entwickelten Herz-Lungen-Maschine tierexperimentell an Versuchen zur Chirurgie am offenen Herzen arbeitete. Nach den Eindrücken aus Stockholm und auch dem Osten Deutschlands wollte Ferenc seine Kinder auf keinen Fall unter dem damals in Ungarn herrschenden politischen System aufwachsen lassen. Angesichts der immer bedrohlicher werdenden Situation in Budapest sagte er noch einen Tag vor dem Einmarsch der Russen einem Ruf zum Aufbau einer Abteilung für Herzchirurgie in Halle zu. Aber bereits am 26. November 1956, einen Monat nach der Unterschrift und dem Aufstand in Ungarn, floh er mit seiner Lilly, die im vierten Monat schwanger war, über Halle in die Charité nach Ostberlin. Von dort erreichten sie, dem Rat einiger Freunde folgend, mit der S-Bahn problemlos das Krankenhaus Moabit in Westberlin. Dieser glückliche Umstand hielt Ferenc jedoch nicht davon ab, noch einmal auf demselben Weg nach Ostberlin und zurück zu fahren, um einen neuen zweireihigen Anzug, auf den er stolz war und den er in der Eile im Osten vergessen hatte, in den Westen zu holen. Die Weiterreise führte zunächst in eine Auffangstation für Flüchtlinge in Österreich, wo die Familie Robicsek politisches Asyl erhielt. Von dort gingen Visumanträge in die USA, nach Kanada, nach Indien und nach Dänemark. *„Whichever visa we get first, there we will go!"* Die US-Visa kamen, möglicherweise mit Unterstützung eines Verwandten in den USA, zuerst – und aus Ferenc wurde Francis Robicsek. *„Instead I could be training elephants in Bombay."*

Vor der ungarischen Revolution Flüchtende wurden 1956 zusammen mit aus Europa zurückkehrenden US-amerikanischen Truppen vorübergehend in Camp Kilmer in New Jersey untergebracht. Ein Bruder von Francis' Vater, der in den 20er-Jahren unter anderem sein gesamtes Vermögen beim Pokern verspielt hatte und anschließend, dem damaligen Vorgehen entsprechend, nach Amerika ausgewandert war, hatte es dort, unter seinem aktualisierten Namen Andrew Roby zu einem angesehenen Bauunternehmer, letztlich mit Sitz in Charlotte, North Carolina, gebracht. Onkel Andrew stellte dann auch gleich in der ersten Woche nach Francis' Ankunft einen persönlichen Kontakt zu Dr. Paul Sanger her, dem thoraxchirurgisch orientierten Direktor des *Charlotte Memorial Hospitals*. Robicseks umfassende chirurgische Qualifikation, 100 wissenschaftliche Publikationen, eigene Erfahrung mit der Durchführung von Herzkatheteruntersuchungen und das Interesse an der Entwicklung der offenen Herzchirurgie deckten sich mit Sangers Vorhaben, die Thoraxchirurgie in Charlotte um den Bereich der Herzchirurgie zu erweitern. Nach Budapest und Halle war Charlotte nun für Francis in seinem 30. Lebensjahr der dritte Anlauf zu einem Start in die Herzchirurgie. Innerhalb einer Woche war er im Januar 1957 formal Sangers *„Fellow"*, wobei dieser ihn von Anfang an wie seinen chirurgischen Partner behandelte. Unabhängig davon wollte Francis jedoch auf jeden Fall die reguläre US-amerikanische Board-Qualifikation erwerben. Bei seiner Anmeldung zu der dafür erforderlichen Prüfung war er jedoch erstaunt darüber, dass das American Board of Surgery ihm, vermutlich als bis heute Einzigem, alle seine in Ungarn erworbenen Qualifikationen und akademischen Titel vollständig anerkannte und auch kein weiteres Training von ihm verlangte. Die „Prüfung" bestand dann auch im Wesentlichen aus einem Gespräch, in dem sich der Prüfer, ein anerkannter Thoraxchirurg, wohl zur eigenen Fortbildung über die Ergebnisse der von Robicsek vorgelegten Publikationen berichten ließ. Die einzige Schwierigkeit, mit der dieser zu kämpfen hatte, war seine damals noch verbesserungswürdige Beherrschung der englischen Sprache. Er behalf sich beim Lernen unter anderem dadurch, dass er das große Webster Wörterbuch (*Webster's Unabridged Dictionary*) von der ersten bis zur letzten Seite las.

Um Robicseks Möglichkeiten als Verantwortlicher für das von Paul Sanger noch im Jahr 1957 mit erheblichen Mitteln aus der Heineman-Stiftung am *Charlotte Memorial Hospital* neu eingerichtete *Cardiovascular Department* zu nutzen, wurde der Plan gefasst, das thoraxchirurgische Programm um die Chirurgie am offenen Herzen zu erweitern. Francis hatte seine eigene dazu erforderliche Herz-Lungen-Maschine noch 1956, einen Monat vor seiner Flucht aus Budapest, zwar für die Durchführung von Tierversuchen fertiggestellt, jedoch noch nicht am Menschen eingesetzt. Deshalb besuchte er, zusammen mit einem Nachbarn aus seiner neuen Heimat Charlotte, einem ausgebildeten Ingenieur, die *Cleveland-Clinic* in Ohio, um die dort gerade eingeführte Pumpe zu inspizieren. Zurück gekehrt nach Charlotte bauten die beiden in der Garage des Ingenieurs ihre eigene, neue und leichtere Version der Maschine. Für die ersten Einsätze am Menschen erwarb er allerdings eine Maschine der Fa. Pemco. Da bei der rasch ansteigenden Nachfrage außer im *Char-*

lotte Memorial Hospital auch an dem der Klinik zugeordneten *Mercy Hospital* operiert werden sollte, wurde die Maschine einmal in der Woche mit einem Pick-up-Transporter hin- und hergefahren. In den 1960er-Jahren wurden am *Charlotte Memorial Hospital* aufgrund der damals bestehenden Rassentrennung keine afroamerikanischen Patienten behandelt. Diese hatten lediglich Zugang zu einer Spezialklinik für Tuberkulose im nahe gelegenen Huntersville. Folglich richtete es Robicsek so ein, dass schwarze Herzpatienten dort zur Behandlung einer Tuberkulose aufgenommen, aber dann von ihm am Herzen operiert werden konnten. Ebenso wurde mit Patienten verfahren, die keine Versicherung besaßen. Francis wollte, dass einmal auf seinem Grabstein der Epitaph stehen solle: *„I never turned away a patient."*

Paul Sangers und Francis Robicseks Konzept eines großen, selbstständigen, tertiären Zentrums, das keiner Universität unmittelbar angehören sollte, bewährte sich den Vorstellungen entsprechend sehr gut, da vor allem der herzchirurgische Teil der Einrichtung rasch eine überregionale Bedeutung gewann. Die anhaltende großzügige Unterstützung durch die *„Minna-James-Heineman Foundation"*, der Stiftung einer ehemalig deutschstämmigen, wohlhabenden Bankiersfamilie, führte bald zur Gründung des *„Medical Research Laboratory for Cardiovascular Surgery"* und ermöglichte so bis heute eine eigenständige, umfangreiche, klinisch orientierte gemeinsame kardiologische und herzchirurgische Forschungsaktivität. Als Paul Sanger 1968 im Alter von 62 Jahren an einem Appendixkarzinom mit Lebermetastasen verstarb, wurde Francis Robicsek sein Nachfolger. Eine seiner ersten Amtshandlungen war die Umbenennung der Herzspezialistenpraxis in *„The Sanger Clinic"*. Das *Charlotte Memorial Hospital* wurde zudem zum *„Carolinas Medical Center"*. 2019 erfolgte eine erneute Umbenennung in *„Atrium Health Carolina"*, verbunden mit einer Verschmelzung mit der *Wake Forest School of Medicine*. Das herzchirurgische Angebot erweiterte sich vor allem nach der Inbetriebnahme der extrakorporalen Zirkulation und reichte von der Korrektur angeborener Herzfehler, dem Herzklappenersatz und den speziellen Operationen der Aorta bis zur umfangreichen Koronarchirurgie. 1986 wurde in Charlotte die erste Herztransplantation bei einem Erwachsenen und 1989 bei einem Kind durchgeführt. Schon zuvor, im Jahr 1977, hatte Robicsek eine Operation entwickelt, die seitdem mit seinem Namen verbunden ist: die sogenannte *„Robicsek sternal weave"* oder Robicsek-Plastik, eine spezielle Rekonstruktion eines postoperativ dehiszenten Sternums, die noch heute als das optimale Verfahren bei dieser schwerwiegenden Komplikation gilt. Robicsek hat intern jedoch immer wieder bedauert, wie schwer es ihm fiele, mit seinem Namen in die Geschichte der Herzchirurgie einzugehen, der mit einer Komplikation verbunden sei, und nicht mit einer der unbestritten zahlreichen anderen Erneuerungen oder Verbesserungen, die er in dieses Fach eingebracht habe.

Über viele Jahre befand sich die *Sanger Clinic* immer wieder in der Liste der 10 besten herzchirurgischen Kliniken der USA. Francis Robicsek hat diese Klinik mehr als 45 Jahre geleitet und keines der attraktiven Angebote anderer angesehener Einrichtungen angenommen. Während dieser ganzen Zeit habe auch nur ein einziger Arzt außer aus Altersgründen die Klinik verlassen: *„I must have done something right."* Nach eigenen Angaben habe er in Charlotte rund 35.000 Operationen eigenhändig durchgeführt. Robicsek war auch bekannt für seine *„take-charge atti-*

tude", d. h., auch in schwierigen Situationen schnell zu einer Entscheidung zu kommen und diese dann auch umgehend umzusetzen. Als z. B. im Verlauf einer Visite am Silvesterabend 1964 Dr. Archie Coffee, ein Neurologe, der ihn begleitete, im Aufzug der Klinik einen akuten Herzstillstand erlitt, bewusstlos neben ihm zusammensackte und die damals geläufigen Maßnahmen zur Reanimation erfolglos blieben, zögerte er keinen Moment. Mit der Verbandsschere einer Schwester öffnete er bei dem am Boden des Aufzugs liegenden Kollegen den Thorax und massierte mit bloßen Händen das sterbende Herz. Dann schockte Robicsek den Herzmuskel mit dem herausgerissenen Kabel einer Nachttischlampe. Dr. Coffee erlangte wieder das Bewusstsein, erholte sich und lebte weitere 31 Jahre.

Francis Robicsek blieb seinen wissenschaftlichen Interessen über fast 40 Jahre treu und war zu vielen Themen immer wieder ein gesuchter Referent sowie Gutachter mehrerer renommierter chirurgischer Zeitschriften. Eine enge Kooperation bestand mit Denton Cooley in Texas und Donald Ross in Großbritannien. Einladungen zu wissenschaftlichen Veranstaltungen führten ihn in die ganze Welt, wobei auch eine tief verwurzelte Verbindung zur deutschen Chirurgie, insbesondere zu Hans Borst in Hannover und zu Friedrich Hehrlein in Gießen, entstand. Diese fand ihren Niederschlag in etlichen Ehrendoktoraten und Ehrenmitgliedschaften in den großen herzchirurgischen Fachgesellschaften, einschließlich der Deutschen Gesellschaft für Thorax-, Herz- und Gefäßchirurgie (DGTHG). In seiner amerikanischen Heimat nahm er u. a. die Position eines *Teaching Professor of Surgery* an der *University of North Carolina* in Chapel Hill wahr, ohne jedoch seine *Sanger Clinic* in die Universität zu integrieren, auch nicht, nachdem er sein großes Transplantationsprogramm eingerichtet hatte.

Robicseks vorbestehendes Interesse für Anthropologie und Archäologie wurde in den frühen 1960er-Jahren, zunächst wohl eher unbeabsichtigt, verstärkt. *„I have never enjoyed a vacation where you just go and sit around. I have always needed an excuse or a reason for going from A to B."* So schien es ihm verheißungsvoll, als er im Anzeigenteil der *Annals of Thoracic Surgery* die Nachfrage nach einem vorübergehend vertretenden Thoraxchirurgen mit Erfahrung in Tuberkulosechirurgie für eine Klinik in Honduras entdeckte. So etwas versprach auch einen Sommerurlaub für die ganze Familie in San Pedro Sula in Mittelamerika! In der ganzen Klinik gab es allerdings nur einen einzigen Bestecksatz für derartige Operationen, d. h. für einen einzigen Patienten pro Tag. Diesen operierte Robicsek dann jeweils am Vormittag und war danach für den Rest des Tages frei für Ausflüge in die Region zu den bis dahin noch weniger bekannten Maya-Ruinen (Abb. 3). Mit der Hilfe seiner Frau Lilly oder einem der Kinder erstellte er in den nächsten Jahren nahezu professionelle Fotografien der wissenschaftlich eher noch vernachlässigten Maya-Relikte und der wenig beachteten Keramiken. Selbst die Entschlüsselung eines wesentlichen Prinzips der Maya-Schriften auf den Keramiken brachte ihm zunächst nur wenig Anerkennung bei den sich für diesen Bereich zuständig fühlenden Archäologen und Anthropologen. Seine Antwort auf deren herablassende Kommentare bestand jedoch lediglich aus dem Konter: *„Professors built the Titanic, amateurs built the Arc."* Weit über seine spätere Emeritierung hinaus befasste sich Francis Robicsek mit diesem Thema und veröffentlichte fünf Bücher über die Maya-Kultur, die heute noch zu den Standardreferenzen zählen. Des Weiteren brachten ihm diese

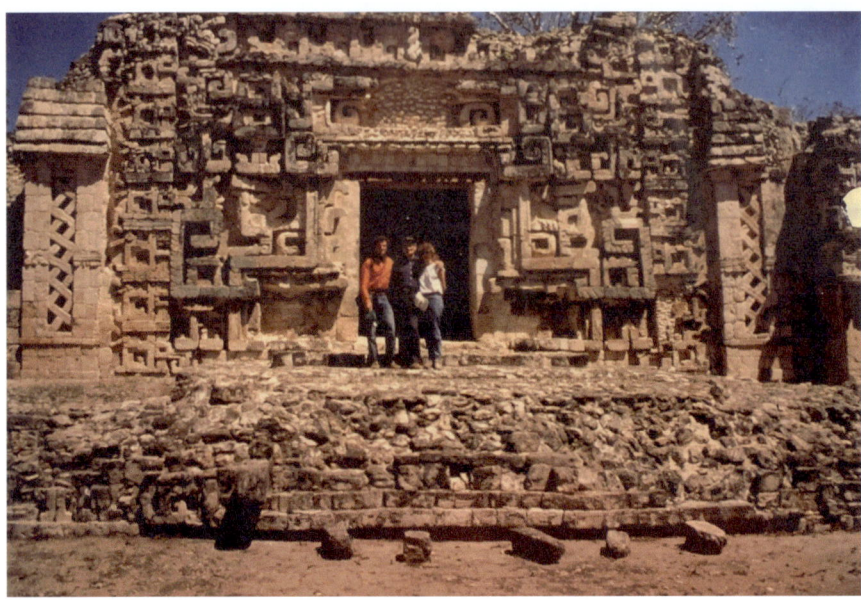

Abb. 3 Francis Robicsek mit Sohn Steven und Tochter Frances vor einem Maya-Tempel in Guatemala. (Mit freundl. Genehmigung © Familie Robicsek. Alle Rechte vorbehalten)

Arbeiten eine außerplanmäßige Professur für Anthropologie an der *University of North Carolina* ein. Der größte Teil seiner herausragenden persönlichen Sammlung mittelamerikanischer Kunst- und Kulturobjekte bildet heute den Grundstock des *Mint Museum* für präkolumbianische mittelamerikanische Kultur in Charlotte.

Im Verlauf von vier Jahrzehnten wuchs die *Sanger Clinic* in Charlotte unter der Leitung von Francis Robicsek zur größten Versorgungsklinik im tertiären Bereich im Südosten der Vereinigten Staaten heran. Neben der klassischen Thorax-, Herz- und der speziellen Gefäßchirurgie wurden ab 1986 auch die Herz- und Herz-Lungen-Transplantation in das Programm miteinbezogen. Operiert wurde in Charlotte in drei Kliniken, die als Ganzes in das *„Carolina Health Care System"* integriert waren. Im wissenschaftlichen Bereich bestanden enge Verbindungen zur *University of North Carolina*. Im Lauf seiner Karriere hat Francis Robicsek als Autor und Koautor 672 wissenschaftliche Arbeiten, 734 Vorträge, zahlreiche Buchbeiträge und die fünf Bücher über die Maya-Kultur publiziert.

1998 beendete Francis Robicsek seine aktive chirurgische Karriere und ging zwei Jahre später, im Alter von 75 Jahren, auch als Chairman des *Carolina Heart Institute* in den Ruhestand. Wie man sich leicht vorstellen kann, waren damit jedoch weder seine Karriere noch seine Passion für die chirurgische Entwicklung in Mittelamerika beendet, sondern wurden eher noch verstärkt. Hatte er zuvor nur sechs bis acht Wochen im Jahr dort verbracht, war er jetzt zeitlich nicht mehr gebunden. Das *Carolina Health Care System* richtete ihm ein neues, eigenständiges *„International Outreach Program"* ein, mit eigenem Personal und eigenem Budget. Als Präsident der erweiterten *„Heineman Medical Outreach Institution"* war es ihm möglich, diese Einrichtung noch effektiver zu gestalten. Neben den bereits bestehenden Schwerpunkten Honduras und Guatemala konnte er nun zusätzlich Nicaragua, Belize, Mexiko, Antigua und Haiti sowie Kenia, Liberia und Tansania mit einem großzügigen Hilfsprogramm unterstützen. Überall, wo er in der westlichen Welt zu Vorträgen, bzw. Ehrungen immer wieder eingeladen wurde, nahm er die Gelegenheit wahr, einflussreiche Sponsoren für seine Projekte zu gewinnen.

Im Jahr 2007 klagte er plötzlich über ein eigenartiges Druckgefühl im Brustbereich. Robicsek hatte bisher nie in seinem Leben Probleme mit dem eigenen Herzen gehabt. Jetzt, im Alter von 82 Jahren, war er allerdings wenig überrascht, nun selbst auf der Patientenseite zu stehen. Eine notwendige Operation zeichnete sich ab. Sein Kommentar: *„Never stand between a dog and a tree!"* Zwei Tage später lag er auf dem Operationstisch des *Carolina Medical Center* und erhielt einen Dreifach-Bypass, eine Operation, die er an dieser Klinik selbst tausendfach durchgeführt hatte. Seine einzige Bedingung war gewesen, dass diese von einem Chirurgen durchgeführt werden solle, den er selbst ausgebildet hatte. Dies war sein ehemaliger Fellow Dr. Eric Skipper, jetzt selbst einer der leitenden Chirurgen der *Sanger Clinic*. Während die meisten Patienten nach einer derartigen Operation nach etwa drei bis sechs Wochen die Arbeit wieder aufnehmen, war Robicsek elf Tage später wieder in seinem Office. Fünf Wochen nach der Operation nahm er seine gewohnte Tätigkeit in Form von Reisen nach Zentralamerika und Europa wieder auf, um zugesagte medizinische Vorträge zu halten, Ehrungen zu empfangen und an medizinischen Konferenzen teilzunehmen.

Von der DGTHG war Francis Robicsek bereits 1993 als Ehrenmitglied aufgenommen worden. Zu bemerken ist, dass er noch 2019, im Alter von 94 Jahren, eine wissenschaftliche Publikation in der Fachzeitschrift dieser Gesellschaft veröffentlichen konnte, der er auch viele Jahre als Gutachter gedient hatte. Ehrungen erhielt er insgesamt von mehr als 20 wissenschaftlichen Gesellschaften und Organisationen auf der ganzen Welt. Als die nach seinen eigenen Worten für ihn selbst bedeutsamste Ehrung erhielt er 2017 vom *American College of Surgeons* den *„Surgical Humanitarian Award"*. Diese Auszeichnung geht an ausgewählte Chirurgen, die einen substanziellen Teil ihrer Karriere der Förderung chirurgischer Hilfe für unterprivilegierte Populationen gewidmet haben, ohne persönliche Entschädigung irgendeiner Art. Im April desselben Jahres wurde von der *Carolina Health Care Foundation* am *Sanger Heart & Vascular Institute* eine Stiftungsprofessur *„Francis Robicsek Endowed Chair in Cardiovascular Surgery"* eingerichtet.

Am 3. April 2020 verstarb Ferenc Robicsek im Alter von 94 Jahren nach seinem üblichen Espresso am Morgen akut im Kreis seiner Familie in seinem Haus in Charlotte, North Carolina. Bestattet werden wollte er so, wie er gelebt hatte: in seiner Operationskluft.

Nachbemerkung
Dieser Beitrag wurde von der Familie Robicsek gelesen, autorisiert und durch die Überlassung von privatem Bildmaterial unterstützt. Der Autor bedankt sich für die Genehmigung zu deren Veröffentlichung.

Alexander S. Nadas (1913–2000)

Obwohl völlig unterschiedlich hinsichtlich ihres Wesens, ihrer Herkunft sowie ihrer Entwicklung und Arbeitsweise wird in nahezu allen medizinhistorischen Darstellungen neben Helen Taussig immer Alexander Nadas als einer der wichtigsten Gründungsväter der pädiatrischen Kardiologie genannt.

Alexander Sandor Nadas (Abb. 1), geboren am 12. November 1913, aufgewachsen in einer künstlerisch orientierten Familie in Budapest, hat dort an der Semmelweis-Universität 1937 sein Medizinstudium erfolgreich abgeschlossen. Aufgrund der sich abzeichnenden politischen Entwicklung in Europa hatte er jedoch bereits 1935 einen Antrag auf ein Visum für die Immigration in die USA gestellt, wohin er auch am 2. Weihnachtsfeiertag 1938 mit Zwischenstationen in England und in der Schweiz aufbrach. In New York musste er 1939 mit dem ECFMG zunächst die auch noch heute erforderliche medizinische Zulassungsprüfung ablegen. In der Bibliothek, in der er sich vorbereitete, traf er auf die junge Bibliothekarin *Elizabeth McClearen*, „*a tall, slender, beautiful, blond, southern-voiced American girl, – and that was what I wanted!*" Zwei Jahre später wurde sie seine Frau, für 53 gemeinsame Jahre.

Obwohl er die Pädiatrie schon zu Hause in Ungarn überhaupt nicht geliebt hatte, führte ihn der Weg der ihm zugeordneten Stellen als Resident über Cleveland und Boston nach Detroit, wo er sich ironischerweise gerade diesem Fach mit Hingabe verschrieb. 1945 konnte er dort, an der Wayne State University, die zweite medizinische Abschlussprüfung in seinem Leben mit dem MD erfolgreich ablegen.

Während des Krieges war, allgemein unverstanden, einem bakteriologisch interessierten, sehr jungen Internisten Charles A. Janeway die Direktion des Children's

---

Dieser Beitrag ist eine aktualisierte Fassung des Kapitels: Ulmer HE (2019) Meister ihres Fachs: Alexander S. Nadas. In: Weil J, Kallfelz HC, Lindinger A, Schmaltz AA (Hrsg) Kinderkardiologie in Deutschland: 50 Jahre Deutsche Gesellschaft für Pädiatrische Kardiologie 1969–2019. Elsevier 2019, S. 342–343 (mit freundlicher Genehmigung des Elsevier Verlages). Der aktualisierte Beitrag erschien zuerst in der Zeitschrift für Herz-, Thorax- und Gefäßchirurgie 2022 36:198–199.

Abb. 1 Alexander
S. Nadas. (Aus Van Praagh
2012. © SAGE Journals,
mit freundlicher
Genehmigung)

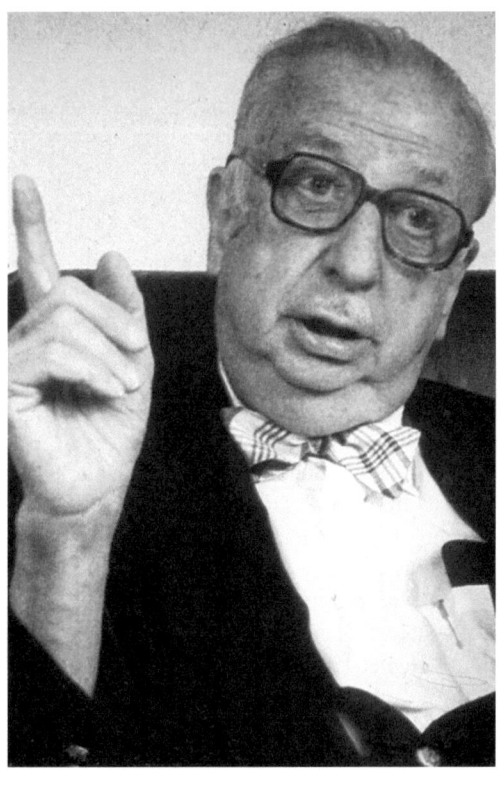

Hospital in Boston übertragen worden, was dort zu einer großen Unruhe geführt hatte. Hierhin wollte Alexander Nadas nicht zurück, sondern richtete sich in Greenfield, etwa 100 km westlich von Boston, eine kinderärztliche Praxis ein. Allerdings führte ihn sein Weg aus eigenem Antrieb über nahezu fünf Jahre, etwa zweimal im Monat, zu den Grand Rounds des Boston Children's Hospital. Der zunehmenden Bedeutung des Fachs Kardiologie folgend, fiel nun auch hier, wo der Chirurg Robert Gross 1938 mit der Ligatur eines persistierenden Ductus arteriosus die erste Operation eines angeborenen Herzfehlers durchgeführt hatte, der Entschluss, einen damals sog. *Cardiac Service* für Kinder einzurichten. Diese Aufgabe wurde Alexander Nadas angetragen, die dieser 1950 mit der Inbetriebnahme eines zunächst noch kleinen Bereichs auch in Angriff nahm.

Die Entwicklung dieser Abteilung erfolgte dann jedoch umso rascher und derart zielgerichtet, dass daraus am Ende der Ära Nadas, drei Jahrzehnte später, die größte und eine der renommiertesten Einrichtungen der Welt für pädiatrische Kardiologie geworden war. Heute sind dort mehr als 40 Kinderkardiologen in Vollzeit, über 40 klinische und Research Fellows aus der ganzen Welt an der Klinik direkt oder in dem zugehörigen wissenschaftlichen Forschungsbereich tätig. Die Ursache hierfür war zweifellos in der einzigartigen Persönlichkeit von Alexander Nadas zu finden. Neben seiner bemerkenswerten Selbstdisziplin war wohl sein bedeutendstes Talent die Fähigkeit, wichtige Entwicklungen frühzeitig zu erkennen, für deren Nutzung funktionsfähige Organisationsstrukturen zu schaffen, und vor allem für die erfolgreiche Realisierung die geeigneten Menschen zu finden und diese zu erfolgreichen Teams zusammenzuführen. Neben Abraham Rudolph, seinem ersten Fellow, ließ er weitere zu Spezialisten in der Elektrokardiografie, im Herzkatheter und in der Angiokardiographie, der Elektrophysiologie und in interventioneller Kardiologie ausbilden. Für die neu geschaffene Einrichtung einer speziellen kardiologischen Pathologie konnte er 1960 Richard und Stella van Praagh gewinnen. Im Scherz wurden diese neu geschaffenen Einrichtungen am Boston Children's Hospital gelegentlich auch als „Nadas Cardiology Enterprise" bezeichnet.

Sein großes eigenes Wissen über alle Bereiche der pädiatrischen Kardiologie fasste er 1956/1957 während eines Sabbaticals in Groningen in den Niederlanden in dem historischen Ein-Mann-Lehrbuch *Pediatric Cardiology* zusammen, einem kinderkardiologischen Standardwerk, das noch heute von seinen Nachfolgern der zweiten Generation unter seinem Namen als *NADAS' Pediatric Cardiology* immer wieder neu aufgelegt wird.

In den späten 1960ern hatte die Bostoner Gruppe deutlich gemacht, dass Kinder mit angeborenen Herzfehlern korrekt diagnostiziert und in einzelnen Fällen auch operativ behandelt werden konnten. Da dies in den anderen Neuenglandstaaten jedoch nicht überall möglich war, wurde von der National Health Care ein Programm gefördert, „*The Regional Infant Cardiac Program*", an dem sich die anderen Kliniken orientieren und beteiligen konnten. Die Erfahrungen mit diesem Programm und seinen Nachfolgern stellen noch heute in vielen Ländern ein Modell für überregionale Maßnahmen eines kinderkardiologischen Qualitätsmanagements dar.

In der Zusammenarbeit mit dem Chirurgen Aldo Castañeda, dem Nachfolger von Robert Gross, der die frühe Totalkorrektur angeborener Herzfehler bei Neugeborenen und jungen Säuglingen propagierte und vorantrieb, holte Nadas auch die Neonatologen und die Intensivmediziner nach dem sog. Konzept der gegenseitigen Ergänzung ins kardiologische Boot: „*We have to be allies in the general body of cardiology*". Zweifellos würde er heute, im Zeitalter der Erwachsenen mit angeborenen Herzfehlern, dies auch von den internistischen Kardiologen fordern.

Unabhängig von seinem aktiven Unternehmungsgeist war Alexander Nadas ein Arzt mit einem starken humanitären Hintergrund, der sich auch zu Fragen aus dem ethisch-moralischen Problemkreis äußerte: „*The ethic aspect of pediatric cardiology is what should precede and remain after the technical aspects have been mastered.*"

1984 verließ Alexander Sandor Nadas die Harvard-Universität in den Ruhestand. Die Harvard Medical School richtete zu seinen Ehren einen nach ihm benannten Lehrstuhl und eine regelmäßige Alexander Nadas Lecture ein. Er selbst nahm, mit vielen Ehren bedacht, weiterhin am lokalen und am internationalen wissenschaftlich-kardiologischen Leben teil.

Am Abend des 15. Mai 2000 verstarb Alexander Nadas im Alter von 86 Jahren im Schlaf in seinem Haus in Needham, MA. Wie sich herausstellte, war er mit einer bikuspiden Aortenklappe geboren worden und hatte damit zwei schwere Erkrankungen, wohl im Sinne einer Endokarditis, überstanden.

Literatur

Van Praagh R (2012) The Farber-Landing lecture: pediatric pathology – the clinician's „Open Sesame" and its importance in pediatric cardiology and cardiovascular surgery. Pediatr Dev Pathol 15(6):431–449. https://doi.org/10.2350/10-10-0924-OA.1

Michael E. DeBakey (1908–2008)

Die Möglichkeit, die Entwicklung des eigenen Fachgebiets über einen Zeitraum von nahezu 100 Jahren selbst mitzuerleben und zudem zu dessen Fortschritten Grundsätzliches beitragen zu können, war bisher nur wenigen Wissenschaftlern gegeben. Dies mag insbesondere für die Chirurgie gelten, v. a. für die Herz- und Gefäßchirurgie im Verlauf des letzten Jahrhunderts. An Erfolgen und Anerkennungen kann es einem solchen Menschen nicht mangeln. Umso schwieriger ist es dagegen, diesen Weg in seinem ganzen Umfang und seinen verschiedenen Aspekten nachzuzeichnen. Um einen solchen Fall handelt es sich bei dem Chirurgen Michael DeBakey.

Michael Ellis DeBakey (Abb. 1) wurde am 7. September 1908 in *Lake Charles, Louisiana*, geboren, - d. h. einen Monat, bevor Henry Ford sein erstes *Modell T* verkaufte. Michael war das erste von sechs Kindern einer libanesischen Immigrantenfamilie. Es gab noch einen jüngeren Bruder und vier nachfolgende Schwestern. Sein Bruder Ernest wandte sich später auch der Medizin zu und wurde ebenso wie Michael Allgemein- und Thoraxchirurg. Zwei seiner vier Schwestern, Loise und Selma, durchliefen ebenfalls eine akademische Ausbildung, allerdings im linguistischen Bereich. Als Professorinnen waren sie am *Baylor College of Medicine* später überwiegend für ihren ältesten Bruder Michael tätig und als akademische Stützen für dessen umfangreichen literarischen und bibliothekarischen Aufgaben eingesetzt.

Michael DeBakeys Eltern waren Immigranten aus dem Vorderen Orient. Sowohl die Familie des Vaters als auch die seiner Mutter *Raheeja* stammten zufälligerweise aus derselben kleinen Stadt *Jdeidet Marjeyoun,* heute im Süden des Libanon gelegen. Die beiden Familien standen dort allerdings in keiner Beziehung zueinander und kannten sich auch trotz der geringen Einwohnerzahl ihres gemeinsamen Heimatortes nicht. Die Sprache dieser ehemaligen griechisch-orthodoxen Exklave

---

Der Beitrag erschien zuerst in der Zeitschrift für Herz-, Thorax- und Gefäßchirurgie 2023 36:1–11

© Der/die Autor(en), exklusiv lizenziert an Springer-Verlag GmbH, DE, ein Teil von Springer Nature 2024
H. E. Ulmer, *Lebensbilder aus der Geschichte der Herzchirurgie*,
https://doi.org/10.1007/978-3-662-68919-6_14

Abb. 1 Michael Ellis DeBakey (1908–2008). (© Alamy, mit freundlicher Genehmigung)

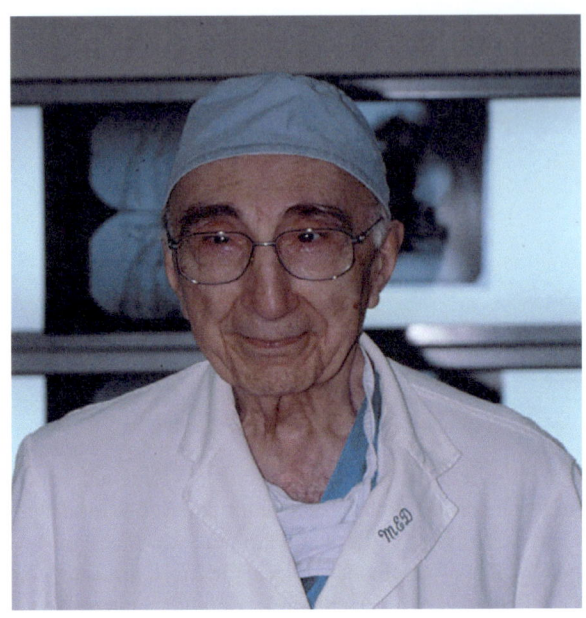

in der türkisch-osmanischen Umgebung war Französisch, und der Lebensstandard in der Region war hoch. Eine ständige Bedrohung bestand jedoch durch das religiös und kulturell islamisch ausgerichtete Umfeld. Daher beschloss Michaels Vater, *Shiker Dabaghi,* im Frühjahr 1901 als knapp Zwanzigjähriger, seine durchaus wohlhabende und angesehene Familie zu verlassen und in die USA auszuwandern. Nach einer anfänglichen Orientierung ließ er sich in Lake Charles, Louisiana, einer kleinen Stadt, geografisch in der Mitte zwischen New Orleans im Osten und Houston im westlichen Texas, nieder. Dort übernahm er zunächst einen kleinen, pharmazeutisch ausgerichteten Drugstore. Michaels Mutter, *Raheeja Zorba,* war mit ihren Eltern schon etwas früher, im Sommer 1898, in die USA gekommen und hier von dem Schwerpunkt der syrisch-libanesischen Kolonie in Iowa aufgenommen worden. Die beiden trafen sich das erste Mal 20 Jahre später bei einem „arrangierten" Familientreffen in Oklahoma und wurden dort 1907 miteinander verheiratet. *Shiker Dabaghi* hatte bereits zuvor seinen Namen in *Shiker Morris DeBakey* „anglisieren" lassen.

Das junge Paar zog nach *Lake Charles*. Ein Jahr später, im September 1908, kam *Michael Ellis DeBakey* zur Welt. Michaels Erziehung und die seiner fünf nachfolgenden Geschwister war stets fordernd, aber auch fördernd. Nächtlicher Schlaf von mehr als fünf Stunden wurde als Zeitverschwendung angesehen. Die Liebe zum Entdecken und zum Lernen mit Selbstdisziplin und Leidenschaft wurde aber von allen Kindern ihr ganzes Leben lang als selbstverständlich übernommen. Als Vierjähriger saß Michael stundenlang bei seiner Mutter, einer hervorragenden Näherin, und erlernte auf diese Weise das Nähen, sodass er bereits mit zehn Jahren sein eigenes Hemd herstellen konnte. Später nähte er die erste Dacron-Prothese, die er einem Menschen implantierte, eigenhändig mit der Nähmaschine seiner Frau. Noch vor der Einschulung zerlegte er in der Küche eine von seinem Vater geschossene Ente. Auf die Frage: „*Why did you do this?*" kam die Antwort: „*I was trying to find out how they fly!*" Noch vor der Schule brachte er sich selbst das Lesen bei. Von den Eltern kam später die Aufgabe für alle Kinder, jede Woche mindestens ein Buch aus der Leihbibliothek zu lesen. Dort entdeckte Michael nach den Kinderbüchern einen dickleibigen Band mit dem Titel „A". Nachdem er dieses Buch mit großem Interesse sozusagen „durchhatte", kaufte der Vater die Gesamtausgabe der „*Encyclopedia Britannica*", die Michael nach Angabe seiner Geschwister von Anfang bis Ende durchgelesen haben soll. Michaels Interessen waren vielseitig. So lernte er Saxophon spielen, womit er später, während seiner Studentenzeit, in einer Band Geld verdienen konnte. Er war aktiv bei den Pfadfindern, und er züchtete in dem großen Garten seines Vaters nebenbei Gemüse, mit dem er auch zahlreiche Preise bei ländlichen Ausstellungen gewinnen konnte.

Michaels Neigung zur Medizin entstand letztlich dadurch, dass er den Gesprächen der örtlichen Doktoren zuhörte, die bei seinem Vater die von ihnen benötigten Medikamente kauften und dabei nach heutigen Begriffen häufig ins „*Hang out*" und ins „*Chillen*" auf der Veranda vor dem Laden kamen. Einige von ihnen nahmen ihn dann auch mit in ihre Praxis, sodass es ihm auch in den Ferien nie an einem Job mangelte. „*I do not remember a time when I was uncertain of my future occupation.*"

Die Familie DeBakey integrierte sich in den nächsten Jahren in Lake Charles recht erfolgreich. Aus dem ersten Drugstore war inzwischen eine ganze Kette geworden und ein ertragreiches Immobiliengeschäft hinzugekommen. Mit dem Ende des I. Weltkriegs in Europa war auch die osmanische Herrschaft über den Libanon zu Ende gegangen, und Vater Shiker beschloss, mit der ganzen Familie eine Reise in die alte Heimat zu unternehmen. Diese Reise war über eine Dauer von sechs Monaten geplant. Sie sollte nach der Ozeanüberquerung mit dem eigenen großen Luxusauto der Familie bestritten werden und dabei alle großen Länder Europas durchqueren. Der Aufbruch aus Lake Charles war am 1. April 1921. Um nicht all seinen Freunden einzeln Briefe über den Verlauf der Reise schreiben zu müssen, hatte der 12-jährige Michael mit der Lokalzeitung von Lake Charles vereinbart, jede Woche einen Bericht zu schreiben, der dann in der jeweiligen Wochenendausgabe als Reisebericht veröffentlicht werden könne, was dann auch so geschah. Die ganze Reise und der Empfang in der alten Heimat der Familie waren ein großes Erlebnis für alle. Michael konnte seinen 13. Geburtstag im September im Libanon feiern. Trotz der Kürze der Zeit eignete er sich die Grundzüge der arabischen Sprache an. Wie ursprünglich geplant, war die Familie am 19. Oktober wieder zurück in Lake Charles.

Bis 1926 besuchte Michael die *Lake Charles High School*. Aufgrund seiner hervorragenden Leistungen empfahlen ihm seine Lehrer ein naturwissenschaftliches Studium an einer der berühmten Universitäten der sog. *Ivy League* im Nordosten der USA. Dies war aber weder im Sinne der Familie, die den noch nicht 18-Jährigen weiter in ihrer Nähe haben wollte, noch in Michaels Interesse, das bereits fest auf die Medizin ausgerichtet war. So fiel die Wahl auf die *Tulane University* in New Orleans, nur etwa 200 Meilen östlich von Lake Charles gelegen. Die *Medical School of Tulane* hatte einen guten Ruf und wurde gelegentlich auch als das

„*Harvard der Südstaaten*" bezeichnet. Zudem lebten in New Orleans etliche Freunde und Geschäftspartner der Familie. Als Michael im September 1926 zum Beginn seiner vorklinischen Kurse dort ankam, wusste er allerdings noch nicht, dass er diese Stadt für die nächsten 22 Jahre seine Heimat nennen würde.

Bereits nach zwei anstatt nach vier Jahren hatte er im College die formalen Voraussetzungen erreicht, ein medizinisches Studium an der *Medical School* zu beginnen. Zwei Jahre später, am 28. September 1932, schloss er die Medical School mit der üblichen Qualifikation eines *Medical Doctor (MD)* erfolgreich ab. Zu diesem Zeitpunkt war Michael DeBakey 23 Jahre alt.

Die Zusage für eine *Internship* ab Sommer 1932 am *Charity Hospital*, einem der zwei damaligen *Teaching Hospitals* der *Tulane University,* hatte er sich bereits zuvor gesichert. *Rudolph Matas*, der ehemalige *Chairman* des *Department of Surgery* in der mit 1700 Betten damals zweitgrößten Klinik der USA, sah vom Fenster seines Arbeitszimmers aus mehrmals in der Woche einen Studenten mit jeweils mehreren Büchern aus der Unibibliothek kommen. Das offensichtliche Interesse an medizinischer Literatur, das damals für die mehr praktisch orientierte Chirurgie noch eher ungewohnt war, führte zunächst zu einem interessierten Gespräch zwischen den Generationen und danach zu einer lebenslangen Beziehung trotz des großen Altersunterschieds. Sie erweiterte sich bald um den Nachfolger von Matas, den aktuell amtierenden Leiter der Chirurgie des Charity Hospital, *Alton Ochsner.* Diese Verbindung zu Ochsner, einem damals hoch renommierten Chirurgen und einem der Väter der Gefäßchirurgie, wuchs sich im Lauf der Zeit zu einer fachlichen und menschlichen Vater-Sohn-Beziehung aus, die Michael DeBakey sein ganzes Leben lang intensiv prägen sollte.

Ein besonderes Talent für den Einsatz spezieller mechanischer Instrumente in der Medizin zeigte sich bei Michael erstmals 1932 noch im klinischen Abschnitt der Medical School. Anstatt die in der Chirurgie zwar nicht seltenen, dafür aber zeitraubenden Bluttransfusionen zu überwachen, entwickelte Michael zusammen mit seinem Studienkollegen *Bill Gillentine* eine mechanische Pumpenspritze, mit der der zeitraubende Transfusionsvorgang um mehr als die Hälfte der Zeit verkürzt werden konnte. Diese Pumpenspritze, deren Bauplan er später, im März 1933, im *American Journal of Surgery* veröffentlichen konnte, hatte zwar in den Kliniken umgehend großen Erfolg, brachte jedoch den beiden Erfindern durch ungeschickte Verträge mit der Industrie letzten Enden so gut wie keinen Cent Gewinn ein. Die Geschichte mit der Pumpenspritze war aber noch nicht zu Ende geschrieben! Ein Laborkollege, der sich mit den Qualitäten arterieller Pulswellen beschäftigte, zeigte großes Interesse an einer Pumpe, die einen variablen, pulsatilen Fluss erzeugen konnte. Michael erinnerte sich an einen Artikel, der im frühen 19. Jahrhundert erschienen war. Damals war ein gerade entwickeltes Material, Gummi, zwar für einen ganz anderen Zweck eingesetzt worden, eignete sich aber theoretisch auch als kompressibler Gefäßersatz. In Verbindung mit mehreren drehbaren Rollerrädchen war nach etwa einem Jahr experimenteller Arbeit die „Rollerpumpe" entstanden. DeBakey wusste zwar zu dieser Zeit nicht, was er selbst mit dieser Blutpumpe anfangen sollte, aber etwas später traf er auf einem Kongress mit *John Gibbon*, einem jungen *Resident* am *Massachusetts General Hospital* zusammen, der an der Entwicklung einer Herz-Lungen-Maschine arbeitete und u. a. Probleme mit der einzusetzenden Pumpe zum Transport des Blutes hatte. Gibbon zeigte DeBakey seine bisherigen Maschinen und erklärte ihm: *„You know, the problem is the pump!"* Michael meinte dazu: *„I have a pump at home you might be able to use"*. Er schickte eine seiner Pumpen nach Boston, Gibbon setzte sie in seine Maschine ein, und das Grundmodell der *„DeBakey-roller pump"* für die Herz-Lungen-Maschine war geboren. Sie findet sich noch heute, prinzipiell unverändert, in den meisten Herz-Lungen-Maschinen.

Am 1. Juli 1932 begann DeBakey den ersten Abschnitt seiner *Internship* am *Charity Hospital*, wo er ein Jahr später in die akademische Arbeitsgruppe seines Mentors Alton Ochsner aufgenommen wurde. So konnte er neben einer breiten allgemeinchirurgischen Ausbildung auch den von ihm angestrebten akademischen Teil mit der Erlangung des Titels eines *Masters of Surgery (MS)* verfolgen. Diesen bekam er 1935 mit einer Arbeit über *„Peptic ulcerations"*, die jedoch erst im Februar 1937 in den *Archives of Surgery* publiziert wurde. Bis dahin veröffentlichte er aber 15 weitere Artikel aus verschiedenen allgemeinchirurgischen Bereichen, von „Transfusion bis Tetanus". Hervorzuheben ist die Co-Autorenschaft mit Alton Ochsner bei einem später international renommierten Buch über „Leberabszesse". Noch während seiner Zeit als *Surgical trainee* wurde er von Ochsner zu seinem Ersten Mitarbeiter und zum *senior resident* ernannt. Es war auch primär Ochsners Vorstellung, dass DeBakey auf diesem Stand seiner chirurgischen Ausbildung Erfahrungen im internationalen Ausland sammeln sollte. Dies war, wie bei Ochsner selbst in den frühen 1920er-Jahren, am besten in Europa, an den klassischen Universitäten z. B. in Frankreich und Deutschland möglich.

Trotz seines ausgeprägten Interesses an chirurgischen Aktivitäten ging auch an dem inzwischen 26-jährigen Michael DeBakey ein natürlicher, privater Lebensbereich nicht vorbei. Im Frühjahr 1934 begegnete er beim Besuch seiner persönlichen Patienten im Charity Hospital immer wieder der 25-jährigen Stationsschwester *Diane Cooper*, dort *„Dolly Belle"* genannt. Bald merkte Michael, dass er immer weniger seiner Patienten wegen, als der attraktiven, brünetten Diana zuliebe das untere Stockwerk besuchte. Aus der zunächst noch mehr beruflichen Beziehung entwickelte sich, zwar langsam, aber immer mehr, auch ein liebevolles persönliches Verhältnis, welches nach Michaels Art aber immer noch als sehr praktisch angesehen werden konnte: *„So I was lucky to have it all under one roof after I met Diana: my work and my social life were both at Charity Hospital."*

Im April 1935 erhielt Ochsner von *Prof. René Leriche*, dem damals führenden Chirurgen Frankreichs und einem der frühen Pioniere der Gefäßchirurgie, eine Zusage für seinen Protegé Michael DeBakey, eine Trainingsperiode an der Chirurgischen Universitätsklinik in Straßburg zu verbringen. Nur kurz danach folgte auch eine Zusage von Prof. Martin Kirschner, dem Leiter der Chirurgischen Universitätsklinik Heidelberg und damaligen Präsidenten der Deutschen Gesellschaft für Chirurgie, für ein unmittelbar anschließendes Gastpraktikum. Da keiner der zugesagten Aufenthalte mit einem Stipendium verknüpft war, übernahm Michaels Vater Shiker die anfallenden Kosten. Einzelheiten über die geplanten Projekte übermittelte Michael Diana erst kurz vor der Anreise zu dem Schiff, das ihn nach Europa bringen sollte, verbunden mit der Bitte „... *doch auf ihn zu warten!* " Am 23. August 1935 kam er in Le Havre an. Schon vom Deck aus konnte er Diana auf der Pier erkennen, die zu seiner großen Überraschung dort auf ihn wartete. Sie hatte sich zuvor, ohne sein Wissen, am *American Hospital* in Paris-Neuilly eine Stelle besorgt, allerdings ohne ein Wort französisch zu sprechen. Das Paar fuhr umgehend nach Paris, wo ihr Michael ein wenig die Stadt zeigen konnte, die er als 12-jähriger bei der Familienreise bereits besucht hatte. Am 7. September feierte er mit Diana seinen 27. Geburtstag in Paris.

DeBakeys Beginn bei Leriche in Straßburg Ende 1935 als „*assistant étranger*" entsprach dem eines „*first assistant*" in Tulane. Als Leriche Michaels Fähigkeiten erkannte, nahm er ihn umgehend als seinen persönlichen Assistenten in den OP. Die Routine der Klinik war im Ganzen weniger anspruchsvoll als das, was DeBakey von Tulane her kannte. Leriche selbst war allerdings ein hervorragender Operateur, v. a. bei seinen Spezialoperationen wie z. B. der lumbalen Sympathektomie, die Michael bald beherrschen und schätzen lernte. Schnell war die Beziehung der beiden Männer fachlich und v. a. menschlich sehr eng. Der empathische Umgang mit Patienten, die persönliche Kultur und die Freude an gutem Essen erinnerten Michael stark an Alton Ochsner, der diese Erfahrung 20 Jahre vor ihm in Europa hatte machen dürfen. An einem der wenigen Wochenenden, die Michael in Paris mit Diana verbringen konnte, quoll er über mit Erzählungen über Straßburg, Leriche und die wundervolle Chirurgie, die er dort lernen konnte. Nachdem sie dies während eines Spaziergangs in den Tuilerien einen ganzen Nachmittag ertragen hatte, brachte sie mit geschwollenem Hals heraus: „*Now listen. It's time for you to forget about that now. Stop thinking exclusively about surgery. You're with me now, not Leriche, and I want to have a good time.*" An diesem Abend fiel der Entschluss zu heiraten, sofort nach der Rückkehr nach New Orleans.

DeBakey beendete seine Zeit als Trainee bei Leriche in Straßburg Ende April 1936 und beschloss, trotz der politisch bereits als problematisch erkennbaren Verhältnisse, seinen Plan, nach *Heidelberg* zu *Kirschner* zu gehen, dennoch durchzuführen, wenngleich auch in verkürzter Form. Auch Ochsner bestärkte ihn darin und bezeichnete Kirschner als einen der besten und innovativsten Chirurgen seiner Zeit. So hatte dieser z. B. als Erster eine erfolgreiche pulmonalarterielle Embolektomie durchgeführt. Der Beginn in Heidelberg im Mai 1936 brachte DeBakey jedoch in eine völlig andere Welt als zuvor in Straßburg. Kirschner zeigte bald seine preußische, nahezu militärische Persönlichkeitsstruktur. Der Unterschied zu Leriche hätte größer nicht sein können. Es dauerte allerdings nur etwa sechs Wochen, bis DeBakey sich so weitgehend mit der deutschen Sprache vertraut gemacht hatte, dass er in der Klinik als Assistent voll eingesetzt werden konnte. Eine andere Neuerung, die er zuvor nicht gekannt hatte, war der Einsatz von Musik in der Klinik: Mozart im OP, Marschmusik bei der Rehabilitation! Während Kirschner ihn zunächst kaum beachtete, fand DeBakey rasch guten Kontakt zu dessen Oberärzten, u. a. *Fritz Linder* und *Rudolph Zenker*. Bei anderen ärztlichen Kollegen war der nahende nationalsozialistische Einfluss dagegen bereits deutlich fühlbar. Während seiner Zeit in Heidelberg erhielt seine Rollerpumpe für Bluttransfusionen in den USA gerade ihr Patent und wurde schon bald in großer Zahl in alle Welt verkauft. Der Hersteller, die

Aloe Company in St. Louis, Missouri, schickte ihm zwei Exemplare, die er der Heidelberger und Straßburger Klinik schenkte, womit er sich dort sehr populär machte. Chirurgisch kam DeBakey Kirschner selbst nur wenig nahe, dafür jedoch dem aufsteigenden Fritz Linder. DeBakey plante seine Rückkehr nach New Orleans für August 1936. Zuvor wollte er aber unbedingt die Chirurgische Klinik in Berlin mit deren weltberühmtem Chef *Prof. Ferdinand Sauerbruch* besuchen. Mit Empfehlungsschreiben von Ochsner, Leriche und Kirschner versehen, wurde er zu seinem Erstaunen in Berlin von Sauerbruch bereits erwartet, herzlich begrüßt und sofort in den OP zur Demonstration mehrerer Operationen mitgenommen. Sauerbruch war die Zugewandtheit in Person und hinterließ einen großen Eindruck bei DeBakey.

Auch in späteren Jahren blieb die Beziehung DeBakeys zu Deutschland erhalten, u. a. als eingetragener Alumnus der Universität Heidelberg. 1968 wurde er von dem inzwischen zum Ordinarius der Heidelberger Chirurgischen Universitätsklinik gewordenen Prof. Fritz Linder als Gastprofessor zum 600-jährigen Jubiläum der Universität eingeladen, an dem er auch aktiv teilnahm. 1977 heiratete Michael DeBakey seine zweite Frau Katrin, eine deutsche Filmschauspielerin, in Hamburg. 1992 erhielt er neben zahlreichen anderen Ehrungen auch das Große Verdienstkreuz der Bundesrepublik Deutschland.

Einen Tag nach dem kurzen Besuch in Berlin befanden sich Michael und Diana auf der SS Bremen zurück in die USA, wo sie am 4. September 1936 in New York ankamen. DeBakey konnte in New Orleans am *Charity Hospital* seine ehemalige Stelle zum 1. November wieder antreten. Zuvor galt es jedoch, ein Versprechen einzulösen. Am 12. Oktober 1936 heirateten Michael und Diana in Dayton, Kentucky, dem Wohnort von Dianas Vater, der seine Familie in deren erstem Lebensjahr verlassen hatte. Schon im Juli, noch aus Europa, hatte sich Michael bei seinen eigenen Eltern in einem Brief die Erlaubnis eingeholt, Diana heiraten zu dürfen, obwohl diese bereits seit Längerem eine andere junge Frau aus der alten Heimat für ihn ausgesucht hatten. Ein Honeymoon fiel allerdings für die beiden aus, da Michael bereits ein paar Tage nach der Hochzeit seinen alten und neuen Chef, nun jedoch in der Position eines *Associate Professor*, vertreten musste, weil dieser nun selbst wieder einmal eine längere Reise nach Europa antreten wollte. Michael und Diana waren bis zu Dianas tragischem Tod 1972 über 36 Jahre miteinander verheiratet. Sie hatten vier Kinder: *Michael Maurice (30.07.1939), Ernest Ochsner (06.01.1945), Barry Edward (12.04.1946) und Denis Alton (18.12.1948),* deren mittlerer Name sich jeweils von DeBakeys verschiedenen Mentoren, Lehrern oder Freunden ableiten lässt. Eben aus Europa zurückgekommen, bewohnte die junge Familie Alton Ochsners vorübergehend verwaistes Haus. Später bezogen sie ein nur wenig entferntes eigenes. Auch im *Charity Hospital* hatte DeBakey eine besondere Rolle zu spielen. Einerseits leitete er in Abwesenheit Ochsners die Klinik, andererseits musste er sich auch noch auf seine eigene Zertifikation bei dem Anfang 1937 neu gegründeten *American Board of Surgery (ABS)* vorbereiten. Bei der praktischen Prüfung am 15. November 1939 in *Atlanta* wurde ihm ein Patient mit einem subphrenischen Abszess vorgestellt. Die Prüfung war jedoch nach zwei Minuten beendet: „*This young man knows more about the subject than we do!*" Einer der Prüfer hatte den gerade zwei Wochen zuvor erschienenen Artikel von Ochsner und DeBakey gelesen.

Wissenschaftlich ergänzten die beiden Chirurgen sich bestens. Gemeinsam erschienen etliche Artikel aus den verschiedensten Bereichen. Neben den zahlreichen abdominellen Operationen stieg in auffallender Weise die Zahl der thorakalen Eingriffe an der Lunge. Vor 1930 war ein Lungenkarzinom eine Seltenheit gewesen, dies begann sich jedoch langsam aber stetig zu ändern. Im April 1939 führte Ochsner am Charity Hospital die erste Pneumonektomie wegen eines Lungenkrebses durch, Ende 1939 berichtete man bereits über 89 Fälle. In Bezug auf die Ursache spekulierten Ochsner und DeBakey auf den in demselben Zeitraum gleichzeitigen erheblichen Anstieg des Zigarettenkonsums und der Lungenkarzinome. Mit dieser Ansicht stießen sie jedoch in der amerikanischen Ärzteschaft auf heftigen Widerstand. Zu dieser Zeit waren die meisten Ärzte noch selbst starke Raucher. Mit einer ständig steigenden Zahl von Patienten sowie zuletzt durch eine Erweiterung seiner Fachbereiche gewann das *Charity Hospital* zunehmend an Bedeutung. Am 8. Oktober 1939 wurde Michael DeBakey zum *Assistant Professor of Surgery* an der *Tulane University School of Medicine* ernannt.

Am 12. Dezember 1941, wenige Tage nach Pearl Harbour, traten die USA in den II. Weltkrieg ein. Gegen Widerstände aus der Klinik meldete sich DeBakey am 24. September 1942 freiwillig in die Army. Aber anstatt als Chirurg praktisch tätig werden zu können, erreicht ihn ein Ruf aus Washington. *Colonel Fred Ranking*, bei dem er drei Jahre zuvor die kurze ABS-Prüfung in Atlanta abgelegt hatte, war als *Chief Surgeon Consultant of the Army* im engsten Kreis der Berater der Regierung. Er erinnerte sich offensichtlich an seinen ehemaligen Prüfling und beorderte ihn umgehend in seine medizinische Beraterriege nach Washington. Ohne große kriegsmedizinische Erfahrung wurde Michael DeBakey zum Herausgeber von *„Health"*, der Fachzeitschrift für Militärärzte. Dadurch verbrachte er viel Zeit in der großen, bestens bestückten, aber vernachlässigten *Army Medical Library* in Washington. Nach dem Krieg gelang es ihm, durch einen Beschluss des US-Präsidenten aus ihr die *„United States National Library of Medicine"*, die größte medizinische Bibliothek der Welt, zu machen. Im weiteren Verlauf des Krieges war er an der Planung, Strukturierung und der Realisierung medizinischer Einrichtungen entscheidend beteiligt, die weit über den Krieg hinaus von Bedeutung waren: so z. B. die *Mobile Army Surgical Hospitals (MASH)*, die unmittelbar hinter der Frontlinie arbeiteten, oder die *Veteran Affairs (VA) Medical Systems* und die *Medical Follow-Up Agency (MFUA)* zur Langzeitversorgung der im Krieg verwundeten Soldaten und deren Familien. DeBakey verließ die Army im Herbst 1946 und kehrte nach Tulane zurück. Durch die von ihm erfolgreich initiierten Projekte blieb er zeitlebens fest in das medizinische Beraterteam in Washington eingebunden. Dies verschaffte ihm ein großes Netzwerk wichtiger Kontakte. Ende 1945 wurde ihm der *Legion of Merit Award* der US Army verliehen.

Trotz verschiedener Anfragen mehrerer angesehener Medical Schools, u. a. aus *Harvard* in *Boston,* wollte DeBakey in New Orleans bleiben, hätte er nicht 1948 ein Angebot eines bis dahin eher als drittrangig angesehenen *Medical College* in *Houston, Texas,* bekommen. Der Staat Texas hatte 1944 beschlossen, das *Baylor University College of Medicine* (BUCM) zum Zentrum einer neuen, großen medizinischen Einrichtung für den ganzen Staat zu machen, dem *Texas Medical Center*

(TMC). Als im Juni 1948 die Anfrage an Michael DeBakey kam, die *Chairmanship of the Department for Surgery* dieses zukünftigen TMC zu übernehmen, bestand dieses noch aus Bauland und einer einzigen gepflasterten Straße. Das Medical College hatte kein der Universität fest zugeordnetes Hospital. Die Chirurgie wurde in der Regel in einer der in Houston vorhandenen Kliniken und meist von nicht zertifizierten Allgemeinärzten betrieben. Während DeBakey überwiegend skeptisch war, riet ihm sein Mentor Alton Ochsner, angesichts der Möglichkeit im reichen Texas eigene Vorstellungen verwirklichen zu können, eher zu. Auch von William Longmire, der kurz zuvor in Los Angeles vor einer vergleichbaren Situation gestanden hatte, kam Zuspruch. Ochsner sagte ihm zu, im Bedarfsfall jederzeit wieder zurückkommen zu können. So nahm Michael DeBakey am 14. Juli 1948 den Ruf nach Houston zum 1. Oktober des Jahres an. Anfang Dezember zog die Familie DeBakey um. Am 18. Dezember kam dort der vierte Sohn Denis Alton zur Welt.

Entgegen den Vereinbarungen waren aber die Kliniken in Houston noch lange nicht bereit, sich mit ihren chirurgischen Abteilungen dem *Baylor University College of Medicine (BUMC)* oder dem geplanten *Texas Medical Center (TMC)* zuordnen zu lassen, und DeBakey äußerte tatsächlich die Absicht, an die *Tulane University* zurückzukehren. Aber es eröffneten sich zunächst noch andere Wege. Houstons *Navy Hospital* wurde von Washington der VA-Administration zugeordnet, und der *VA-Chief Medical Director*, ein guter Bekannter DeBakeys, suchte geradezu die Vereinigung. Durch die bald erkennbare Steigerung der chirurgischen Qualität in dieser Klinik suchten mehr und mehr Patienten diese Klinik auf, und Residents erhielten hier eine wesentlich bessere Ausbildung, sodass auch daran kein Mangel war. Noch innerhalb des ersten Jahres schlossen sich auch die anderen Kliniken Houstons, z. B. das *Houston Methodist Hospital,* dieser Vereinigung an, die sich zum größten Teaching Hospital des späteren *Texas Medical Center (TMC)* entwickeln sollte. Auf dieser weitgehend selbst geschaffenen Basis gelang es Michael DeBakey dann, während der nächsten Dekade in Houston sowohl die *Baylor University Medical School*, einen neu eingerichteten *Surgical Research Pool* und das *Department of Surgery* kontinuierlich auf einen akademisch hochwertigen und klinisch attraktiven Stand zu bringen. Wie alle kardiovaskulären Chirurgen der ersten Generation war er dafür ausgebildet, sowohl abdominelle als auch thorakale Prozeduren auszuführen, aber keine Operationen am Herzen oder an den großen intrathorakalen Gefäßen vorzunehmen.

DeBakeys wissenschaftliches Interesse war seit der Zeit bei Leriche primär auf Erkrankungen der großen Arterien ausgerichtet. Daher beschäftigte er sich zu Beginn der 1950er-Jahre mit der Klassifizierung der arteriosklerotischen aortalen Gefäßerkrankungen hinsichtlich ihrer Charakteristik und ihres Erscheinungsbildes sowie mit den Möglichkeiten einer gezielteren Diagnostik und einer evtl. chirurgischen Behandlung. Vor 1952 war die Isthmus-Stenose die einzige Erkrankung der Aorta gewesen, die operativ angegangen werden konnte. Daher führte damals ein fusiformes Aneurysma durch die zwangsläufig folgende Ruptur oder Dissektion unvermeidlich zum Tod. Während Aneurysmen peripherer Arterien bereits vereinzelt, meist durch Teilresektion, chirurgisch behandelt wurden, schien dies für intrathorakale Arterien bis dahin nicht realisierbar. Ermutigt durch seine thoraxchirurgische Erfahrung und die Möglichkeit, nach Absprache mit den Pathologen diejenigen Obduktionen für sie eigenhändig durchzuführen, bei denen möglicherweise noch eine frische Aorta als Homograft zu gewinnen war, kam er an das Material für evtl. Implantationen heran. 1948 hatte Robert Gross in Boston bereits in ausgesuchten Einzelfällen versucht, nach der Resektion kurzstreckiger Isthmus-Stenosen das fehlende Stück Aorta durch kurze Homografts zu ersetzen, diese Methode jedoch wegen mangelndem Erfolg bald wieder aufgegeben. Dennoch war die Technik damit geboren, und es wurde nach tierexperimentellen Studien von DeBakey versucht, sie bei Aortenerkrankungen von Erwachsenen anzuwenden.

Am 6. November 1952 wurde in Houston erstmals ein abdominelles Bauchaortenaneurysma, das sich von unterhalb der Nierenarterien bis über die Bifurkation erstreckte, reseziert und in 57 min durch ein frisches Aorten-Homograft ersetzt. Von da an ging es Zug um Zug: 1953 erste OP eines Aneurysmas der deszendierenden Aorta im thorakalen Bereich, 1954 erste OP eines Aneurysmas der aszendierenden Aorta mit Einsatz der erst kurz zuvor freigegebenen Gibbon-Herz-Lungen-Maschine sowie ein Ersatz des gesamten Aortenbogens bei einem anderen Patienten. Die erste Operation eines bereits dissezierten Aortenaneurysmas fand dann Mitte 1954 statt, am 15. Oktober 1955 die Resektion eines Aortenaneurysmas mit Begin im thorakalen Bereich und bis tief in die abdominelle Region reichend. Bei dem ständig steigenden Bedarf an frischen Homografts stand aber nicht jederzeit für jeden Fall ein Präparat mit individuell geeigneten Größenverhältnissen oder den benötigten Abgangsgefäßen zur Verfügung. So suchte DeBakey von Anfang an nach einer allzeit verfügbaren Alternative aus nichtbiologischem Material. Sein ursprünglicher Plan, hierfür Nylon zu verwenden, scheiterte, da das lokale Kaufhaus zu dieser Zeit gerade kein Nylon zur Verfügung hatte. Als Ersatz bot ihm die Verkäuferin „… ein ganz neues, wunderbares Material" an, das „*Dacron*" hieß. So nahm DeBakey notgedrungen davon einige Stücke mit und nähte zu Hause, wie er es von seiner Mutter gelernt hatte, mit der Nähmaschine seiner Frau eigenhändig die Ränder eines der Stücke zu einem Rohr zusammen (Abb. 2). Tierexperimentell stellte diese Prothese sich als funktionsfähig und körperverträglich heraus und belegte sich sogar innerlich und äußerlich mit einer dünnen Schicht aus körpereigenem Gewebe. Nach DeBakeys eigenen Worten war damit seine aus seiner Sicht wichtigste eigene chirurgische Innovation entstanden: „*the Dacron vascular graft*". Am 2. September 1954 wurde erstmals eine Dacron-Prothese als Gefäßersatz in einen Menschen implantiert. Der Patient überlebte 13 Jahre komplikationslos, spätere Patienten mehr als 25 Jahre. 1963 erhielt Michael DeBakey dafür den „*Lasker Award for Clinical Medical Research*", der in den USA nach dem Nobelpreis die höchste Ehrung für einen wissenschaftlichen Mediziner darstellt.

Die Anfangsjahre in Houston verlangten Michael DeBakey harte Anstrengungen ab, sowohl in der eigenen chirurgischen Aktivität, aber auch als erfolgreicher Organisator und überzeugender Erneuerer der Strukturen der Administration. Er schlief wenig, was er gewohnt war, und verbrachte die meiste Zeit seines Lebens in der Klinik oder der Medical School. Dafür war der wachsende Erfolg im klinischen und im akademischen Bereich der *Baylor University* aber auch nicht mehr zu übersehen. 1954 wurden in den zu Baylor zählenden chirurgischen Kliniken 1700 Patienten

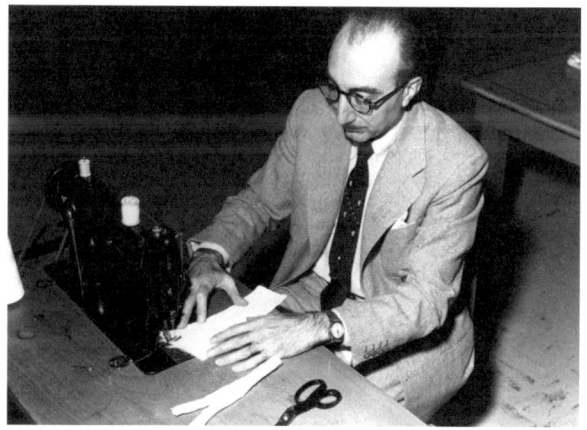

Abb. 2 DeBakey beim Nähen einer Dacron-Prothese an der Nähmaschine seiner Frau. (Aus The Baylor Line 1955. © National Library of Medicine/Baylor Colege of Medicine Archives, mit freundlicher Genehmigung)

operiert. Das war ein Plus von 60 % gegenüber 1948, d. h. von vor der Zeit DeBakeys. Kein Problem war der Gewinn hoch qualifizierter Mitarbeiter aus angesehenen anderen Universitäten des Landes. So stellte DeBakey am 11. Juni 1951 auch *Denton A. Cooley* ein, zunächst als *Instructor of Surgery*. Kurze Zeit später wurde dieser *Associate Professor of Surgery,* wobei sein Zimmer direkt neben dem DeBakeys lag. Cooley war bezüglich seiner Herkunft ein absoluter *„Houston Native"* aus einer der ältesten und angesehensten Familien der Stadt. Er hatte gerade seine chirurgische Ausbildung am *Johns Hopkins Hospital in Baltimore* unter *Alfred Blalock* abgeschlossen.

Cooley war hoch talentiert, und seitdem er als Resident an der ersten *„Blue baby operation"* mit Alfred Blalock hatte teilnehmen dürfen, auch stark interessiert an der Entwicklung der chirurgischen Behandlung angeborener Herzfehler. Wie DeBakey war er ein *„workaholic"*, allerdings bisher an eine andere *„leadership"* gewöhnt. So wird die Anekdote erzählt*: „When Denton came to the hospital for the first time, he had a set of golf clubs in his car. Dr. DeBakey saw them and said to him, ‚get rid of those things son, you're not going to need them while you are here'."* Im Team mit DeBakey am OP-Tisch zu stehen, war trotz des immensen Lerneffekts bei keinem der Assistenten eine begehrte Angelegenheit: *„He could be sweet as drippy honey when it came to patients and medical students, but could be brutal with surgical residents. I guess he was trying to make us though."* DeBakey: *„I have little tolerance for incompetence, sloppy thinking, and laziness."* Wenn ein Assistent den von ihm gewünschten hohen Standard nicht erfüllte, so zögerte er nicht, ihn wie einen Schuljungen abzukanzeln und aus dem OP zu schicken. Cooleys chirurgische Fähigkeiten hatte DeBakey aber sofort erkannt. Zusätzlich zu dessen Pflichtprogramm holte er ihn daher auch immer zu seinen Erstoperationen als Ersten Assistenten an den Tisch, z. B. bei den immer komplexer werdenden Korrekturen von Aortenaneurysmen. Ausgenommen von den sich in idealerweise ergänzenden manuellen Fertigkeiten waren jedoch die unterschiedlichen Temperamente und Lebenseinstellungen der beiden Männer, obwohl das Schicksal es fügte, dass sie fast 20 Jahre erfolgreich miteinander arbeiteten. DeBakey wurde intern als ein *„brainiac"* bezeichnet, ein unermüdlicher Arbeiter, begabter Organisator und Visionär mit gut ausbalanciertem „Blick von oben". Cooley dagegen war ein „*doer*" mit perfektionierten chirurgischen Techniken, die er mit großem Geschick und schneller Hand einsetzte, indem er, wie ein Simultanschachspieler, von Tisch zu Tisch bzw. von einer vorbereiteten Operation zur nächsten eilte, sollten diese auch noch so unterschiedlicher Natur sein.

In den 1960er-Jahren kam es, nicht zuletzt aufgrund der Entwicklung einer brauchbaren Herz-Lungen-Maschine, zu einer umfangreichen Erweiterung der Möglichkeiten und Ziele in der Herzchirurgie. Für den Bereich der angeborenen Herzfehler hatte DeBakey in erster Linie Denton Cooley vorgesehen. Er selbst interessierte sich mehr für Forschungen auf dem Gebiet eines mechanischen Herzersatzes, etwa in Form der heutigen *Ventricular Assist Devices (VAD)*, bzw. eines temporär implantierbaren künstlichen Herzens. In die die Zukunft der Herzchirurgie bestimmenden Bereich der aortokoronaren Bypass-Chirurgie gelangte DeBakeys Klinik mehr oder weniger zwangsläufig. Im November 1964 wurde DeBakey ein 42 Jahre alter Trucker mit schweren Angina-pectoris-Beschwerden vorgestellt. Nach einer ausführlichen kardiologischen Untersuchung wurde er als chirurgisch nicht angehbar bezeichnet und mit einer medikamentösen Therapie nach Hause geschickt. Wegen anhaltender Schmerzen und zunehmender Herzinsuffizienz wurde *Heriberto Hernandez* wenige Wochen später erneut ins *Baylor Hospital* eingeliefert. DeBakey war an diesem Tag nicht in Houston, sondern wegen politischer Aufgaben in Washington. In einer solchen Situation war DeBakeys offizieller Vertreter *Dr. Edward Garrett* zuständig und verantwortlich. Unter dem Druck der Kardiologen und im Wissen, dass in diesem Fall nichts mehr zu verlieren war, entschloss sich Garrett, mit Unterstützung durch Jimmy Howell, einem jüngeren Assistenten, am 23. November 1964 zu einem bis dahin noch nie durchgeführten Eingriff, einem Bypass-Graft für die stenosierte Koronararterie mit einem Segment der V. saphena magna. Die Operation gelang, der Patient überlebte in einem deutlich gebesserten Zustand – und DeBakey war nicht im Haus gewesen! Der Fall wurde nicht veröffentlicht: „… in the absence of definite follow-up" …". Nachdem sich die aortokoronare Bypass-Chirurgie rasch zum Mainstream in der Herzchirurgie entwickelt hatte, erschien neun Jahre später, 1973, eine Publikation, worin der damalige Fall als „… the patient with the longest postoperative follow-up in the world …"präsentiert wurde. Nur mithilfe der großen Zahl erfahrener und spezialisierter chirurgischer Mitarbeiter DeBakeys gelang es, den darauf folgenden, überwältigenden Ansturm von Patienten aus den ganzen USA und nahezu allen Ländern dieser Welt chirurgisch in Houston zu versorgen. 1965 bestand die „Baylor faculty" aus 13 Mitarbeitern im Rang eines Assistant Professors sowie DeBakey und Cooley als Full Professors. In diesen Jahren war Houston eines, wenn nicht das größte Zentrum für kardiovaskuläre Chirurgie in den USA. Die renommiertesten Herz- und Gefäßchirurgen der Welt kamen zu Besuch oder in Form einer „*Visiting Professorship*", um die neuen chirurgische Techniken zu erlernen. Von Houston gingen aber auch wissenschaftliche Impulse aus. In einem einzigen repräsentativen Monat dieser Zeit wurden von Mitarbeitern des *Baylor Departments of Surgery* auf wissenschaftlichen Konferenzen oder Kongressen im Mittel zehn bis Beiträge präsentiert.

Nicht lange nach den ersten Einsätzen der Herz-Lungen-Maschine bei Kindern mit angeborenen Herzfehlern zeigte sich, dass das operierte Herz beim Abgang von der Maschine oft noch nicht kräftig genug war, sofort wieder selbstständig seine Funktion zu übernehmen. Dies war eine wichtige Motivation, die Entwicklung eines vorübergehend einzusetzenden *„Mechanical Artificial Heart"* bzw. eine Unterstützung in Form eines *„Left Ventricular Device"* weiter zu fördern. Im Juli 1961 wurde daher von DeBakey ein argentinischer Arzt, *Domingo Liotta*, im *Methodist Hospital* als *Research Fellow* eingestellt, der zuvor an der *Cleveland Clinic, Ohio*, mit *Willem Kolff* experimentell an der Entwicklung künstlicher Organe gearbeitet hatte. Die Versuche mit einem sich dauernd in Bewegung befindlichen Organ wie dem Herzen erwiesen sich jedoch als bedeutend schwieriger als z. B. mit der Niere und waren daher zunächst weniger erfolgreich. Dennoch arbeitete Liotta an dem Projekt weiter, auch wenn DeBakey, wohl wegen seiner sonstigen großen Erfolge, inzwischen sein Interesse daran verloren zu haben schien. Während dieser Zeit hatte Denton Cooley seine operative Tätigkeit am *Methodist Hospital* aufgegeben und war nun als Chefchirurg am *St. Luke's Episcopal Hospital* tätig, einer Privatklinik, nur ein paar hundert Meter südlich von DeBakeys Klinik gelegen. Seine akademische Lehrtätigkeit am *Baylor College* und am *Texas Childrens Hospital* setzte er aber bis zu seiner großen Auseinandersetzung mit Michael DeBakey 1969 fort. Auf „gute texanische Weise" sammelte er von seinen „heimatlichen Ölfreunden" inzwischen reichlich Spenden, um damit 1962 sein eigenes Hospital, das *„Texas Heart Institute"* zu gründen, als dessen *President and Chief Surgeon* er für die Dauer seines Lebens eingesetzt wurde.

Auch nach diesem Neuanfang hatte Denton Cooley Anfang der 1960er-Jahre weiterhin großes Interesse an Domingo Liottas Experimenten mit dem künstlichen mechanischen Herzen, dessen großzügige Unterstützung mit NIH-Geldern als Baylor-Projekt inzwischen nicht nachgelassen hatte. Cooley gab Liotta, der weiter bei und für DeBakey arbeitete, zahlreiche praktische Hinweise für die Gestaltung des linksventrikulären Ausflusstraktes und die am besten zu verwendenden Auslassklappen, wodurch sich die Ergebnisse deutlich verbessern ließen. Nach der ersten Transplantation eines menschlichen Herzens im Dezember 1967 durch *Christiaan Barnard* in Südafrika sank zunächst das allgemeine Interesse an einem *„Total Artificial Heart (TAH)"*, und DeBakey setzte sein Projekt wieder auf Sparflamme. Mit dem Ziel, über eine evtl. Überbrückung bei einem fehlenden Spenderherzen zu verfügen, blieb Cooleys Interesse jedoch weiterhin unverändert, was die Verbindung zu Liotta noch verstärkte, sodass er ihm Ende 1963 anbot, anstatt bei DeBakey nun bei ihm zu arbeiten. Dadurch wäre jedoch die NIH-Förderung entfallen und ein völliger Neubeginn nötig gewesen. Auf diese Sicherheit wollte Liotta nicht verzichten, aber das Schicksal hatte etwas anderes vor.

Im März 1969 wurde *Haskell Karp*, ein 47-jähriger Mann aus Chicago, Illinois, im Stadium der terminalen Herzinsuffizienz am *St. Luke's Hospital* in Houston für eine evtl. durchzuführende Herztransplantation vorgestellt. Ursache für seinen Zustand war ein Ventrikelaneurysma nach vier vorausgegangenen Herzinfarkten. Anfang April konnte Karp die Intensivstation nicht mehr verlassen und wartete dringlichst auf ein Spenderherz. Am Abend des 2. April kam Cooley zu Karp und bot ihm bis zur Möglichkeit einer Transplantation den Versuch einer Überbrückung mit einer temporär zu implantierenden Pumpe an – einer Operation, die bisher noch nie gemacht worden sei. Karp wollte die aus seiner Sicht einzige Möglichkeit für sich wahrnehmen. Für den 4. April 1969, einen Karfreitag, hatte Cooley im St. Luke's fünf Operationen angesetzt, Karps sollte die fünfte sein. Einen Tag vorher, am Abend des Gründonnerstags, hatte Liotta eine der Herzpumpen aus dem chirurgischen Labor des Methodist Hospitals dort sterilisiert, und sie dann in seiner Aktentasche in das St. Luke's Hospital gebracht. Am Morgen des 4. April brach DeBakey früh zu einer lange geplanten, dreimonatigen Vortragsreise auf. Nach eigener Aussage habe Cooley ihn für eine Information darüber, was an diesem Tag geschehen sollte, nicht mehr erreichen können. Am Nachmittag des 4. April 1969 wurde Haskell Karp in den OP 1 des St. Luke's Hospitals gefahren. Der Rubikon war überschritten! Das Assistenzpersonal war verwundert, da alles wie für eine Herztransplantation vorbereitet war, nur kein Spenderherz in Sicht. Als Cooley sah, dass Karps Herz organerhaltend nicht mehr zu retten war, entnahm er es vorsichtig, und das vorbereitete Kunstherz wurde implantiert, das erforderliche Schlauchsystem transthorakal appliziert und der Brustkorb auf übliche Weise wieder verschlossen. Nur kurze Zeit später standen Denton Cooley und Domingo Liotta einer ganzen Reihe von Reportern und TV-Journalisten Rede und Antwort. Cooley berichtete über die Entwicklung und die Technik des künstlichen Herzens. Er habe es im vorliegenden Fall erstmals eingesetzt, da der ursprüngliche Plan, eine Ventrikuloplastie im Sinne einer *Statist-Operation* durchzuführen, sich angesichts des Herzens von Karp nicht mehr habe realisieren lassen. Allerdings sei baldmöglichst eine Herztransplantation vorzusehen. DeBakey erfuhr von diesen Vorgängen in Houston in der Nacht in Washington aus den aktuellen TV-Nachrichten und am nächsten Morgen, dem Ostersonntag, aus den Schlagzeilen aller großen Zeitungen des Landes. Haskell Karp überlebte diese Nacht, aber sein Zustand verschlechterte sich zunehmend.

In Houston setzte die medizinische Fakultät umgehend eine Kommission zur Untersuchung dieses Vorgangs ein, das *Baylors Committee on Research Involving Human Beings*, da u. a. auch bekannt war, dass Domingo Liotta noch immer der NIH-geförderten Kunstherzgruppe DeBakeys angehörte. Nach dem großen Medienaufwand fand sich noch am selben Abend ein Spenderherz für Haskell Karp, das Cooley am Montag, dem 7. April implantierte, nachdem das Kunstherz 64 h in Karps Körper geschlagen hatte. Dennoch starb Haskell Karp zwei Tage nach der Transplantation an einer Infektion. Von diesem Tag an wechselten Michael DeBakey und Denton Cooley über 40 Jahre kein persönliches Wort mehr und verkehrten nur noch schriftlich miteinander. Sie bauten ihre eigenen Kliniken, die sich zu den angesehensten Herzkliniken entwickelten und in Sichtweite zueinander befanden, völlig getrennt und unabhängig voneinander aus. Die akademische Kommission führte monatelange Diskussionen, kam jedoch lediglich zu einer „informellen Rüge" für Denton Cooley, der daraufhin offiziell mit dem Baylor College brach. Die Presse nahm die ausgebrochene Fehde zwischen den beiden Chirurgen auf und verbreitete sie durch Titelgeschichten und Leitartikel z. B. in den großen Magazinen „*Life*" und „*Time*" weltweit in der Öffentlichkeit (Abb. 3). Der Disput löste sich

Abb. 3 Cover von *LIFE*, 10.04.1970 – Denton Cooley *oben*, Michael DeBakey *unten*. (© Shutterstock, mit freundlicher Genehmigung)

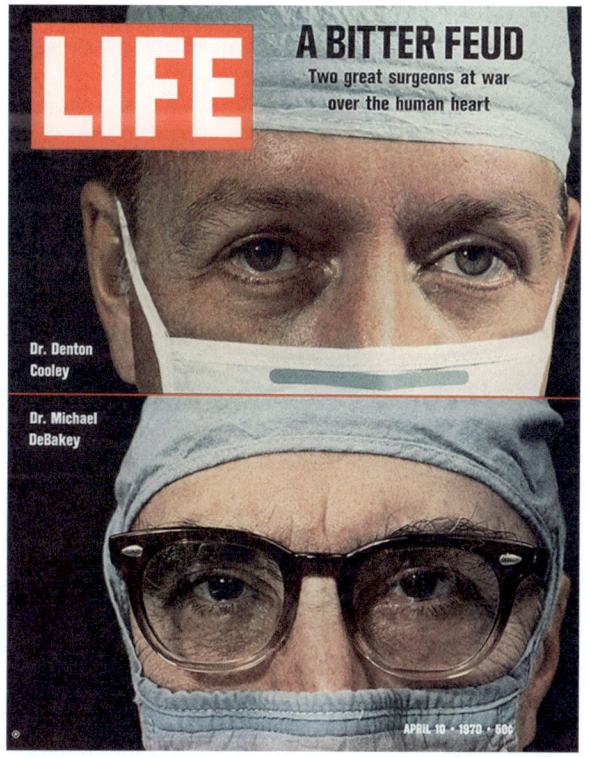

formal erst vier Jahrzehnte später, als DeBakey 2007, mit 98 Jahren, die Einladung Cooleys akzeptierte, Ehrenmitglied der *„Denton A. Cooley Cardiovascular Society"* zu werden, und er im Gegenzug für Cooley die Ehrenmitgliedschaft in der *„DeBakey International Surgical Society"* arrangierte. Die in Haskell Karp implantierte Originalpumpe wird heute im *„Smithsonian Museum of American History"* in Washington in einem mit Formalin gefüllten, beleuchteten Glasgefäß ausgestellt. Die offizielle Bezeichnung ist dort: *„The Liotta-Cooley Artificial Heart"*, was wohl beides ist, sowohl korrekt wie gleichzeitig falsch, und, wie so oft, fraglos zu derartigen medizinischen Geschichten am besten passt.

Noch 1968 trennte Michael DeBakey das *Baylor University College of Medicine* von der Universität und machte es zu einer eigenständigen Institution, der er 40 Jahre vorstand. Von 1969 bis 1979 als *President*, von 1979 bis 1996 als *Chancellor* und von 1996 bis 2008 als *Chancellor Emeritus*. Operativ war er eigenhändig tätig bis zu seinem 88. Lebensjahr und *Head of the Department of Surgery* formal sein Leben lang. Große Aktivitäten für die Herzchirurgie verlangte in den 1970er-Jahren die allgemeine Begeisterung für die Herztransplantation, die allerdings wegen ungelöster immunologischer Probleme und einem juristisch induzierten Mangel an Spendern auch in Houston relativ bald nachließ. Andererseits war mit der Entwicklung der Koronarchirurgie ein neues Tätigkeitsfeld für die Herzchirurgie entstanden, das naturgemäß plötzlich einen großen Bedarf zu decken hatte und daher einen entsprechenden Zeitaufwand erforderte. Unabhängig davon bestand in Houston die Aneurysmachirurgie, die nicht zuletzt wegen seiner Erfolge weiterhin eine große Herausforderung für DeBakey blieb.

Ein schwerer Schicksalsschlag traf Michael DeBakey Anfang des Jahres 1972. Bei seiner *Ehefrau Diana*, mit der er inzwischen 36 Jahre verheiratet war und vier Kinder hatte, waren gelegentlich Herzprobleme aufgetreten, die entfernt an eine koronare Herzkrankheit erinnerten und um die sich die Kardiologen des Methodist Hospitals kümmerten. Am Morgen des 11. Februars 1972 waren jedoch derart heftige Beschwerden aufgetreten, dass sie akut auf die Intensivstation des Methodist Hospitals eingeliefert worden war. Kurz nach seiner Benachrichtigung unterbrach Michael seine Operation, mit der er im OP fünf Stockwerke darunter gerade beschäftigt war, und eilte, noch in seinen blutigen OP-Kleidern, nach oben. Sein Kollege *George Noon* und der Kardiologe *Ed Dennis* konnten ihm aber nur noch mitteilen, dass sie Diana nicht mehr hatten retten können und sie im Alter von 62 Jahren unter dem Bild eines Myokardinfarkts verstorben war. Diese Situation der Hilflosigkeit hat Michael DeBakey niemals überwunden, unabhängig davon, was alles für ihn noch kommen sollte.

In den folgenden Jahren nahmen DeBakeys klinische Tätigkeiten, seine wissenschaftlichen Aktivitäten und seine medizinpolitischen Aufgaben deutlich zu. Seine nationale und internationale Reputation wuchsen dadurch gleichermaßen. Mit prominenten Patienten hatte er es schon immer zu tun gehabt, was ihn aber wenig berührte: „*Celebrities do not get special treatment on the operation tables. Once you incise the skin, you find that they are all very similiar.*" Neben seinen zahlreichen Patienten aus dem Entertainment, u. a. Frank Sinatras Vater (1969), Marlene Dietrich (1974) oder sein späterer Freund Jerry Lewis (1978), fanden sich auch Mitglieder verschiedener Königshäuser, wie z. B. der Duke of Windsor (1964), König Leopold III von Belgien (1975), Reza Schah Pahlavi, der ehemalige Schah von Persien (1980) oder bekannte Staatsoberhäupter wie der 87-jährige Josep Broz Tito (1980) bzw. der russische Staatspräsident Boris Jelzin (1996), dem DeBakey auch noch mehrmals nach seiner Bypass-Operation als persönlicher Konsultant diente. Ebenso war er in Operationen und die medizinische Betreuung aller amerikanischer Präsidenten von Harry S. Truman bis Bill Clinton eingebunden, was ihm v. a. für seine medizinpolitischen Projekte oft einen großen Vorteil brachte. Der Republikaner Richard Nixon nahm zwar von DeBakeys zahlreichen Reisen nach Russland und China während der Zeit des Kalten Krieges umfangreiche und genaue Berichte über die jeweilige medizinische Situation in diesen Ländern entgegen, was ihn aber nicht daran hinderte, den Demokraten DeBakey auf die Liste der internen Staatsfeinde der USA zu setzen.

Wohl kaum ein anderer amerikanischer Chirurg hat im Laufe seines Lebens so viele Ehrungen und Auszeichnungen seines eigenen Landes und der internationalen Wissenschaft erhalten wie Michael DeBakey. Entsprechende Listen umfassen meist mehrere Seiten und sind daher hier kaum darstellbar. So waren es allein 36 Ehrendoktorate von internationalen Universitäten und Colleges sowie mehr als 100 Preise und Auszeichnungen medizinischer Institutionen ziviler und politischer Organisationen und Regierungen weltweit. Was er am meisten davon schätzte, war nach seinen eigenen Worten der *Albert-Lasker Clinical Research Award (1963)*, der für viele amerikanische Mediziner dem Nobelpreis gleichzusetzen ist. Ihm zu Ehren wurde diese Auszeichnung 2007 in den *Lasker-DeBakey-Medical Research Award* umgewidmet. Von *Präsident Lyndon Johnson* erhielt er 1969 die *Presidential Medal of Freedom*, die höchste Auszeichnung, die ein Zivilamerikaner erhalten kann. In seinem letzten Lebensjahr verlieh ihm der amerikanische Kongress die *Congressional Gold Medal*, die ihm am 23. April 2008 vom damaligen *Präsidenten George W. Bush* und *Nancy Pelosi* überreicht wurde. Vor ihm hatten diese Medaille, die 1776 erstmals an *George Washington* vergeben worden war, erst drei Ärzte erhalten. Als außergewöhnlich anzusehen ist auch die *Jubiläumsmedaille zum 50. Jubiläum der sowjetischen Akademie der Wissenschaften (1973)*, in die er 1974 als bisher einziger Amerikaner ehrenhalber aufgenommen wurde.

Im Februar 1974 gab *Frank Sinatra* in *Palm Springs* in Südkalifornien eine Geburtstagsparty für einen alten Freund, zu der er auch Michael DeBakey eingeladen hatte, zu dem er seit der Behandlung seines Vaters eine enge persönliche Verbindung hatte. Eine andere Teilnehmerin an der Party war eine 32 Jahre junge, blonde, deutschstämmige Filmschauspielerin, *Katrin Fellhauer*. DeBakey war zu diesem Zeitpunkt 65 Jahre alt. Unerwarteterweise entwickelten gerade diese beiden doch so unterschiedlichen Gäste an diesem Abend besonderes Interesse füreinander, das sich im Laufe der folgenden Monate zu einer engen Beziehung auswuchs. Die Familie in Houston zeigte volle Zustimmung, da sie Michael seit Dianas Tod nie mehr so ausgeglichen und harmonisch erlebt hatten. Im Juli 1975 wurden die beiden in Houston formell getraut, am 9. August des Jahres fand dann in Hamburg, wo Katrin 1943 geboren worden war, eine große Hochzeitsfeier statt. Das Fest war von Curd Jürgens arrangiert worden, ebenfalls ein ehemaliger Patient von DeBakey. Eigentlich war ein Honeymoon auf einer Yacht im Mittelmeer geplant gewesen, die aber unglücklicherweise dort gerade auf dem Dock lag. Ersatzweise wurden Katrin und Michael von Prinzessin Lilian und ihrem Ehemann Leopold III, dem ehemaligen König von Belgien, auf deren Yacht nach Südfrankreich eingeladen. Allerdings wirkte Leopold auf Michael nicht gerade gesund, und nach einer kurzen Untersuchung befanden sich die drei auf einem Flug nach Houston, wo Michael DeBakey Leopold mit der umgehenden Operation eines abdominellen Aortenaneurysmas wohl das Leben rettete. Ein Jahr später, am 19. Juli 1977, brachte Katrin in Houston dann Michaels erste und einzige Tochter, *Olga-Katarina*, zur Welt.

Das nächste Jahrzehnt war für DeBakey während der „Goldenen Jahre der Herzchirurgie" erwartungsgemäß angefüllt mit den neu aufkommenden klinischen Aufgaben, wie z. B. der koronaren Bypass-Chirurgie, oder der durch die Erfolge mit Cyclosporin erneut aufgenommenen Herztransplantation. Seine politischen und organisatorischen Talente waren gefordert, als 1976 die Bitte an ihn herangetragen wurde, das rein klinisch ausgerichtete *King Faisal Specialist Hospital and Research Center* in *Riyad*, der Hauptstadt Saudi-Arabiens, durch die Einrichtung eines modernen chirurgischen Programms auf das Niveau einer US-amerikanischen Elite-Universität zu bringen. Dies war damals nur möglich durch die vorherige Vereinbarung einer politisch nicht einfachen Kooperation zwischen beiden Ländern, konnte aber bis Ende 1979 erfolgreich realisiert werden.

Im Sommer 1978 nahte DeBakeys 70. Geburtstag. Mit diesem an und für sich erfreulichen Ereignis war allerdings auch ein weniger erfreulicher Umstand verbunden: Dieses Alter war, den akademischen Regeln entsprechend, mit dem offiziellen Rücktritt vom Amt des *President of the Baylor College of Medicine* verbunden. DeBakey selbst war aber dafür noch nicht bereit. Zudem ergab eine speziell dafür durchgeführte medizinische Untersuchung, dass er sich noch in einer exzellenten physischen und psychischen Kondition befand. Nach längeren grundsätzlichen Diskussionen entschloss sich der *Board of Trustees*, dann dazu, sicher nicht uneigennützig, für DeBakey die völlig neue Position eines lebenslangen „*Chancellor of the Baylor College of Medicine*" zu schaffen, dessen Aufgabe es sein sollte, dem Präsidenten und dem Board des Colleges „beratend" vorzustehen. Unberührt davon blieb seine Position als *Chairman of the Department of Surgery*, das er dann auch bis zu seinem 88. Lebensjahr ausübte. „*The more it changes, the more it's the same thing.*"

Je mehr seine Reputation als Chirurg zunahm, desto mehr wurde er auch international als Operateur bzw. als chirurgischer Konsultant nachgefragt. Als „praktisch tätiger Organisator" unterstützte er auf diese Weise verschiedene Universitäten, von Osteuropa bis zum fernen Osten, in ihrem Bestreben um den Anschluss an einen internationalen Standard. Seine eigenen wissenschaftlichen Interessen waren in dieser Zeit weniger auf die klinischen Folgen als auf die Ursachen der Arteriosklerose gerichtet. Zusammen mit dem Epidemiologen *Joseph Melnick* deckte er einen möglichen Zusammenhang der koronaren Herzkrankheit mit dem Zytomegalie-Virus auf. Auch die weitere Entwicklung der „*Ventricular Assist Devices*" (VAD) verlor er nicht aus den Augen. So geht z. B. das Novacor-LVAD, welches weltweit eingesetzt wurde, letztendlich auf den Prototyp DeBakeys zurück.

Michael DeBakeys wissenschaftliche Publikationen als Autor oder Co-Autor umfassen etwa 1500 medizinische Artikel oder Buchbeiträge aus den verschiedensten Bereichen der Chirurgie, der Medizin sowie dem Sektor der medizinisch-ethischen und philosophischen Diskussion in diesem Kontext. Zusätzlich hatte er auch ein weiteres, für Wissenschaftler dieses Ranges eher seltenes Talent: Er konnte für Laien sehr gut verständliche Bücher mit Erklärungen über Erkrankungen seines Gebietes verfassen. Zusammen mit *Antonio Gotto*, den er selbst als *Chairman of Internal Medicine* an das Baylor College berufen hatte, brachte er 1977 die erste Auflage des medizinischen Bestsellers *The Living Heart* heraus, das bereits damals eine Gesamtauflage von mehr als 400.000 Stück erreichte und noch heute in der siebten, revidierten Auflage erscheint. Für die russische Übersetzung 1997 schrieb Boris Jelzin ein Vorwort.

Seine Vortrags- und Lehrtätigkeit führte DeBakey bis in seine letzten Lebensjahre noch mit über 95 Jahren fort. Am späten Nachmittag des 31. Dezember 2005 bereitete er zu Hause an seinem Schreibtisch einen Vortrag vor, den er in der nachfolgenden Woche an der *Academy of Medicine, Engineering and Science of Texas* halten wollte, als er plötzlich einen stechenden Schmerz in seiner Brust verspürte, der bis zu seinen Schulterblättern in den Nacken zog. Als sein Herz regelmäßig weiterschlug, der Schmerz aber anhielt, wusste er, dass er keinen Herzinfarkt erlitten hatte, sondern die lebensbedrohliche Komplikation einer Erkrankung, die wohl kaum einer so gut kannte wie er selbst: die Dissektion eines Aortenaneurysmas. Damit war ihm aber auch klar, dass nur geringe Aussichten auf ein Überleben bestanden, ohne die schwierige und lebensgefährliche Operation, die er selbst Jahrzehnte zuvor entwickelt und Hunderte von Malen durchgeführt hatte. Das durch seine Abwehr erst zwei Tage später durchgeführte Computertomogramm bestätigte die Diagnose einer Aortendissektion. Anderen Kollegen gegenüber, wie z. B. dem gerade zu Besuch in Houston weilenden *Prof. Roland Hetzer* aus dem *Herzzentrum Berlin*, der ihm Neujahrsgrüße überbrachte, fabulierte er seine selbst ausgedachten Geschichten vor: „*… these sometimes heal alone …*". Trotz zunehmender Beschwerden hielt er den vorbereiteten Vortrag an der Academy. Erst am 23. Januar, drei Wochen nach dem Ereignis, stimmte er wegen einer progredienten Herzinsuffizienz der stationären Aufnahme in seiner eigenen Klink zu, wobei er aber schon nicht mehr vollständig bei Bewusstsein war. Sein jahrelanger Freund und engster Mitarbeiter, *Dr. George Noon*, den er selbst ausgebildet hatte, stimmte zu, die gefährliche Operation bei seinem 98-jährigen Chef selbst zu wagen, drängte aber auf höchste Eile. Andererseits weigerte sich der Chefanästhesist des Methodist Hospital, die dafür notwendige Narkose durchzuführen. Dafür musste schnellstens eine alte Freundin DeBakeys, die Anästhesistin *Salwa Shenaq*, Leiterin der Anästhesie in einer andern Klinik Houstons, herbeigeholt werden. Ein notfallmäßig zusammengerufenes ethisches Komitee der Klinik sprach sich nach langer Diskussion eher gegen die Operation aus, bis Katrin DeBakey in den Diskussionsraum vordrang und voller Verzweiflung hervorbrachte: „*Let's go to work immediately!*" Noon berichtete später: „*We, the surgeons, thought, the right thing was to operate on him!*"

Die Operation begann am 9. Februar 2006 nachts um 23 Uhr, dauerte sieben Stunden und verlief von chirurgischer Seite aus unkompliziert. Mit seinen 98 Jahren war Michael DeBakey nun selbst der älteste Überlebende seiner eigenen Operation. Noon sagte später einmal, DeBakey habe ethische Komitees immer abgelehnt und ihn gelehrt: „*The doctors have to do what they need to do!*" Der postoperative Verlauf war, wie befürchtet, stürmisch: Tracheotomie, Langzeitbeatmung, vorübergehende Dialyse bei Niereninsuffizienz, Infektionen, Hypertonie und muskuläre Schwäche. Erst als der Blutdruck stabilisiert werden konnte, begann die Besserung. Die Ärzte und die Familie hatten gewürfelt und gewonnen. Als DeBakey wieder aufnehmen konnte, was geschehen war, meinte er, er sei froh, dass er operiert worden sei: „*If they hadn't done it, I'd been dead!*" Anfang September, nahe seinem 98. Geburtstag konnte er entlassen werden. Die Kosten der Behandlung seien bei mehr als einer Million Dollar gelegen, wurden aber von der Klinik nie in Rechnung gestellt.

Wieder zu Hause erfuhr DeBakey, dass im Juli 2006 sein Bruder Ernest, ebenfalls Thoraxchirurg, in Alabama im Alter von 96 Jahren „aus natürlicher Ursache" verstorben war. Im Juni 2007 starb Michaels Sohn Barry mit 61 Jahren an Leberversagen. Michael selbst saß zwar für längere Wege in einem (motorisierten) Rollstuhl, nahm jedoch zunehmend wieder seine Arbeit auf: „*I feel good. I am getting back into the swing of the things!*". Im April 2008 reiste er nach Washington und nahm von Präsident George W. Bush den „*Congressional Gold Medal Award*" für sein

Lebenswerk entgegen: *„Dr. DeBakeys legacy is not inscribed in a medal, it's written on the heart."* Die Dankesrede, die sich mit der Zukunft des amerikanischen Gesundheitssystems befasste, hielt DeBakey in freier Rede ohne Manuskript.

Kurz zuvor war es nach mehr als vier Jahrzehnten zur Versöhnung der beiden großen Rivalen gekommen. Denton Cooley war 87, Michael DeBakey 98 Jahre alt: *„... they realized, their time was running out".* Ab Frühjahr 2008 liefen die Vorbereitungen zur Feier des bevorstehenden 100. Geburtstags an. So war u. a. eine weitere Neuauflage von *The Living Heart* geplant. Am Vormittag des 11. Juli 2008 führte DeBakey noch eine zweistündige Besprechung mit Antonio Gotto über einige aktuelle Veränderungen für diese Neuauflage. Wenig später hatte er mit George Noon noch einen Lunch. Am späten Nachmittag erlitt er, ohne erkennbaren äußeren Anlass, einen Kollaps und verstarb an einem plötzlichen Herztod. Zwei Monate vor seinem 100. Geburtstag hatte sich Michael Ellis DeBakey in den Status einer Legende verwandelt.

DeBakeys Tod wurde zur Schlagzeile aller großen Medien dieser Welt. Am 18. Juli 2008 wurde er auf dem bekannten *„Arlington National Cemetery"* vor den Toren Washingtons ehrenvoll beigesetzt. 2005 hatte in einem Leitartikel des *Journal of the American Medical Association* der Satz gestanden: *„Many consider Michael E. DeBakey to be the greatest surgeon ever."* DeBakey hatte sich einmal selbst über seine Ansicht über Erfolg geäußert: *„Real success requires respect for and faithfulness to the highest human values: honesty, integrity, self-discipline, dignity, compassion, humility, courage, personal responsibility, courtesy, and human service."*

Literatur

The Baylor Line (1955). Papers of Michael E. DeBakey, MSC 582, Box 3, FF 13–19

Donald Nixon Ross (1922–2014)

Immer wieder einmal im Lauf der Zeit ist das Phänomen zu beobachten, dass es in bestimmten Regionen durch das beiläufige Aufeinandertreffen bestimmter Umstände oder bestimmter Menschen spontan zu Entwicklungen kommt, die sich meist erst im Nachhinein in ihrer nachhaltigen Bedeutung erkennen lassen. Ein solcher Fall ereignete sich z. B. in der ersten Hälfte des letzten Jahrhunderts in Südafrika. Zu dieser Zeit hatte die dominierende Mehrheit der Bevölkerung genealogisch einen europäischen Hintergrund, meist britischer oder niederländischer Herkunft. Nur eine Minderheit war schwarz-afrikanischen Ursprungs. Einfluss und Reichtum der weißen Bewohner waren rasch gestiegen und hatten so die eigentlichen, schwarzen Ureinwohner in ihrer Bedeutung nahezu vollständig zurückgedrängt. Viele Schulen und alle Universitäten des Landes durften nur von Bürgern weißer Hautfarbe und europäischer Herkunft besucht werden. Der Wettbewerb um Wohlstand und Bildung spielte sich zu jener Zeit aber weniger zwischen weiß und schwarz ab, wie in späteren Zeiten, sondern zwischen den angloafrikanischen und den niederländisch-afrikanischen Bildungsstätten, denen der sog. Buren. Die Universitäten waren unterschiedlich zugeordnet: An der Universität von Kapstadt wurde in englischer Sprache und nach dem britischen System unterrichtet, in Stellenbosch, kaum 50 km entfernt, jedoch in der Sprache Afrikaans, und im Curriculum nach dem kontinentaleuropäischen System der Buren. Andererseits wiederum die Witwatersrand-Universität in Johannesburg mit britischer Ausrichtung und englischen Professoren, in der Landeshauptstadt Pretoria dagegen in Afrikaans und nach kontinentaleuropäischem System. Unabhängig davon waren die meisten weißen Einwohner des Landes in der Regel beider Sprachen mächtig und mit beiden Kulturen vertraut. Da jedoch weder das individuelle, das soziale noch das politische

---

Der Beitrag erschien zuerst in der Zeitschrift für Herz-, Thorax- und Gefäßchirurgie 2022 36:276–280

Abb. 1 Donald Nixon Ross (1922–2014). (© Alamy, mit freundlicher Genehmigung)

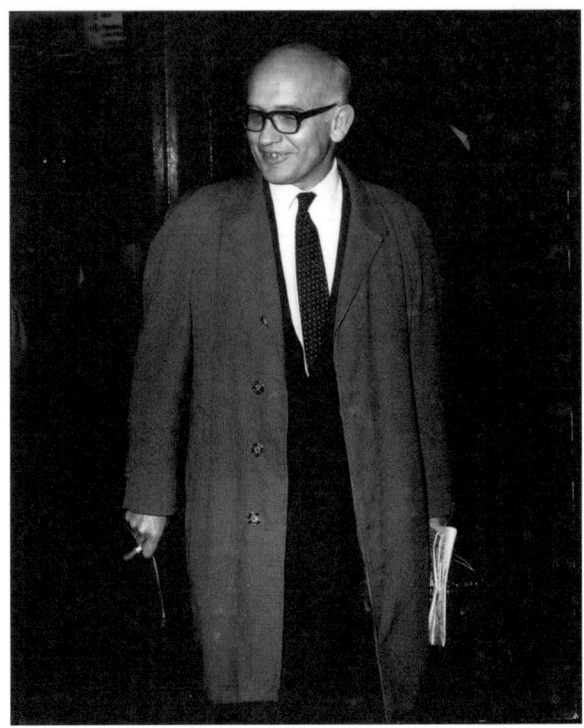

Umfeld den Nachkommen der Einwanderer vor Ort eine zufriedenstellende wirtschaftliche oder kulturelle Zukunft zu bieten schien, wanderten diese konsequenterweise sehr oft, entweder zeitweise oder auch für immer, wieder in die inzwischen wirtschaftlich und politisch weitgehend stabilisierten ehemaligen Herkunftsländer ihrer Vorfahren zurück. Beispiele aus dem kardiologischen Bereich sind hierfür etwa Christiaan Barnard, Herzchirurg, Velva Schirer, Kardiologe, Abraham Rudolph, klinischer Physiologe, sowie auch Donald Ross, der Herzchirurg.

Donald Nixon Ross (Abb. 1) wurde am 04.10.1922 in Kimberley, der Hauptstadt der südafrikanischen Provinz Nordkap, geboren. Seine Eltern waren 1921 aus dem wirtschaftlich verarmten und klimatisch kalten Schottland in das aufstrebende warme Südafrika ausgewandert. Der Vater war einfacher Hafenarbeiter in Glasgow gewesen; die Mutter stammte aus den schottischen Highlands. Beide legten ihre schottischen Wurzeln ihr ganzes Leben lang nicht ab. So musste Donald nicht selten den harten schottischen Dialekt seiner Mutter, z. B. beim Einkaufen oder am Telefon, übersetzen, selbst wenn diese Gespräche mit den englischen Nachbarn stattfanden. Später wurde dies dann jeweils von einer seiner jüngeren Schwestern übernommen. – Um Donald seine schottischen Wurzeln zu vermitteln, schickten ihn seine Eltern 1929, im Alter von sieben Jahren, aus dem warmen Südafrika für zwei Jahre zu den Großeltern nach Schottland zur Grundschulausbildung. Nach seinen eigenen Worten war dies „… *very good for me* …". Die High-School-Zeit verbrachte er dann wieder in Kimberley, jedoch bemerkenswerterweise an der von den

Buren geführten *Kimberley Boys' High School*, wo er sein fließendes Afrikaans erlernte, auf das er bis ins Alter stolz war.

Die Medical School und das Studium absolvierte Donald dann wiederum nach dem britischen Modell an der begehrten Cape Town University in Kapstadt, über die ganze Zeit von sechs Jahren zusammen mit Christiaan Barnard. 1946 wurde Donald Ross als Jahrgangsbester mit dem BSc, MB und ChB graduiert, was dem üblichen Abschluss eines MD in England entsprach. Dieses Abschlussergebnis war mit dem Ehrenpreis, einer 2-jährigen Overseas Scholarship verbunden, die er nach einem Jahr mit einer noch zum Studium gehörenden praktischen Zeit am *Groote Schuur Hospital*, wieder zusammen mit Barnard, im Frühjahr 1947 antreten konnte. Während es diesen anschließend für seine weitere chirurgische Ausbildung in die Vereinigten Staaten nach Minneapolis zog, entschied sich Donald Ross für Großbritannien. Bereits nach zwei Jahren erfolgreicher Basisausbildung in Allgemeinchirurgie in London, „… *by using hands and brain* … " wurde er 1949 als Fellow in das *Royal College of Surgeons* aufgenommen (FRCS), was damals gewöhnlich erst nach drei Jahren üblich war. Einer unter traditionsbewussten britischen Chirurgen verbreiteten historischen Gepflogenheit folgend, wollte er sich als FRCS von nun an nicht mehr als „Dr." Donald Ross ansprechen lassen, sondern konnte auf der Anrede „*Mr.*" Donald Ross bestehen, was in den „honorablen" Kreisen der englischen Chirurgie auch heute noch gelegentlich gepflegt wird.

Nach einem kurzen Aufenthalt in der orthopädischen Chirurgie in Bath wurde er, seinem Wunsch entsprechend, von dem weithin bekannten Thoraxchirurgen „*Mr.*" Ronald Belsey in das *Frenchay Hospital* nach Bristol übernommen. Hier konnte er umfangreiche Erfahrungen in der Tracheal-, Ösophagus- und überwiegend Lungenchirurgie bei Tuberkulosekranken sammeln. Obwohl die beiden Männer trotz des Altersunterschieds wohl ausgesprochen eng waren, gelang es Belsey nicht, aus Ross einen englischen Landedelmann zu machen. Dafür steckte er ihn an, mit einer lebenslangen Leidenschaft für legendäre, schnelle englische Sportwagen.

Zwischenzeitlich hatte Donald Ross seine ursprüngliche Absicht, nach Südafrika zurückzukehren, endgültig aufgegeben. Er hatte seinen Platz gefunden!

Ronald Belsey, den Ross später als eines seiner wichtigsten Vorbilder im Leben bezeichnete, hat ihm durch die gemeinsame Arbeit auch das Tor zur aktuellen internationalen Szene in der Thoraxchirurgie geöffnet. Die Einführung von Streptomycin zur erfolgreichen Behandlung der Lungentuberkulose in den frühen 1950er-Jahren hatte allerdings zur Folge, dass ein zunehmender Anteil an thoraxchirurgischen Eingriffen mit dieser Indikation nun nicht mehr notwendig war. Da sich Ross aber bereits zuvor für die sich gerade entwickelnden neueren Möglichkeiten der Herzchirurgie interessiert hatte, reichte ihn Belsey mit Empfehlung an den von ihm geschätzten „Mr." Russell Brock, später Lord Brock, an das *Guy's Hospital* nach London weiter. Wegen der noch geringen Zahl an Operationen angeborener Herzfehler, alle noch am geschlossenen Herzen, beschäftigte sich Brock überwiegend mit der geschlossenen Valvulotomie von Pulmonal- und Aortenklappenstenosen. Dabei überließ Brock, nach eigenem Interesse, Donald Ross bald die Aortenklappe, setzte ihn von 1952 bis 1954 aber auch zunehmend im Bereich der herzchirurgischen Forschung ein. Schwerpunkt dabei waren Versuche der Präservation von Gewebe, gedacht als möglicher Ersatz von Herzklappen und von großen Gefäßen. 1956 wurde Donald Ross zum Senior Registrar ernannt und war seitdem Brocks engster klinischer Mitarbeiter. Eine der großen Rivalitäten zwischen den verschiedenen großen Kliniken in London bestand zu jener Zeit darin, mithilfe einer geeigneten Herz-Lungen-Maschine Operationen am offenen Herzen durchführen zu können. Da die Versuche einer eigenen Entwicklung in Europa nicht zufriedenstellend waren, wurde Ross von Brock zu einer mehrmonatigen Studienreise in die USA geschickt. Diese führte ihn u. a. zu Walton Lillehei in Minneapolis, zu John Kirklin in die Mayo-Klinik nach Rochester und zu Denton Cooley an das Texas Heart Center in Houston. Was er dabei „nebenbei" mitnahm, waren für Donald Ross und das Guy's Hospital entscheidende Erfahrungen über das, was mit dieser Art von Herzchirurgie prinzipiell möglich war. Durch seine fachlichen Kenntnisse und seine eindrucksvolle eigene Persönlichkeit gelang es ihm, trotz der Kürze der Zeit, mit den damals unbestrittenen Experten für die Chirurgie am offenen Herzen nachhaltige fachliche Verbindungen, aber auch persönliche Freundschaften zu knüpfen.

Für die ersten Operationen angeborener Herzfehler mit extrakorporaler Zirkulation am Guy's Hospital wurde zunächst der Lillehei'sche „bubble oxygenator" eingesetzt. Brocks üblicherweise lange Operationszeiten verursachten einen so erheblichen Verbrauch an Blutkonserven, dass der „kongenitale Bereich" bald ganz zu den Aufgaben von Donald Ross zählte. Da einige der anerkannten Londoner Herzkliniken zu dieser Zeit noch nicht über diese spezielle Möglichkeit der Herzchirurgie verfügten, nahm die Zahl der Ross zugewiesenen Patienten rasch zu. Diese Entwicklung verschaffte ihm im Establishment der Londoner Herzchirurgie nicht nur Freunde. Sein persönlicher Freundeskreis bestand daher weniger aus Herzchirurgen als aus den Kardiologen der ersten Reihe, wie u. a. Paul Wood, Walter und Jane Somerville und anderen. So war z. B. Walter Somerville der Pate von Donalds *Tochter Janet* von seiner ersten Frau, seiner ehemaligen OP-Schwester *Dorothy* aus Bristol, und umgekehrt die Ross-Familie bei den Somerville-Kindern, was Donald sein Leben lang sehr ernst nahm.

Das wissenschaftliche Interesse von Donald Ross blieb jedoch trotz aller aktuellen und späteren Erfolge im kongenitalen Bereich weiterhin die defekte Aortenklappe. Die bei Erwachsenen meist hochgradig verkalkten und stenosierten Klappen wurden dabei nach der Brock'schen Schule, unter Anwendung der inzwischen verfügbaren Herz-Lungen-Maschine, in einer offenen Technik mit aller Vorsicht scharf dekalzifiziert. Während die akuten Ergebnisse in der Mehrzahl der Fälle verblüffend gut waren, hielt dieser Effekt aber durch die zwangsläufig konsekutiv entstehende Insuffizienz der Aortenklappe in der Regel nur einige wenige Jahre vor.

Eines Tages, am 24.07.1962, ging bei einem Patienten die Entfernung der Kalkauflagerungen jedoch unerwartet so weit, dass von einer brauchbaren Aortenklappe nichts mehr zu sehen war. Die erst kurz zuvor von dem jungen Herzchirurgen Albert Starr aus Portland, Oregon, entwickelte und 1961 erstmals einem Patienten in Aortenposition eingesetzte künstliche Kugel-Käfig-Klappe stand zu diesem Zeitpunkt in England noch nicht zur Verfügung. Da der aktuelle Eingriff mit dem Tod des Patienten zu enden drohte, entschloss sich Donald Ross zu einem mutigen

Schritt. Er ließ aus seinem Labor eine für Tierversuche vorgesehene, gefriergetrocknete menschliche Aortenklappe holen und implantierte diese nach der entsprechenden Aufbereitung als ersten sog. Aorten-Homograft in seinen Patienten. Dieser erholte sich rasch und zeigte einen komplikationslosen weiteren Verlauf. Das Vorhandensein der menschlichen Klappe für diesen akuten Einsatz verdankte Donald Ross einer aufgeweckten Mitarbeiterin aus dem Irak, Frau Dr. Jalabi, die sich in seinem Labor ausschließlich mit dem Problem der Konservierung von geborgenen menschlichen Klappen und Gefäßmaterial befasste. *„Jelly Baby could do anything with tissue. She could grow it and cultivate it, do freezing studies and cryopreservation."* Das Homograft-Verfahren wurde anfänglich v. a. von europäischen Herzchirurgen angenommen, während in Amerika zunächst noch künstliche Herzklappen entwickelt und bevorzugt wurden. Ross hatte daher einen großen Vorsprung in der weiteren Erforschung der Konservierung und der Bevorratung des zuvor gewonnenen biologischen Materials in einer Gewebebank und dem Versuch der Verzögerung von Alterungsvorgängen in den bereits implantierten Homografts.

Neben seiner Tätigkeit im Guy's Hospital wurde Donald Ross ab 1964 zusätzlich häufig im *National Health Hospital (NHH)* des renommierten London University College tätig, das nach dem Consultant-Prinzip aufgestellt war und daher selbst über keinen eigenen, festen Herzchirurgen verfügte. 1967 wurde er dort zu einem Senior Surgeon bestellt und verfügte nun über alle wünschenswerten klinischen und wissenschaftlichen Möglichkeiten. Nach mehreren Umstrukturierungen und Umzügen des NHH wurde Donald Ross schließlich 1970 zum *Director of the Department of Surgery im London's Institute of Cardiology* ernannt. Diese Position hatte er bis zu seiner Emeritierung im Jahre 1997 inne.

Durch seine bereits seit 1964 vermehrte Tätigkeit am National Health Hospital kam er durch den damit verbundenen engen Kontakt mit Jane Somerville, die sich dort gerade von ihren chirurgischen Träumen zu trennen begann und zunehmend der kardiologischen Betreuung angeborener Herzfehler widmete, wieder in engeren Kontakt zu dieser Patientengruppe. Eher anfangs unerwartet, fand sich hier eine neue große Zielgruppe für Homografts. Vor allem bei den Herzfehlern mit primärer Zyanose bestand nicht selten eine hochgradige Verengung des gesamten rechtsventrikulären Ausflusstraktes, oft mit einer Hypoplasie der nachgeschalteten Pulmonalarterien. Ebenso unerwartet war am NHH eine zuverlässige präoperative Diagnostik dieser Anomalien durch eine Herzkatheterisierung mit Angiokardiografie möglich, die am Guy's Hospital zu dieser Zeit noch nicht zur Verfügung stand. 1966 stellte ihm Jane einen jungen Patienten vor, der sich mit dem damals als nicht korrigierbar angesehenen Herzfehler einer Pulmonalklappenatresie mit Ventrikelseptumdefekt präsentierte. Donald meinte lächelnd, er habe für den Jungen *„eine ganz gute operative Möglichkeit im Kopf"*, wollte sich aber nicht genauer dazu äußern, was in jenen Tagen zwischen Herzchirurgen und Kardiologen bei derartigen komplexen Fällen durchaus nicht unüblich war. Ross erweiterte und öffnete den verengten und verschlossenen rechtsventrikulären Ausflusstrakt und setzte zum ersten Mal ein klappentragendes pulmonales Homograft ein, welches bis zu der hypoplastischen Pulmonalarterie reichte. Die Operation verlief schnell und erfolgreich, der postoperative Verlauf war jedoch durch die Notwendigkeit einer 3-monatigen Intensivpflege kompliziert. Jane Somerville berichtete, dass der Patient 2015, d. h. fast 50 Jahre nach dieser Operation, noch am Leben sei. Erst Jahre später hatte Donald Jane, die inzwischen zu seiner unentbehrlichen Kollegin und persönlichen Freundin geworden war, gestanden, dass er diese epochemachende Erstoperation eigentlich nur als den Versuch für eine andere Operation betrachtet hatte. Diese war der Ersatz einer unterentwickelten, stenosierten Aortenklappe mit einem pulmonalen Autograft, der dann wieder durch einen Homograft ersetzt werden sollte – seiner berühmten und später nach ihm benannten „Ross-Operation". Dazu musste er wissen, ob der rechtsventrikuläre Ausflusstrakt der Entfernung seiner eigenen Pulmonalklappe und deren Ersatz mit einem Homograft nachhaltig standhalten würde.

Im Juni 1967 führte Donald Ross dann am National Health Hospital in London erstmals diesen Eingriff durch. Nach Ross sei diese Operation bei diesem Patienten und auf diese Art präoperativ eigentlich gar nicht geplant gewesen, habe sich intraoperativ aber als zweckmäßig erwiesen. Deshalb habe er spontan die beiden Bestandteile der Operation, mit denen er jeweils einzeln bereits gut vertraut gewesen sei, einfach kombiniert. Daher hätte es vor dem Eingriff auch keine spezielle Aufklärung des Patienten und keine Absprache mit den an der Operation beteiligten Chirurgen geben können. Dem Patienten ging es postoperativ rasch gut, und innerhalb der nächsten sechs Monate hatte Ross zehn weitere Patienten auf diese Art erfolgreich operiert. Trotz der erheblichen technischen Anforderungen an den Operateur gelang die inzwischen als „Ross-Prozedur" bezeichnete Operation auch an einigen anderen erfahrenen Zentren recht gut. Dennoch gab es vor Ort eine ernsthafte, „ethisch" begründete Diskussion darüber, v. a. wegen der angeblich fraglichen Dauerhaftigkeit der Funktion der Implantate. Das Verfahren ging jedoch in kürzester Zeit um die Welt und gilt bei gegebener Indikation auch heute noch in ausgewählten Fällen als die beste Option.

In den folgenden Jahren operierte Donald Ross sowohl am Guy's als auch am National Heart Hospital, das er durch die zunehmende Zahl von externen Visiting Surgeons, die bei und mit ihm operieren wollten, vorübergehend zu einem Mekka der aktuellen Chirurgie spezieller angeborener Herzfehler machte. Immer häufiger wurden dadurch aber auch die Fälle von Rechts- und Linksherzobstruktionen, die ihm nun aus aller Welt zur Anlage immer komplexerer Homograft-Implantationen zugewiesen wurden. Um auf die unterschiedlichen anatomischen Fälle vorbereitet zu sein, war die Einrichtung von sog. Homograft-Banken nötig, die bald an einzelnen großen Zentren und zuletzt sogar in einem europäischen Rahmen auf wirtschaftlicher Basis entstanden.

Auch Donald Ross selbst begab sich ein- bis zwei mal im Jahr auf eine Informationstour zu seinen alten Freunden in die USA, um aktuelle Entwicklungen zu sehen, und diese in sein eigenes Operationsspektrum aufzunehmen. Im Sommer 1967 wurde er selbst von seinem früheren Studienkollegen Christiaan Barnard besucht. Dieser war auf dem Heimweg aus Stanford in Kalifornien, wo er sich bei Norman Shumway für den aktuellen Stand dessen seit Jahren durchgeführter Tierversuche mit der Herztransplantation interessiert hatte. Auf Barnards Frage an Donald, wann nach dessen Meinung wohl die erste Transplantation bei einem Menschen durchgeführt werden würde, antwortete dieser: *„… well, in some years, I sup-*

pose". Christiaan Barnard fuhr nach Hause und führte bereits drei Monate später, in draufgängerischer Weise, am 03.12.1967 diese erste Herztransplantation bei einem Menschen durch.

Ebenso wie in anderen großen Herzzentren in den USA und in Europa war auch Donald Ross am National Heart Institute in London durch vorbereitende Tierversuche mit der an sich eher einfachen chirurgischen Technik der Herztransplantation vertraut: „*… quite a simple plumber's job …*". Allerdings wurden bis dato v. a. immunologische, aber auch ethische Fragen noch weithin als nicht gelöst betrachtet.

Die erste Herztransplantation in England, die zehnte auf der Welt, wurde von Donald Ross am 03.05.1968 im National Health Hospital durchgeführt. Der Empfänger war *Fred West*, ein 45-jähriger Mann mit einer terminalen Herzinsuffizienz. Der Spender, ein 26-jähriger Bauarbeiter, hatte kurz zuvor bei einem Arbeitsunfall ein nicht mehr behandelbares Schädel-Hirn-Trauma erlitten. Die Frage, einen möglichen Eingriff durchzuführen, bedurfte somit eine sehr akut zu treffenden Alles-oder-nichts-Entscheidung. Die ganze Operation dauerte sieben Stunden und wurde von Donald Ross mit einem spontan zusammengestellten Team aus 18 Schwestern und Ärzten durchgeführt. Der Empfänger überlebte den chirurgischen Eingriff gut. Noch während der Operation hatte sich das Ereignis bei der Londoner Lokalpresse herumgesprochen, und das Hospital war bereits vor dem Ende des Eingriffs von einer großen Schar von Reportern umlagert. Da Donald Ross die Meute nicht ins Haus lassen wollte, drängte ein anwesender, stolzer House Governor des National Health Institut das gesamte OP-Team in das Blitzlichtgewitter nach draußen vor die Klinik. Die Sensation des Tages war da!

Anders als die Boulevardpresse reagierte jedoch die englische medizinische Fachpresse. Bereits wenige Tage später, am 10.05.1968, reichte die Kommentare im *British Medical Journal* von einer ungebührlichen Selbstdarstellung der Truppe über die mit Sicherheit zu erwartenden immunologischen Komplikationen bis zum zuvor nicht gelösten ethischen Problem der Spenderschaft. 46 Tage nach der Transplantation verstarb der Empfänger an den Folgen einer nicht beherrschbaren Infektion. Nach zwei weiteren, aus Gründen einer Abstoßung nicht erfolgreichen Herztransplantationen beendete Donald Ross im Mai 1969 von sich aus das HTX-Programm. Generell wurde ein Moratorium erlassen, und in England wurde erst wieder zehn Jahre später, im August 1979, mit Herztransplantationen begonnen. Zwischenzeitlich war das Ciclosporin zur Immunsuppression entwickelt worden.

Klinisch und wissenschaftlich konnte sich Donald Ross nun wieder vermehrt seinem Lebensthema widmen: der Entwicklung besserer biologischer Herzklappen, klappentragender Conduits und Bioprothesen für die größeren Arterien, insbesondere für die Aorta. Da die Operationen mit Biomaterialien nicht selten größere Ansprüche an die Erfahrung der Chirurgen stellen, wurde Donald Ross zur Einführung derartiger Eingriffe in zahlreiche größere Herzzentren dieser Welt eingeladen, so z. B. nach Indien, Ägypten, Syrien oder Russland. Neben seinem handwerklichen Geschick zeigten sich auch seine didaktischen Fähigkeiten. Sein bekanntestes Lehrbuch *A Surgeon's Guide to Cardiac Diagnosis*, das v. a. in jüngeren Chirurgen- und Kardiologenkreisen großes Interesse und große Verbreitung fand, wurde von 1962, und in seiner erweiterten Form bis 2012, also über einen Zeitraum von 50 Jahren, immer wieder neu aufgelegt.

Am 02.05.1973 wurde der aus englischer Sicht nach Georg Friedrich Händel berühmteste englische Opernkomponist Benjamin Britten unter dem Bild einer schweren Herzinsuffizienz in das National Heart Institute eingeliefert. Ein Herzgeräusch war bei dem Künstler schon seit seiner frühen Kindheit bekannt gewesen. 1960 war im Alter von 47 Jahren eine langsam progrediente Aortenklappeninsuffizienz diagnostiziert worden, und 1968 hatte er eine inadäquat behandelte Endokarditis durchgemacht. Da die Aorta erheblich dilatiert war, hatte der konsiliarisch zugezogene Donald Ross für den inzwischen 63-jährigen einen bioprothetischen Aortenklappenersatz, verbunden mit einem aortalen Homograft, vorgeschlagen. Die Operation wurde am 07.05.1973 durchgeführt und wird, einschließlich der Beschreibung verschiedener Details, in mehreren Biografien Benjamin Brittens ausführlich diskutiert. Ross selbst sah den Fall jedoch, im Gegensatz zu der allgemein vermuteten luetischen Genese, eher als die Forme fruste eines Marfan-Syndroms an. Britten erholte sich rasch und konnte so in aller Ruhe seine Oper „*Tod in Venedig*" zu Ende bringen. Die jahrelange Überlastung des linken Ventrikels und wohl neu aufgetretenes Vorhofflimmern führten dann aber doch, drei Jahre später, am 03.12.1976, zum Herzversagen bei dem von Ross verehrten Komponisten.

Zusätzlich zu seinem umfangreichen Programm am National Health und am Guy's Hospital operierte Donald Ross die ihm persönlich oft aus dem Ausland zugewiesenen Patienten in der privaten Harley Street Clinic. Üblicherweise operierte er hier an den Samstagen jeweils fünf Patienten. Zum Lunch pflegte er am Mittag das gesamte OP-Team, einschließlich evtl. Besucher, in ein um die Ecke gelegenes, hervorragendes italienisches Restaurant einzuladen. Jane Somerville berichtet, dass es Donald Ross mit dem ihm eigenen Charisma ein Leichtes war, als respektierter und beliebter Teamleader eine chirurgische Truppe anzuführen. Hierfür wurde er von seinen chirurgischen Kollegen bewundert, aber auch beneidet. Er hatte ein außergewöhnliches Interesse am Leben, an Literatur und Musik, an seinen arabischen Pferden, gutem Wein und gutem Essen, wurde aber nie Teil des britischen Establishments. Dies mag auch einer der unerklärten Gründe dafür sein, dass er trotz zahlreicher Auszeichnungen und Ehrungen renommierter internationaler Universitäten und Fachgesellschaften sein ganzes Leben über keine einzige britische Ehrung erhielt und nicht, wie etliche seiner britischen Kollegen bzw. einige seiner Schüler, einen Adelstitel bekam. Allerdings erlebte er noch, dass die von ihm ausgebildeten oder von ihm entscheidend beeinflussten Herzchirurgen aus vielen Teilen der Welt ihm zu Ehren in London die „*Donald Ross Surgical Society*" gründeten. – Diese hält noch immer eine jährliche Versammlung ab.

Am 10.07.2014 verstarb Donald Ross nach längerer Krankheit im Alter von 92 Jahren in seiner großen Wohnung mitten im Herzen von London. Er hinterließ seine Tochter Janet aus erster Ehe, eine gefragte Dermatochirurgin am Guy's & St. Thomas Hospital, sowie seine *zweite Frau Barbara*, die frühere OP-Managerin aus der Harley Street Clinic, die ihn in den letzten 14 Jahren seines langen und abwechslungsreichen Lebens aufmunternd und hingebungsvoll begleitete.

Jane Somerville (geb. 1933)

Erstmals zu Beginn des letzten Jahrzehnts zeigten medizinische Statistiken, dass die Zahl der Menschen mit einem angeborenen Herzfehler im Erwachsenenalter die der unter 18-Jährigen mit diesem Problem überstieg. Es ist zu erwarten, dass diese Entwicklung weiter zunehmen wird. Heute werden diese Patienten als sog. EMAH („Erwachsene mit angeborenem Herzfehler") oder international als sog. GUCH („grown-ups with congenital heart disease") bezeichnet. An der Beachtung und der angemessenen kardiologischen Versorgung dieser neuen Patientengruppe hat eine engagierte Kardiologin aus England den entscheidenden Anteil.

Jane Somerville (Abb. 1) wurde am 24. Januar 1933 als Jane Platnauer im Londoner Stadtteil Kensington geboren. Den Vater, einen bekannten Theaterkritiker, erlebte Jane nur kurze Zeit, da er noch vor ihrem sechsten Lebensjahr die Familie verließ. Der Mutter, eine ebenso bekannte Gesellschaftsreporterin mit engen Verbindungen zur Bloomsbury Group, verdankt sie ihr lebhaftes Temperament und ihre Courage. Drei Kriegsjahre verbrachte Jane aus Gründen der Sicherheit in einem Internat für Jungen in Nordwales: *„The best education you could have if you want to enter in a male profession"*. Schon 1947, nach dem Studium einiger alter Anatomiebücher ihrer Tante, einer Physiotherapeutin, stand ihr Entschluss fest, sich der Medizin zu widmen. Kurze Zeit danach, mit 16 Jahren, lernte sie als Nachbarn den *Mann ihres Lebens* kennen: den 20 Jahre älteren *Kardiologen Walter Somerville*, den sie dann 1957, als seine Studentin, heiratete, mit dem sie vier Kinder haben und fast 50 Jahre glücklich zusammenleben sollte. Böse Zungen behaupten, dass Walter anfangs mehr an den Kochkünsten ihrer Mutter als an Jane selbst interessiert gewesen sein soll.

Dieser Beitrag ist eine aktualisierte Fassung des Kapitels: Ulmer HE (2019) *Meister ihres Fachs: Jane Somerville.* In: Weil J, Kallfelz HC, Lindinger A, Schmaltz AA (Hrsg) Kinderkardiologie in Deutschland: 50 Jahre Deutsche Gesellschaft für Pädiatrische Kardiologie 1969–2019. Elsevier 2019, S. 290–291 (mit freundlicher Genehmigung des Elsevier Verlages). Die aktualisierte Fassung erschien zuerst in der Zeitschrift für Herz-, Thorax- und Gefäßchirurgie 2021 35:214–216.

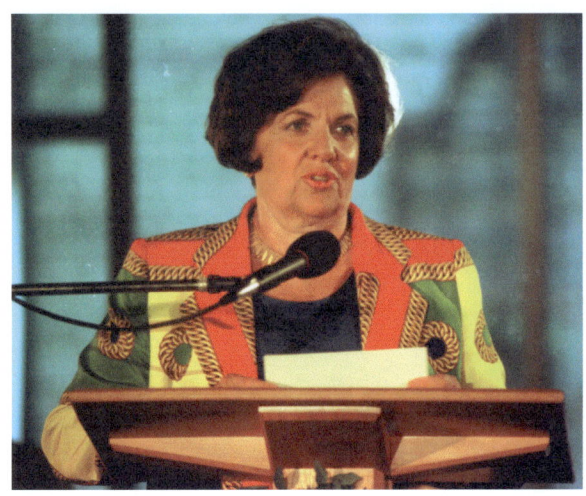

Abb. 1 Jane Somerville (geb. 1933). (© PA Images/Alamy Stock Foto, mit freundlicher Genehmigung)

Noch während des Studiums an der Medical School des Guy's Hospital entdeckte sie nach einer Gastvorlesung von Alfred Blalock über die Chirurgie angeborener Herzfehler ihr Interesse für die Kardiologie. Nach ihrem Abschluss 1955 erhielt sie jedoch nur deshalb eine der begehrten Hilfsstellen im Guy's, weil sie die „Gold Medal in Clinical Surgery" gewonnen hatte. So wird sie chirurgische Assistentin von Sir Russell Brock, ist fasziniert von der Chirurgie angeborener Herzfehler, erkennt jedoch bald „... *that my hands were not connected to my brain*", und beendet ihre praktische chirurgische Karriere nach zwei Jahren.

1958 erhält Jane Somerville als erste Frau am renommierten *Heart House Hospital* eine Weiterbildungsstelle für Kardiologie. Es folgt eine aufregende Zeit zusammen mit Paul Wood, dem Genius der damaligen britischen Kardiologie, mit ihrem Mann Walter Somerville als verantwortlichem kardiologischem Consultant und etwas später mit dem speziell für angeborene Herzfehler zuständigen Herzchirurgen Donald Ross. Obwohl Paul Wood 1962 in seiner eigenen Klinik an einem akuten Herztod verstirbt, ausgelöst durch Kammerflimmern bei Infarkt, beginnt am Heart House in London eine neue kardiologische Ära mit internationalen Höchstleistungen. Auch im privaten Bereich entstehen lebenslange Verbindungen zwischen den Somervilles und Donald Ross. In ihrer spärlichen Freizeit knüpft Jane zusätzlich enge Verbindungen zum Hospital for Sick Children, in dem unter Richard Bonham-Carter und dem Chirurgen David Waterston eine spezielle Einheit zur Behandlung angeborener Herzfehler im Kindesalter etabliert worden war.

Die Entscheidung, vier Kinder zu haben, ermöglichte es Jane, jeweils eine kurze klinische Auszeit zu nehmen und etappenweise ihre Dissertation über atrioventrikuläre Septumdefekte zu schreiben, die sie nach zwei Schwangerschaften und fünf Jahren 1965 abschließen konnte.

Für eine reguläre Betreuung im Heart House waren Kinder mit angeborenen Herzfehlern zu jung und für die Great Ormond Street die Jugendlichen zu alt. Zudem fehlte Jane ein pädiatrischer Abschluss. Allerdings bekam sie im Heart

House, wo sie inzwischen als internistische Consultant tätig war, die Genehmigung, ein entsprechendes Office einzurichten – allerdings auf ihre eigenen Kosten. Nach mehreren Gesprächen „*... mit Lächeln und falschen Wimpern ...*" bei einigen großzügigen anonymen Sponsoren konnte die kleine Einheit mit vier Betten 1975 in Betrieb genommen werden. Die Zahl der Zuweisungen von Patienten aus dem ganzen Land stieg rasch, und Janes zuverlässige Diagnosen erlaubten ihren chirurgischen Freunden Operationen mit hohen Erfolgsraten. Die wissenschaftliche Etablierung der Subspezialität *„Kardiologie für angeborene Herzfehler"* stieß jedoch sowohl bei den Pädiatern (AEPC) als auch bei den internistischen Kardiologen (ESC) damals auf größere Widerstände.

Es war noch 1975, als sie „*... in ihrer Badewanne, ein Glas Champagner in der Hand ...*" den Entschluss fasste, dass ein „Weltkongress für Pädiatrische Kardiologie und Chirurgie" für dieses Vorhaben hilfreich wäre, den sie jedoch notgedrungen wohl selbst auf die Beine stellen müsste. Große Hilfe hierzu erhielt sie vor allem von ihren Freunden, den großen Herzchirurgen aus nahezu allen Ländern der Welt. Nach vielen Mühen fand dieser 1. Weltkongress im Juni 1980 in London statt. Er hatte 1300 internationale Teilnehmer und stellt den Beginn der Erfolgsgeschichte einer gemeinsamen pädiatrischen, internistischen und chirurgischen Kardiologie für angeborene Herzfehler in jedem Lebensalter dar.

Ein empfindlicher Rückschlag für Jane war die Übernahme des Heart House durch das Royal Brompton Hospital 1989. Wegen der steigenden Zahl jugendlicher und junger erwachsener Patienten hatte sie noch kurz zuvor begonnen, einen speziellen Service für diese Gruppe aufzubauen, den sie auf zahlreichen internationalen Veranstaltungen, zu denen sie geladen war, modellhaft propagierte. Zu Hause im Brompton war sie jedoch ein zweites Mal gezwungen, einen derartigen Service auf eigene Kosten zu installieren. Mithilfe von Spenden ihrer Patienten und ihrer Freundin, der Opernsängerin Jessye Norman, konnte im Juli 1997 die *„Jane Somerville GUCH Unit"* eröffnet werden: *„I speak my mind. I'm often right – sometimes for the wrong reason – but I'm courageous."*

Zwei Jahre später, 1999, wurde Jane, inzwischen Professorin für Kardiologie des Imperial College London, zwar in den Ruhestand verabschiedet, jedoch als Leiterin einer großen GUCH-Unit an das Heart House berufen – den Ort, an dem einmal alles begonnen hatte.

Nun wurden Jane Somerville zahlreiche nationale und internationale Ehrungen zuteil. So wurde sie z. B. 2010 als zweite Frau nach Helen Taussig in die Hall of Fame der AEPC, der Europäischen Gesellschaft für Kinderkardiologie, aufgenommen. 2012 ehrte sie das American College of Cardiology (unter anderem neben Eugene Braunwald) als eine der *„five legends of cardiovascular medicine"*.

Jane Somerville lebt heute abwechselnd in London und ihrer Wahlheimat Malta als Direktorin und Beraterin einer von ihr dort ins Leben gerufenen Klinik für GUCH-Patienten.

Albert Starr (geb. 1926), Miles Lowell Edwards (1898–1982)

Vieles im Leben wird dadurch bestimmt, zur richtigen Zeit am richtigen Platz zu sein, aber auch bereit und wagemutig genug, entschlossen Gelegenheiten zu ergreifen, wenn sie sich bieten. Wohl selten hat dieser Sinnspruch auf einen Herzchirurgen mehr zugetroffen als auf Albert Starr und seinen späteren Partner Miles Lowell Edwards, was die Entwicklung einer ersten funktionsfähigen künstlichen Herzklappe betrifft.

Albert Starr wurde *am 1. Juni 1926* in Brooklyn, New York, als Sohn von Immigranten aus der Ukraine und aus England geboren (Abb. 1). Sein Vater betrieb einen Großhandel mit wertvollen Pelzen; die Mutter war eine in Oxford ausgebildete Pianistin. Die Primary und die High School absolvierte Albert an New Yorker Public Schools, einem System, das es ihm zu dieser Zeit ermöglichte, diesen Abschnitt der schulischen Erziehung bereits mit 16 Jahren erfolgreich abzuschließen. So konnte er seine weitere Ausbildung am Columbia College, ebenfalls in New York, vergleichsweise frühzeitig beginnen. Nach einem dem damaligen Zeitgeist entsprechenden Interesse an Atomphysik (1942!) wandte er sich dann aber bald, angeregt durch einen ehemaligen Lehrer aus der Zeit der High School, letztlich doch der Biologie zu. Seine finanzielle Situation konnte er sich während dieser Zeit als Pianist in einer Jazzband aufbessern. Erneut angeregt durch stimulierende Lehrer, fand er im College seinen Weg zur Medizin „*… then medicine became my music …* ". 1946, im jugendlichen Alter von 19 Jahren, konnte er bereits seinen Abschluss als *Bachelor of Arts (BA)* machen und schrieb sich in unmittelbarem Anschluss aus „naheliegenden" Gründen am *„Columbia College of Physicians and Surgeons"* zum Studium der Medizin ein. Während der Kriegsjahre beinhaltete das Kalenderjahr statt zwei Semestern drei Trimester. So beendete er schon im Jahr 1949 im Alter

---

Der Beitrag erschien zuerst in der Zeitschrift für Herz-, Thorax- und Gefäßchirurgie 2022 36:361–366.

© Der/die Autor(en), exklusiv lizenziert an Springer-Verlag GmbH, DE, ein Teil von Springer Nature 2024
H. E. Ulmer, *Lebensbilder aus der Geschichte der Herzchirurgie*,
https://doi.org/10.1007/978-3-662-68919-6_17

Abb. 1 Albert Starr (geb. 1926). (© Edwards Lifesciences LLC, Irvine, CA, USA, mit freundlicher Genehmigung. Alle Rechte vorbehalten)

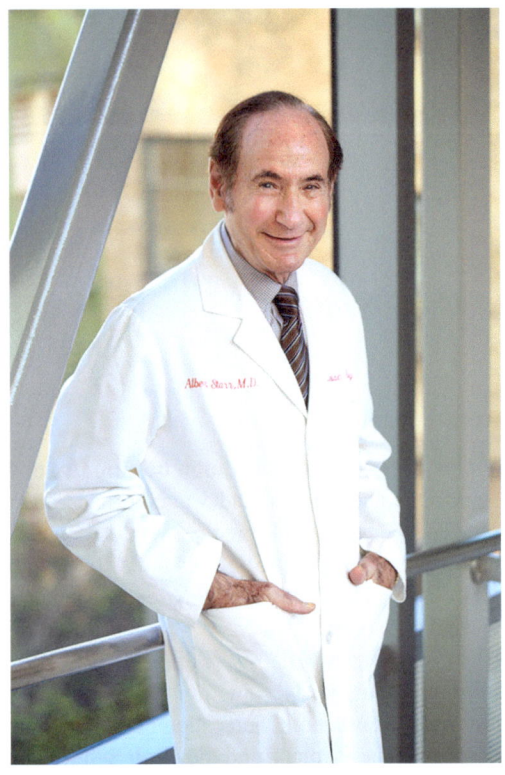

von 23 Jahren sein Studium mit dem zugehörigen Titel eines *Medical Doctor, MD*. Inzwischen war auch der II. Weltkrieg beendet, sodass ihn dieser zumindest zeitlich nicht mehr betraf.

Da während seiner Studienzeit viele gute Chirurgen in der Army und weniger an den Universitäten gewesen waren, fühlte sich der junge „Dr. Albert ('Al') Starr" auf diesem Gebiet eher etwas schwach und wollte dies durch eine anschließende *Internship* in Chirurgie aufbessern. Als einer der Jahrgangsbesten ging er davon aus, auch diesen Teil seiner Ausbildung an einer der *„Ivy League Universities"* an der Ostküste fortsetzen zu können. Daher bewarb er sich am *Massachusetts General Hospital (MGH)* in Boston und eigentlich nur als zweite Wahl an der gerade wieder aufstrebenden *Johns Hopkins University* in Baltimore, Maryland. Nach dem Bestehen beider Aufnahme-Interviews kam als Erstes eine Zusage von Hopkins. Die Antwort des MGH stand noch aus. Allerdings erhielt Albert schon kurze Zeit später noch einen Anruf aus Baltimore. *Alfred Blalock*, der Chef der Chirurgie, war persönlich am Apparat und stellte in seinem sonoren Südstaaten-Dialekt fest: *„Starr, nobody refuses an internship at Hopkins. What's wrong with you?"* Al antwortete: *„Well, Dr. Blalock, I was hoping to go to MGH."* Darauf Blalock: *„Well, you have to tell me now whether you want the internship or not"*, – darauf Al, kurz entschlossen: *„Sure, I do, Sir."* Es sollte sein Schaden nicht werden!

Obwohl Alfred Blalock, als er den 23-jährigen Albert Starr zum ersten Mal sah, dem „young boy" kaum glauben konnte, dass er sein Medizinstudium wirklich bereits abgeschlossen hatte, setzte er ihn neben allgemeinchirurgischen Pflichtaufgaben auch häufig bei seinen eigenen Herzoperationen ein, wie z. B. Ductusligaturen, Isthmuskorrekturen u. a., noch bevor dieser seine erste Leistenhernie selbst operiert hatte. Gegen Ende seiner Internship im Frühjahr 1951 wurde ihm aber von Denton Cooley, damals Blalocks Chief Resident, mitgeteilt, dass er aus Mangel an Weiterbildungsplätzen in Baltimore nicht als Resident würde übernommen werden können. Allerdings vermittelte Blalock während eines Gesprächs mit Al in dessen Beisein durch ein dreiminütiges Telefongespräch mit seinem Freund, dem Chef des *New York Presbyterian Hospital,* einer der größten Kliniken New Yorks, die von Al gewünschte Stelle. Dieser Vorgang hinterließ bei Albert Starr einen Eindruck, den er sein Leben lang nicht vergessen sollte.

Zurück in seiner Heimatstadt New York, im angesehenen *Bellevue Hospital* der Columbia-Gruppe, konnte Starr sich auch erstmals neben der Chirurgie einem gewissen Sozialleben widmen. Durch seinen Chef Frank Berry erhielt er Zugang zu einer Seite der New Yorker Society, zu der er bis dahin als ehemaliger „Brooklyn boy" keine Verbindung gehabt hatte. Aber bereits einige Monate später begann der Korea-Krieg, und Al erhielt seinen Stellungsbefehl. Seinem ursprünglichen Wunsch, in eine „Auffangklinik" in Europa eingeteilt zu werden, kam Frank Berry, der gleichzeitig Verteidigungssekretär für die Chirurgie war, nicht entgegen: „ *What a great opportunity, Starr, that's great. During the war, the place of a surgeon is the combat zone!"* So fand sich Starr nur wenige Wochen später in einem *„Mobile Army Surgical Hospital"* (MASH) in Nordkorea inmitten der Frontlinie wieder. Nach einem kurzen Training in Abdominalchirurgie durch einen älteren Allgemeinchirurgen aus dem Mittelwesten, der mit Bauchschüssen vertraut war, fand sich der junge Chirurg mit dem Ivy-League-Hintergrund in der Verantwortung für ein großes Feldlazarett: „*I did a thousand laparotomies in one year. I had calluses on my hands from operating. So, life after Korea was a bonus, as far as I was concerned.*"

Nach 18 Monaten in Korea konnte Starr im Herbst 1952 seine Residency in verschiedenen Kliniken des Presbyterian-Komplexes in New York fortsetzen und 1957 im Alter von 31 Jahren seine Ausbildung abschließen. Gleichzeitig hatte er dabei sein Interesse an der Herzchirurgie wiederentdeckt, wo inzwischen versucht wurde, diese mithilfe der Herz-Lungen-Maschine am offenen Herzen durchzuführen. An einem späten Nachmittag im Mai 1957 war Starr im Presbyterian Hospital gerade dabei, einen seiner ersten Vorhofseptumdefekte zu operieren. Wegen eines geplanten Rendezvous am Abend war er dabei wohl etwas schneller zugange als sonst. Gast bei dieser Operation war ein *Dr. Conkin,* Chef der Thoraxchirurgie der *Oregon Health Sciences University of Portland,* welcher die Eröffnung eines herzchirurgischen Programms in Portland plante, um nicht weiterhin alle Kinder mit angeborenen Herzfehlern zur Operation an die Mayo-Klinik schicken zu müssen. Frage: „*You can do this kind of surgery?"* Antwort: „*Sure. This is what I've been trained for!*" So kam es zu einer Einladung für Starr zu einem Besuch in Portland am anderen Ende des Kontinents – einer anderen Welt! Zu dem für 9:00 Uhr vereinbarten Vorstellungsgespräch, Albert Starr im blauen Dreiteiler, erschien der vorübergehende Leiter des *Department of Surgery* gegen 9:30 Uhr, gerade zurück von einem „*little early morning fishing*", mitten in der Woche. Niemandem, eigentlich auch Albert Starr nicht, war es letztlich wirklich klar, warum er drei Monate später, am 1. August 1957, die Stelle eines geplanten, zukünftigen „*Chief of the Division of Cardiac Surgery*" an dem gerade ein Jahr zuvor neu eröffneten *Hospital of the University of Oregon, Medical School, Portland* antrat. Zudem war seine Stelle organisatorisch vorübergehend noch der „*Crippled Children's Division*" der Kinderklinik zugeordnet, da er seinen eigenen Bereich im *Department of Surgery* erst noch selbst aufbauen und strukturieren musste bzw. durfte. Mit einer Subvention von 10.000 Dollar der *Oregon Heart Association* begann er, ein Team aus Assistenten der Thoraxchirurgie zusammenzustellen und diese in einem von ihm selbst eingerichteten Tierlabor der Klinik für Operationen am offenen Herzen auszubilden. Bereits im April 1958 führte er dann tatsächlich mit diesem Team die erste derartige Operation in Portland durch. Es handelte sich um den erfolgreichen Verschluss eines Ventrikelseptumdefekts bei einem fünfjährigen Mädchen. Ihr Bild schmückte am nächsten Tag die Titelseite von Portlands Lokalzeitung – in Oregon hatte das Zeitalter der offenen Herzchirurgie begonnen.

Etwa vier Wochen später tauchte bei Albert Starr unerwarteter Besuch auf: ein Mensch, dem es bestimmt war, ihren beiden weiteren Leben eine gemeinsame Richtung zu geben. Dieser Mensch war Lowell *Edwards*. *Miles Lowell Edwards* wurde am *18. Januar 1898* in Newburg, Oregon geboren (Abb. 2). Er entstammte einer Familie von Pionieren und Unternehmern. So hatte sich sein Vater Clarence 1904 für seine Farm in unmittelbarer Nähe der kleinen Stadt Newburg einen elektrischen Generator zugelegt, den er mit einer Dampfmaschine betrieb, um mithilfe einiger Lampen seine Farm und einige der Straßen von Newburg zu beleuchten. Nur ein Jahr später konnte er die ganze, inzwischen vergrößerte Anlage mit reichlich Profit an die Stadt verkaufen.

Clarences Sohn Lowell absolvierte in New York ein Ingenieurstudium, das er 1924 erfolgreich abschloss, und anschließend in seine Heimat Oregon zurückkehrte. Hier begann er eine erfolgreiche Karriere mit der Konstruktion von hydraulischen Pumpen, zunächst für die Landwirtschaft, später in größerem Umfang für die Wasserindustrie Oregons. Aus Interesse und zum eigenen Zeitvertreib unterhielt er jedoch in seinem Wohnort Portland weiterhin eine kleinere Mechanik-Firma, „*Edwards Developmental Laboratory*". Seine *Frau Margarete* berichtete, dass Lowell, schon lange im Besitz eigener Fabriken, immer eine eigene Werkstatt in seinem jeweiligen Wohnhaus einrichtete, sodass er jederzeit, und sei es mitten in der Nacht, einer plötzlichen Idee folgend, diese sofort mit eigenen Händen als Prototyp herstellen konnte: „*I guess inventors are a queer breed*".

1942 hatten die Ingenieure der Boeing Aircraft Company ein größeres Problem mit ihrem neuen, im II. Weltkrieg einzusetzenden Bomber B52. Sobald die Maschinen einen schnellen Anstieg auf über 20.000 Fuß unternehmen wollten, verloren sie rasch an Leistung. Aus den Pumpen der Motoren verdampfte infolge des niedrigen Luftdrucks in diesen Höhen das heiße Öl. Boeings Ingenieure hatten von Edwards Zentrifugalpumpe gehört, die selbst kochendes Wasser verlustfrei bewegte. An-

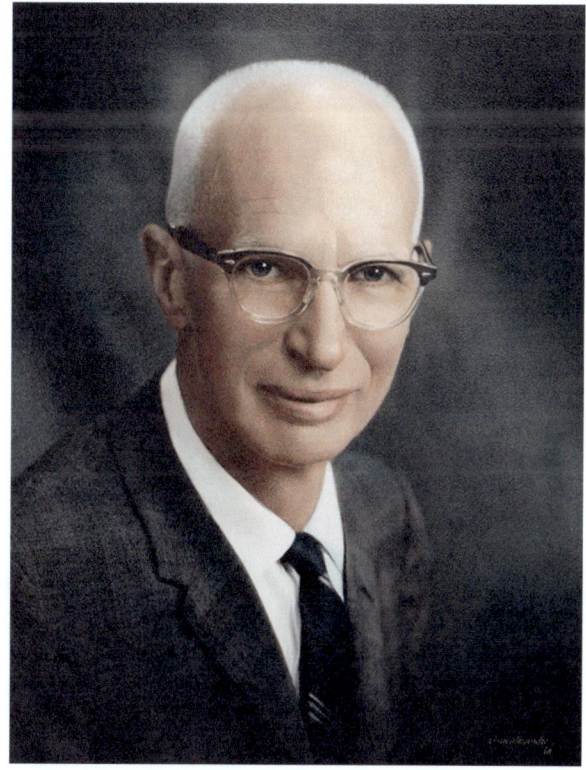

Abb. 2 Miles Lowell Edwards (1898–1982). (© Edwards Lifesciences LLC, Irvine, CA, USA, mit freundlicher Genehmigung. Alle Rechte vorbehalten)

getrieben von seinem Willen, seinem Land in der Not zu helfen, gelang es Edwards, eine Variation seiner Zentrifugalpumpe zu konstruieren, die das heiße Öl unbeschadet in die Ölleitungen der Motoren transportierte und so das Problem löste. Bis 1945 wurde diese Pumpe in nahezu alle US-Militärflugzeuge eingebaut. Von dieser Zeit an war der erst 47 Jahre alte Lowell Edwards für den Rest seines Lebens finanziell unabhängig.

Mitte Mai 1958 trafen Lowell Edwards und Albert Starr dann ein erstes Mal aufeinander. Al konnte ihn durch sein Office-Fenster kommen sehen. Einem älteren Cadillac-Cabrio entstieg ein grauhaariger, etwas fragil wirkender älterer Mann mit leichtem Parkinson-Zittern, in lockeren Hosen, einem Freizeithemd und einem nicht mehr ganz neuen Sportjackett. Nach einer kurzen, freundlichen Begrüßung kam Edwards schnell zur Sache. Unter Anwendung seiner Kenntnisse über Hydraulik und Pumpentechnik hatte er sich aus Interesse, nach einer eigenen frühkindlichen Erfahrung mit rheumatischem Fieber, mit dem Herzen und dem Kreislauf beschäftigt und war zu der Erkenntnis gekommen: *„The heart is just a pump. We could develop an artificial heart because it is not too complicated, but I can't do it by myself. I need a doctor to help me."* Nach den Neuigkeiten, die er vor Kurzem in der Zeitung gelesen hatte, sei Starr die richtige Person, an die er sich wenden könne. Trotz des Altersunterschieds von 30 Jahren fanden die beiden Männer bereits bei diesem ersten Besuch Kontakt zueinander, der ihr ganzes weiteres Leben erhalten bleiben sollte. Starr fand jedoch, dass es für ein Konzept, ein ganzes Herz betreffend noch zu früh sei, ermutigte Edwards aber, sich mit ihm zusammen, zunächst an die Entwicklung einer künstlichen Herzklappe zu machen, für die in der Herzchirurgie ein umfangreicher Bedarf bestünde. Da für die Aortenklappe durch Charles Hufnagel, Dwight Harken und einige andere bereits Bestrebungen in dieser Richtung im Gang waren, es aber andererseits zahlreiche Patienten gab, die sich durch eine meist rheumatisch zerstörte Mitralklappe in einer schweren und letzten Endes meist tödlich verlaufenden Herzinsuffizienz befanden, fiel die Entscheidung für den Versuch, eine künstliche Mitralklappe zu entwickeln: *„Why don't we start on the mitral? That looks like it might be the toughest one!"* Albert Starr erinnert sich: *„We shook hands. In the West that was it."*

Streng genommen musste für die geplante künstliche Herzklappe nichts prinzipiell Neues erfunden werden, sondern lediglich die geeignete Kombination aus bereits Vorhandenem: taugliche Materialien für die einzelnen Bestandteile, ein Mechanismus für die Segelbewegungen, eine sichere Art der Fixierung des Klappenrings und einiges mehr. Der anfängliche Plan war eine Zweisegelklappe mit Stahlring und Segeln aus einem der neuartigen Kunststoffe. Da Lowell Edwards in der glücklichen Lage war, sich nicht mehr mit kommerziellen Aufträgen beschäftigen zu müssen, standen meist in den mindestens wöchentlich stattfindenden Brainstorming-Sitzungen die gerade noch diskutierten Modellvorstellungen als fertige Prototypen zur Verfügung. Die meisten davon waren von Edwards in seinem Entwicklungslabor eigenhändig hergestellt worden. So konnte Albert Starr ab 1958 in seinem Tierlabor ein aktuelles, aber noch immer veränderbares Modell einsetzen und testen, was in einem größeren organisatorischen Rahmen so kaum möglich gewesen wäre. Die Implantation zeigte sich dabei als eher wenig kompliziert, sodass die akuten Ergebnisse meist erfolgreich waren, und die Hunde die Operationen in der Regel mit guter kardialer Funktion überlebten. Die biologischen Probleme erwiesen sich dagegen als bedeutsamer. Unglücklicherweise verstarben fast alle Tiere in den ersten postoperativen Tagen akut durch thrombotische Okklusionen der Öffnungsfläche der Klappensegel. Darüber hinaus entwickelte das Material der Segel rasch eine zu große Steifigkeit, was die Beweglichkeit stark einschränkte. Nach diversen, erfolglosen Verbesserungsversuchen musste deshalb die Vorstellung des Segel-Designs aufgegeben und ein vollständig neues Konzept in Angriff genommen werden.

Auf der anderen Seite des Kontinents, am *National Heart Institute in Bethesda, Maryland,* arbeitete zu dieser Zeit eine junge Ärztin, *Nina Starr Braunwald,* die Ehefrau des später weltbekannten Kardiologen *Eugene Braunwald.* Sie war gerade dabei, sich von *Andrew Morrow,* dem *Chief of the Surgical Branch of the NIH,* zur ersten Herzchirurgin der USA ausbilden zu lassen. Wissenschaftlich beschäftigte sie sich, wie Albert Starr in Portland (zu dem jedoch keinerlei verwandtschaftliche oder engere wissenschaftliche Beziehungen bestanden), gleichfalls mit der Entwicklung einer künstlichen Mitralklappe. Nach zahlreichen Versuchen im Tierlabor gelang es ihr dann am 11. März 1960, d. h. fünf Monate vor Albert Starr, bei einer 44-jährigen Frau eine von ihr selbst entworfene künstliche Mitralklappe, allerdings mit flachen Flügeln aus Polyurethan und künstlichen Segelfäden, die *Braunwald-Morrow-Klappe*, zunächst erfolgreich zu implantieren. Die Patientin verstarb jedoch vier Monate später an den Folgen eines Vorhofflimmerns. Daraufhin hatte Nina Starr Braunwald, zusammen mit ihrem ebenfalls noch jungen Kollegen *Dr. Cutter* begonnen, eine mechanische Kugel-Klappe, die spätere *Braunwald-Cutter-Klappe* zu entwickeln, die dann, allerdings erst in den 1970er-Jahren, mit einigen Tausend Exemplaren erfolgreich eingesetzt wurde.

Bereits einige Jahre zuvor, im September 1952 hatte *Charles Hufnagel* von der *Georgetown University, Washington* versucht, insuffiziente Aortenklappen durch ein künstliches Teil zu ersetzen. Es bestand aus einem bauchigen Acryl-Tubus, in den eine kleine Silikonkugel eingeschlossen war, die beim diastolischen Blutrückfluss in der Aorta die Röhre nach rückwärts verschloss. Dieses Teil musste, da es noch keine Herz-Lungen-Maschine gab, in die vorübergehend abgeklemmte, eröffnete deszendierende Aorta implantiert werden. Wegen diverser Mängel wurde jedoch die Verwendung dieses Teils als Ersatz für eine defekte Klappe nach einiger Zeit eingestellt. Die Grundidee mit der Kugel in einem Käfig wurde aber nun, einige Jahre später, für Starr und Edwards das neue Konzept für ihre zunächst ungewöhnlich erscheinende Idee der „*ball-in-cage valve*", später auch „Kugelklappe" genannt. Auf einen mit Dacron überzogenen Klappenring aus Metall wurde ein kleiner Fangkäfig mit zwei Drahtbogen aus Edelstahl aufgesetzt. In diesem offenen Käfig befand sich eine bewegliche Kugel aus Acryl, die zur Verminderung des Geräuschs aufeinanderschlagender Teile mit Silikon beschichtet war (z. B. Abb. 3). Diese neue Konzeption einer Herzklappe erforderte die Neukonstruktion von Ring, Kugel, Käfig sowie eine Auswahl neu zu verwendender Materialien und Her-

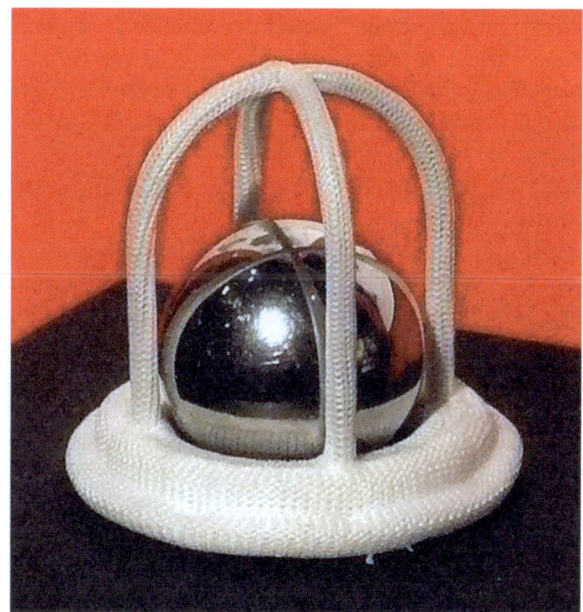

Abb. 3 Starr-Edwards „ball-cage valve". (© Edwards Lifesciences LLC, Irvine, CA, USA, mit freundlicher Genehmigung. Alle Rechte vorbehalten)

stellungsweisen. Bereits drei Wochen nach der gemeinsam entwickelten Vorstellung lieferte Lowell Edwards ein erstes implantierbares Modell! Nach einigen Veränderungen am Klappenring und an den Bügeln des Käfigs zeigten sich bald deutliche Fortschritte mit einem Überleben von 80 % der Tiere über mehrere Monate.

Im Sommer 1960 sah *Herbert Griswold, Chef der Abteilung für Kardiologie*, bei einem seiner seltenen Besuche im chirurgischen Tierlabor, erstmals die frei laufenden, munteren, lebendigen Hunde mit der neuen, künstlichen Mitralklappe. Mit großem Erstaunen wandte er sich an Starr: „*You know, we have patients in the hospital. I think you should consider operating on them!*" Starr, der bezüglich einer Implantation beim Menschen noch zögerte, besprach sich mit *John Englebert Dumphy*, dem über den Stand der Tierversuche ebenso wenig informierten *Chairman of the Department of Surgery* an der Portland-Klinik, und bekam die Antwort: „*Oh yeah, I would do it!*" Jetzt waren Albert Starr und Lowell Edwards, der noch nie im Leben bei einer Herzoperation zugegen gewesen war, in der Wirklichkeit des Lebens angekommen. Es gab keinen vorausgegangenen Fall, an dem man sich orientieren konnte; die *Food and Drug Administration* fühlte sich nicht zuständig für in den Körper zu implantierendes Fremdmaterial, ein offizielles Einwilligungsformular für medizinische Eingriffe gab es zu dieser Zeit ebenfalls noch nicht, für Haftungsfragen und Herstellerrechte wäre eigentlich eine (noch zu gründende) Firma zuständig gewesen, aber die ersten Patienten lagen schon in der Klinik. Für Lowell Edwards, den erfahrenen Wirtschaftsingenieur, war ein derartiges Vorgehen nichts Neues. Durch seinen Anwalt ließ er eine neue Firma gründen, die „*Edwards Laboratories*", an der er Albert Starr selbstverständlich zu beteiligen gedachte. Dieser lehnte seinen Anteil vorausschauend wegen eines möglichen „*conflict of interest*" ab, wollte dafür aber der neuen Kugelklappe die Bezeichnung „*Starr-Edwards*" anstatt der alphabetischen „*Edwards-Starr*" zukommen lassen. Das der Klappe zugrunde liegende Patent betraf insgesamt lediglich nur den speziellen, beschichteten Klappenring, da das Kugel-Prinzip ja zuvor bereits bei anderen Klappen Verwendung gefunden hatte. Unterstützt von Starr entwarf derselbe Wirtschaftsanwalt den bis dahin in der Medizin nicht eingeführten schriftlichen „*informed consent*" für ein derartiges medizinisches Vorgehen. Alle diese Auflagen waren eine Woche vor dem geplanten ersten Eingriff erledigt. „*The secret of getting ahead is getting started*".

Am *25. August 1960* wurde in Portland, Oregon, von Albert Starr und dem von ihm vor Ort ausgebildeten Team die erste von ihm und Lowell Edwards entwickelte und hergestellte „ball-cage-valve" in Mitralposition implantiert (Abb. 3). Empfängerin war eine 33-jährige farbige Frau, die bereits zweimal an ihrer durch ein rheumatisches Fieber zerstörten Mitralklappe voroperiert worden war. Sie hatte die letzten Monate zuvor mit einer schweren Herzinsuffizienz unter einem Sauerstoffzelt in der Medizinischen Klinik verbracht. Wegen der größeren Verhältnisse beim Menschen sei laut Starr die Operation selbst einfacher als im Tierversuch gewesen und daher schneller verlaufen. Am frühen Nachmittag erwachte die Frau mit einem stabilen Kreislauf aus der Narkose. Kurze Zeit später wurde sie von *Howard Phelps*, „*Chief of the Department of Internal Medicine*", untersucht, der unbedingt den „*opening snap*" und den „*closing sound*" der künstlichen Herzklappe als Erster hatte hören wollen. Die pathologischen Herzgeräusche waren verschwunden. Phelps beglückwünschte Albert Starr: *„Nice job, Al"* – und verschwand! Am Abend wurde wegen einer geringen Luftnot der Patientin eine Röntgenaufnahme des Thorax im Sitzen im Bett angefertigt, bei deren Durchführung sie an einer ausgeprägten Luftembolie des Herzens in den Armen von Albert Starr akut verstarb. Dennoch hatte diese Operation gezeigt, dass mit der Kugelklappe der richtige Weg eingeschlagen war. Bereits vier Wochen später, am 21. September 1960, zeigte sich dies beim zweiten Patienten, einem 52-jährigen Trucker mit einer schweren Mitralinsuffizienz nach zwei vorausgegangenen Kommissurotomien seiner ehemaligen Mitralstenose. Die Operation wurde auf die gleiche Art durchgeführt. Philip Amundsen erholte sich rasch und konnte sechs Wochen nach der Operation unter Antikoagulation nach Hause entlassen werden. Er verstarb zehn Jahre später durch einen Sturz von der Leiter beim Streichen seines Hauses. Die Klappe erwies sich bei der Obduktion als völlig unangegriffen und voll funktionsfähig.

Bis Anfang 1961 waren acht Klappen in Mitralposition implantiert, darunter sechs überlebende Patienten in gutem Allgemeinzustand. Nun drängte es Dumphy, den Allgemeinchirurgen, diese Ergebnisse baldmöglichst an die Öffentlichkeit zu bringen. Er veranlasste Starr zu einem Vortrag vor der *„American Surgical Association"* im März 1961 in Florida. Michael de Bakey war der „eingeladene" sichere erste Diskutant und erledigte seinen Auftrag kollegial. Später, nach der Sitzung, meinte er allerdings zu dem jungen Starr: *„… if this application for research would have come into my committee at the NIH, I would have turned it down."* Andererseits wird die diesem Vortrag zugehörige Veröffentlichung von Albert Starr und Lowell Edwards heute zu den 100 wichtigsten Publikationen in der Herzmedizin gerechnet.

Angesichts der großen Zahl betroffener Patienten ging die weitere Entwicklung nun erwartungsgemäß sehr rasch. Während anfangs die von den *Edwards Laboratories* hergestellte Klappe von Starr nur an einige erfahrene, bereits zuvor kooperative Zentren zum Einsatz weitergegeben wurde, waren aufgrund der guten Erfahrungen binnen kurzem zahlreiche Kliniken auf der ganzen Welt in der Lage, mit diesem Verfahren Leben zu retten. Über nahezu eineinhalb Jahrzehnte wurde die Starr-Edwards-Klappe in jedem Jahr mehr als 50.000-mal implantiert, bis einige andere alternative mechanische Klappen, und ab Anfang der 1970er-Jahre die biologischen Herzklappen von *Alain Carpentier* häufiger eingesetzt wurden. Erst im Jahr 2007 wurde die Produktion dieser Kugelklappe endgültig eingestellt.

Da im Gegensatz zu Patienten mit angeborenen Herzfehlern der Transport von Patienten mit schweren Defekten der Herzklappen über weitere Strecken wesentlich gefährlicher sein kann, kamen weniger die Patienten selbst zur Operation nach Portland, als deren Chirurgen aus aller Welt dorthin, um sich die Operationstechnik bei Albert Starr anzueignen. Neben der Herzklappenchirurgie nahm die Klinik in Oregon auch intensiv an den Entwicklungen in der koronaren Bypass-Chirurgie und an der Chirurgie angeborener Herzfehler am offenen Herzen teil. Der Anteil der Herzpatienten an der *University of Oregon Medical School* war bis 1964 so groß geworden, dass die Entscheidung anstand, diese zu einem größeren Herzzentrum auszubauen, oder die Medical School mit allen anderen Disziplinen als eine universitäre

Einrichtung beizubehalten. Auch Albert Starr selbst hatte sich inzwischen unter Berücksichtigung des von ihm selbst geschaffenen Umfelds entschieden, vorliegende Berufungen renommierter amerikanischer Universitäten nicht anzunehmen, sondern in Portland zu bleiben. Seine *Frau Victoria und die beiden Kinder Vicky und David* waren, wie er selbst, inzwischen mit dem an sich eher entlegenen Oregon so verbunden, dass sie ihn in dieser Absicht bestärkten. Daher kam ihm der Vorschlag des Dean der Medical School der Universität von Oregon sehr entgegen, die inzwischen große herzchirurgische Klinik einschließlich des wissenschaftlichen Labors und unter Mitnahme des von ihm ausgebildeten wissenschaftlichen und klinischen Personals in das *Providence St. Vincent Medical Center, Portland* zu verlagern. Es handelte sich dabei um die größte Klinik Oregons und das Zentrum eines den ganzen Staat umfassenden Versorgungszentrums, des *„Oregon Health & Science Hospital System"*. Albert Starr selbst blieb dabei Mitglied der Universität und Professor an der Medical School und operierte weiter an beiden Kliniken. Mit den Möglichkeiten, die sich ihm durch diese Konstellation boten, konnte er sich an allen Entwicklungen der Herzchirurgie in deren fruchtbaren Jahren von 1965 bis 1999, dem Jahr seiner formalen Emeritierung, ausgiebig beteiligen. Diese reichten vom ersten Dreifach-Klappenersatz über die koronare Bypass-Chirurgie (1968) bis zur ersten Herztransplantation in Oregon im Jahr 1985. Im selben Jahr wurde Albert Starr auch zum ersten *„Director of the Heart and Vascular Institute of the Providence Health System"* ernannt. Diese überregionale verantwortliche Aufgabe nahm er bis 2010 wahr.

Lowell Edwards wandte sich weiterhin der Entwicklung diverser medizintechnischer Geräte und Erzeugnisse zu, von Herzklappen verschiedenster Bauart über Herzschrittmacher sowie unterschiedlichsten diagnostischen und therapeutischen Herzkathetern. Sein anfangs bescheidenes *Edwards Laboratory* ging nach seinem frühen Verkauf bereits für zehn Mio. Dollar, später durch Fusionen und Inklusion von mehreren gleichartigen Einrichtungen letztlich in der heutigen *„Edwards Life Science Corporation"* in Irvine, Kalifornien, auf. Diese hat heute einen Jahresumsatz von mehr als vier Milliarden Dollar. 1963 wurde der Ingenieur Miles Lowell Edwards von der *American Medical Association* mit dem *Distinguished Service Award* ausgezeichnet: *„A man of honour and courage, whose inventive genius brought about the development of artificial heart valves, and whose long devotion to human welfare in the science of medicine has given life and hope to victims of heart disease throughout the world."* Der für die Geschichte der Medizin wohl bedeutendste „Fachmann für Hydraulik und Pumpen" verstarb 1982 im Alter von 84 Jahren in seiner Heimat Oregon.

Sein 25 Jahre jüngerer Freund und Partner Albert Starr wagte 2011, im Alter von 85 Jahren, noch einmal einen Neuanfang. Seit Jahren bereits im Emeritus-Status, kehrte er als Senior-Professor und Full-Time-Berater an seinen Ursprung, die *„Oregon Health & Science University (OHSU)"* zurück. Dies sollte sich, wie so oft in seinem Leben, als Vorteil für alle Beteiligten erweisen. Im folgenden Jahr 2012 stellten nämlich der Mitbegründer und Chairman der Sportartikel-Firma *Nike*, Phil Knight und seine Frau Penny, im Rahmen einer Stiftung die Summe von 125 Mio. Dollar zur Verfügung, um ein *„Institute for Cardiovascular Research and Care at*

OHSU" zu gründen. Ziel des Instituts ist es, Kliniker und Grundlagenforscher in einer gemeinsamen Einrichtung zusammenzuführen, um auf kardiovaskulärem Gebiet translational erforschtes neues Wissen unmittelbar zur klinischen Anwendung zu bringen. Seit 2013 ist Albert Starr der Chairman des *„OHSU Knight Cardiovascular Institute"*.

Im Februar 2016 feierte ein ehemaliger Patient von Albert Starr, der 82-jährige Glenn Baker, ein Jubiläum, das wohl bisher von keinem anderen Menschen erreicht wurde: 50 Jahre zuvor, am 9. Februar 1966, war dem damals jungen Mann im Alter von 32 Jahren eine der ersten Starr-Edwards-Klappen implantiert worden. Diese Klappe war nach mehr als einem halben Jahrhundert noch voll funktionsfähig!

Nina Starr Braunwald (1928–1992)

Seit Menschengedenken haben Frauen in der Heilkunde ihren anerkannten Platz. Historisch betrachtet standen dabei Krankenpflege, Wundheilung und Geburtshilfe lange Zeit im Vordergrund. Erst in moderneren Zeiten, nach der Gründung medizinischer Fakultäten an einigen Universitäten, erscheinen vereinzelt Frauen auch im Bereich der akademischen Medizin und noch seltener im Umfeld der Disziplin Chirurgie. So wird z. B. Dorothea Christiane Erxleben 1754 als die erste promovierte deutsche Ärztin an der Universität Halle an der Saale aufgeführt. Als erste anerkannte deutsche Chirurgin gilt Elisabeth Winterthaler, allerdings mit Studium und Promotion (1890) in der Schweiz, wo sie auch zunächst in Zürich praktizierte. Später, 1903/1904, musste sie das gesamte Studium mit Examen in Deutschland wiederholen, nachdem sie bereits seit 1895 mit der Schweizer Promotion als Gynäkologin in Frankfurt am Main tätig gewesen war. Hier hatte sie auch 1895 als erste Frau in Deutschland eigenverantwortlich eine Laparotomie durchgeführt.

In der Neuen Welt erfolgte die legitime Aufnahme von Frauen in die akademische Medizin etwas später, erst nachdem vereinzelte, zuvor freie Medizinschulen als formale *Medical Schools* anerkannt worden waren. Eine der ersten Absolventinnen des mit zwei weiteren Frauen gegründeten *Women's College of the New York Infirmary* war Elizabeth Blackwell (1829–1902). Diesen drei aktiven Damen gelang später auch die Öffnung der Allgemeinchirurgie für Frauen. Die Ära für den Bereich Thoraxchirurgie in den USA begann mit der Einrichtung des *Board of Thoracic Surgery (BTS)* 1948. Aber erst 1961, zwölf Jahre nach den ersten Prüfungen, wurde als erste Frau *Nina Starr Braunwald* als Thoraxchirurgin zertifiziert, obwohl sie bereits seit gut zehn Jahren Herzoperationen durchgeführt hatte. Aber das ist eine längere Geschichte:

Der Beitrag erschien zuerst in der Zeitschrift für Herz-, Thorax- und Gefäßchirurgie 2023 37:55–58.

Abb. 1 Nina Braunwald (1928–1992). (© stock imagery/Alamy Stock Foto, mit freundlicher Genehmigung. Alle Rechte vorbehalten.)

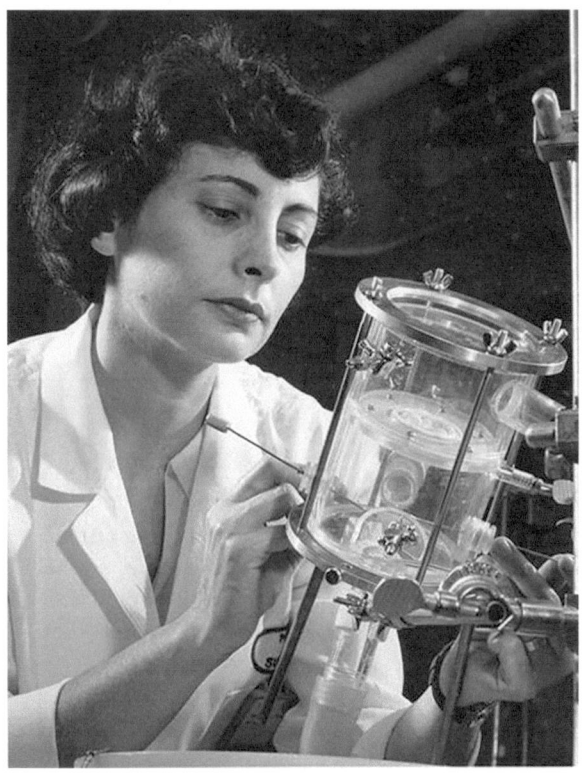

Nina Starr (Braunwald) wurde am 2. März 1928 in Brooklyn, New York, geboren (Abb. 1). Sie war das einzige Kind von May und Morris Starr, Eltern aus angesehenen jüdischen Familien. Die Mutter war Innenarchitektin, der Vater praktizierender Internist mit kardiologischem Interesse. Aufgrund ihrer ausgeprägten kreativen Anlagen und ihrer manuellen Geschicklichkeit interessierte sich Nina zunächst in Richtung ihrer Mutter für Kunst in Form von Kursen in Malerei und Plastik. Andererseits lenkten sie später die nicht seltenen Begleitungen ihres Vaters bei dessen Hausbesuchen, noch vor ihrem Abschluss der *Erasmus Hall High School* 1945, hinsichtlich ihrer weiteren Ausbildung auf den Weg zur Medizin. So begann sie im Februar 1946 am *New York University College* mit den vorklinischen, naturwissenschaftlich orientierten Fächern. Bei ihren Problemen, z. B. mit der organischen Chemie, wurde sie von dem um ein Jahr jüngeren Mitstudenten *Eugene Braunwald* freundschaftlich unterstützt. Der war in Wien geboren und aufgewachsen und mit dem größten Teil seiner ehemals wohlhabenden, ebenfalls jüdischen Familie nach dem „Anschluss Österreichs an das Deutsche Reich" in die USA nach New York ausgewandert. Seinen Weg in die Medizin hatte ihm seine Mutter Claire gewiesen. Sein Vater war zu Hause Textilkaufmann und ehemals Besitzer eines Modehauses gewesen. Eugenes Musikbegeisterung aus der Wiener Zeit führte ihn in New York bald in die *Metropolitan Opera*, wo es ihm gelang, über gelegentliche

Auftritte als Komparse die Ära Toscanini aus allernächster Nähe zu erleben und manchmal sogar an begehrte Freikarten zu kommen. *„I was paid a dollar a night for being a spear carrier in a production of Aida"*. So konnte er die ebenfalls musikbegeisterte Nina, mit der er zuweilen beim Lunch war, z. B. zu einer Aufführung der von ihr so geliebten 7. Symphonie von Beethoven einladen. Aus den sporadischen Lunches entwickelte sich rasch ein regelmäßiges Dating der beiden Musikliebhaber.

Nach dem erfolgreichen Abschluss des College mit dem *Bachelor of Arts and Science (B.A.)* begannen die beiden dann am 1. Mai 1948 gemeinsam ihr Medizinstudium an der *New York Medical School*. Auch ohne organische Chemie folgte nun intensive Arbeit. Eugene wollte aus eigenem Antrieb der Erste in der Klasse sein. Dagegen war es Nina auferlegt, in dem wenig frauenfreundlichen Medizinbetrieb dieser Jahre sich zumindest mit Leistung durchzusetzen. Im Sommer 1949 kam es nahezu zwangsläufig zur Verlobung der beiden. *„It was the longest engagement in history"*, kommentierte Eugene später einmal entnervt in einem Interview, da die Hochzeit erst im Juni 1952, am ersten Wochenende nach dem erfolgreichen Abschluss des Studiums mit dem Erreichen des M.D., stattfand. Die Hochzeitsreise führte die beiden dann aber für vier Wochen auf die Bermudas – der längste gemeinsame Urlaub ihres Lebens.

Bereits während des Studiums hatte sich das besondere Interesse beider an der Wissenschaft vom Herzen mehr und mehr vertieft, wenngleich auch von verschiedenen Seiten. Während Eugenes Interesse mehr der Arbeitsweise und der Messung der Funktion des Herzens galt, richtete sich bei *Nina „Starr Braunwald"*, wohl aufgrund ihrer Lust am manuellen Arbeiten, das Augenmerk auf die damals noch für Frauen wenig geeignet erscheinende Thorax- oder gar Herzchirurgie. Trotzdem begann Nina im August 1952 als eine der ersten Frauen eine *Residency in Surgery* am *New York Bellevue Hospital*, weit entfernt von der Vorstellung, dass sie in späteren Jahren einmal die erste Frau sein sollte, die *Chief of the Division of Thoracic Surgery* einer derartigen Einrichtung werden würde. Eugene startete seine Residency im *Mount Sinai Hospital New York*, allerdings mit dem Schwerpunkt *Internal Medicine*. Die erste gemeinsame Wohnung der beiden lag in *235 East 70th Street*, und somit geschickterweise genau in der räumlichen Mitte zwischen den beiden Kliniken. Nach zwei Jahren im *Mount Sinai Hospital* gelang es Eugene, ebenfalls eine Stelle im *Bellevue Hospital* zu bekommen, wo er unter anderem mit *André Cournand*, dem späteren Nobelpreisträger, die noch in ihren Anfängen steckende Herzkatheteruntersuchung am Menschen weiterentwickeln konnte. 1955, während des Korea-Krieges, nahm Eugene als Ersatz für einen Militärdienst eine Stelle im *National Institute of Health (NIH)* in Bethesda, Maryland, an. In der dort technisch neu eingerichteten „cardiology branch" konnte er seine frisch erworbenen Kenntnisse der Herzkatheterisierung anwenden und war daher bald mit dem leitenden Herzchirurgen *Andrew Glenn Morrow* eng verbunden, da er diesem zuverlässige Diagnosen seiner Patienten anbieten konnte. Nina nahm sich während dieser Zeit ein Jahr frei, um ein Postdoktoranden-Stipendium bei *Charles Hufnagel*, dem bekannten Herzchirurgen an der *Georgetown University in Washington D.C.*, zu absolvieren. Ein glücklicher Umstand war, dass die Georgetown University nur etwa zehn Kilometer vom NIH entfernt lag. An dieser Klinik konnte sie als Frau sogar den *Master of Science in Surgery (M.S.)* erwerben, was bisher nur für männliche Chirurgen möglich gewesen war. 1957 wurde sie dann als *Chief Surgical Resident* eingesetzt. Außerdem vermittelte ihr Mentor Charles Hufnagel Nina 1958 an seinen alten Freund *Andrew Glenn Morrow*, den Leiter des herzchirurgischen Bereichs am NIH, wo ihr Mann Eugene inzwischen zum Leiter des Herzkatheterlabors aufgestiegen war. Allerdings fehlte Eugene noch ein Jahr zur *Board Qualification in Internal Medicine*, das er nun im *Johns Hopkins Hospital in Baltimore, Maryland*, absolvierte – was sich wiederum nur in einer Entfernung von etwa einer Stunde von Bethesda befand. Im Juli 1958 waren beide wieder am NIH in Bethesda zusammen, Eugene nun als *Chief of Cardiology*, Nina als *Staff Surgeon at the National Institute of Health* unter *Andrew Glenn Morrow*.

Die nächsten zehn Jahre am NIH sollten sich, trotz des weiterhin intensiven beruflichen Engagements der beiden, in ihrem privaten Leben dennoch etwas ausgeglichener erweisen als die Jahre zuvor. Vor allem Nina wollte versuchen, ihre damals für eine Frau ungewöhnliche Berufung als Chirurgin mit einer eigenen Familie zu verwirklichen. So wurde 1959 Karen, die erste von drei Töchtern der Familie, in Bethesda geboren, wo später auch Allison (1961) und Jill (1965) zur Welt kamen. Nina war mit einer Größe von nur wenig mehr als 150 cm eher von kleiner Gestalt, aber standhaft, gut strukturiert und wusste genau, was sie wollte. Im Verlauf ihrer Schwangerschaften stand sie bis etwa zwei Wochen vor der Geburt am OP-Tisch, bis sie an diesen infolge ihres Bauchumfangs nicht mehr heranreichte. Nach den Geburten gestand sie sich jeweils nur zehn Tage zu, bevor sie wieder in der Klinik arbeitete. Ihr Tag zu Hause begann sehr früh, wo sie wichtige Hausarbeiten erledigte und sich Zeit für die Kinder nahm. Falls es in der Klinik keinen Notfall zu versorgen gab, verbrachte die Familie den Abend regelmäßig zusammen beim Dinner, wobei das Kochen ein Leben lang nie Ninas Sache war. Nachdem sie die Kinder zu Bett gebracht hatte, ging Nina nicht selten noch einmal in die Klinik, um nach ihren Patienten zu sehen. Die Familie unterstützte sich gegenseitig, wo immer es ging. Erst nach der Geburt der letzten Tochter kam eine damals 17-jährige Schottin, Rena Stark, als Nanny und für den Haushalt zur Familie Braunwald, die sie dann über 20 Jahre begleitete. Nina und Eugene wollten ihre Töchter aufwachsen und heiraten sehen. Nachdem alle drei zunächst zur Ausbildung in verschiedene Regionen des Landes gegangen waren, kamen sie der Reihe nach wieder zurück. Heute leben die Familien mit Kindern und Enkelkindern nahe zusammen in der Umgebung von Boston.

Wissenschaftlich befasste sich Nina Starr Braunwald unter Anleitung ihres Mentors sowie baldigen engen Freundes der Familie Braunwald, Glenn Morrow, seit ihrem Beginn am NIH 1958 intensiv mit einer der damals aktuellen herzchirurgischen Herausforderungen, der Entwicklung einer künstlichen Herzklappenprothese. Zunächst entwarf Nina eine Mitralklappe mit flexiblen Segeln aus Polyurethan und Teflonbändern als Ersatz für die Sehnenfäden. Nach 24 Tierversuchen im Labor implantierte die 32 Jahre junge Chirurgin diese Klappe, die *Braunwald-Morrow-Klappe, am 11. März 1960*, assistiert von Glenn Morrow, als erstem Menschen einer 44-jährigen Lehrerin mit einer schweren Mitralklappeninsuffizienz. Dies war fünf Monate vor der ersten Implantation einer Kugelklappe in Mitralposition durch Albert Starr in Portland, Oregon, zu dem Nina aber keinerlei verwandtschaftliche oder berufliche Verbindungen hatte. Ninas Patientin aus Bethesda konnte zwar nach vier Wochen aus der Klinik entlassen werden, verstarb jedoch vier Monate später akut im Zusammenhang mit einer Attacke von Vorhofflimmern. Daraufhin wurde dieses Projekt vom NIH zunächst nicht weiter fortgesetzt. Erst einige Jahre später in Kalifornien entwickelte Nina dann in Zusammenarbeit mit den *Cutter Laboratories* in Berkeley eine modifizierte Kugel-Käfig-Klappe, die bis in die 1970er-Jahre als *Braunwald-Cutter-Klappe* eine gewisse Verwendung fand.

Mit der zunehmenden Bedeutung der Herz- und Thoraxchirurgie ab den 1950er-Jahren wurde dieses Gebiet in den USA auch organisatorisch gefestigt. So wurde 1948 das *Board of Thoracic Surgery (BTS)* eingerichtet, aus dem dann 1971 das *American Board of Thoracic Surgery (ABTS)* hervorging. Nach einem schriftlichen und mündlichen Examen im Oktober 1949 erfolgte die erste Zertifikation eines Thoraxchirurgen durch das BTS. Aber erst zwölf Jahre später, im Frühjahr 1961, wurden die ersten Frauen, Nina Starr Braunwald und zwei weitere Chirurginnen, von der BTS zu einer offiziellen Zertifizierung für das Fach *Thoracic Surgery* zugelassen, obwohl alle bereits seit Jahren selbstständig am offenen Herzen operiert hatten. Nina arbeitete weiterhin als *Staff Surgeon* am NIH, bis sie 1965 im Alter von 37 Jahren zum *Deputy Chief of the Clinic of Surgery* an dieser Einrichtung ernannt wurde. 1967 war sie die erste Frau, die in die *American Association of Thoracic Surgery (AATS)* aufgenommen wurde. Die nächsten 22 Jahre blieb sie dann deren einziges weibliches Mitglied. Einer breiteren Öffentlichkeit wurde Nina bekannt, nachdem sie in Artikeln des *Life*- und des *Time*-Magazine noch in den 1960er-Jahren als „*… one of America's young movers and shakers …*" dargestellt worden war.

Im Juni 1968 verließ Nina mit ihrem Mann Eugene das NIH, als dieser den Ruf als der erste *Chairman of Medicine* an der erweiterten *Medical School of the University of California at San Diego (UCSD)* annahm. Dort wurde Nina zum ersten Mal als *Associate Professor of Surgery* die Leitung einer *Division of Thoracic Surgery* anvertraut, sehr zum Missfallen des lokalen *Chief of the Department of Surgery*, der es nicht gewohnt war, mit einer Frau als eigenständig verantwortlicher Mitarbeiterin zu arbeiten. Damit verbunden war auch die Aufgabe, ein aktuelles, von ihr selbst zu entwickelndes „*Cardiac/Cardiothoracic Training Program*" zu etablieren. Neben der Weiterentwicklung einer künstlichen Mitralklappe, dieses Mal als Modifikation der Kugel-Käfig-Klappe ihres Namensvetters als *Braunwald-Cutter-Klappe*, war Nina nun im Alltag mit dem gesamten damaligen Spektrum der Thorax- und Herzchirurgie konfrontiert, das von Operationen der Lungen bis zur Korrektur angeborener Herzfehler reichte. Zusammen mit dem Pneumologen *Kenneth Moser*, den ihr Mann von der *Georgetown-University* nach San Diego berufen hatte, entwickelte sie eine neue, wegweisende Operation in Form der *Thrombendarteriektomie* zur chirurgischen Behandlung der chronischen thromboembolischen pulmonalen Hypertension (CTEPH) als Folge chronischer Lungenembolien. Mit diesem Verfahren war die UCSD für lange Zeit das Mekka für Patienten aus der ganzen Welt mit dieser schwerwiegenden, aber allgemein nur wenig bekannten Erkrankung und der zugehörigen Operationsmöglichkeit. In diese Zeit fällt auch generell der Auftakt zu der in Entwicklung begriffenen Koronarchirurgie, die bald den größten Teil der Herzchirurgie einnahm. Nina führte dabei in ihrem Einzugsgebiet die erste erfolgreiche arterielle koronare Bypass-Operation durch und etablierte dieses Verfahren bald in ihrem chirurgischen Ausbildungsprogramm.

Diese Zeit in San Diego war, wie beide später berichten, nicht einfach, da es sich in beiden Bereichen um einen Neuaufbau von Abteilungen nach akademischen Kriterien handeln sollte, die sich jedoch einem ablehnenden, bisher klinisch orientierten Umfeld gegenübersahen. Die Interessen für wissenschaftliche Aktivitäten in San Diego standen, aus konzeptionellen Gründen der *University of California* an deren anderen Standorten, eher hinter den wirtschaftlichen Interessen zurück. Anerkennung und eine gewisse Förderung kamen erst mit den klinischen Erfolgen dieses zumindest anfangs schnell wachsenden neuen kardiologischen Schwerpunkts. Eugene: *„I was going to become the best possible chairman of medicine. I was not going to do much research, but I wanted to do some research."*

Privat kam die Westküste der USA der Familie Braunwald dagegen sehr entgegen: das Haus in La Jolla, hoch über dem Ufer des Pazifischen Ozeans, eigene Pferde für die begeisterte Reiterin Nina sowie für jede ihrer drei Töchter, die sie mit dieser Leidenschaft angesteckt hatte, und das langsame Hineinwachsen in die südkalifornische Community, wenngleich wohl mehr über die schulpflichtigen Töchter als über die Eltern selbst. Nach eigenen Worten hatte zu diesem Zeitpunkt der Drang der Familie Braunwald, Kalifornien wieder zu verlassen, bereits nachgelassen. Allerdings traf 1972, nach vier Jahren in San Diego, ein nahezu nicht abzulehnendes Angebot ein. Ninas Ehemann Eugene erhielt, *„... completely out of the blue ..."*, wie er sagte, einen Ruf als *Chairman of the Department of Medicine at the Harvard University, Boston, Massachusetts*. Klinisch war diese Position verbunden mit der *Hersey Professorship as Physician of Chief of the Brigham and Women's Hospital.* – Als Senator Jack Kennedy einmal gefragt wurde, warum er Präsident werden wolle, antwortete dieser in Analogie: *„If you are going to be in politics, then there is only one job!"*

Trotz des für den Vater herausfordernden Angebots war die Aussicht für die Töchter, den inzwischen geliebten Westen Amerikas mit der strengen Ostküste tauschen zu sollen, nicht sehr erfreulich. Erst nach dem später verwirklichten Versprechen, dass auch die vier Pferde der Familie diesen Weg mitgehen durften, und in Boston ein gemeinsamer Stall mit einem zugehörigen Reitgelände angeschafft werden würde, war dieses potenzielle Hindernis überwunden. Die Zustimmung von Nina Starr Braunwald war leichter zu erhalten, da ihre inzwischen erreichte Bekanntheit und ihr Ruf als qualifizierte akademische Chirurgin auch an der Ostküste ausreichten, ihr die Position eines *Associate Professor of Surgery at the Harvard Medical School* anzubieten. Damit verbunden war die Stellung eines *Staff Surgeon in the Division of Cardiac Surgery at the Brigham and Women's Hospital,* sowie eines *Consultant in the Division of Cardiac Surgery at the West Roxbury Veteran Administration Medical Center*. In dieser Position konnte sie wissenschaftlich arbeiten, am liebsten mit eher kleinen Gruppen von *„research fellows"*. Insgesamt publizierte sie mehr als 110 chirurgische Artikel, häufig in hochrangigen medizinischen Zeitschriften, wie z. B. in *Circulation*, dem *New England Journal of Medicine* oder dem *Journal of Thoracic and Cardiovascular Surgery*. Trotz ihrer unbestrittenen fachlichen Kompetenz und ihren zweifelsfreien Leistungen musste sie sich in der chirurgischen Welt Neuenglands immer wieder beweisen. Nina Starr Braunwald hatte es stets abgelehnt, sich als Feministin zu bezeichnen. Sie erlangte ihre innere Genugtuung durch das eigene Wissen, aus eigener Kraft die erste zertifizierte weibliche Herzchirurgin geworden zu sein, und von dem Respekt ihrer Patienten beiderlei Geschlechts, die es nie abgelehnt hatten, von einer Frau operiert zu werden. Dennoch ist es bemerkenswert, dass sie, trotz ihrer nicht anzuzweifelnden Leistungen in Forschung, Lehre und anspruchsvoller klinischer Arbeit, von keiner der anerkannten Institutionen, an denen sie tätig war, wie z. B. dem NIH, der UCSD oder der Harvard Universität, jemals mit der Funktion oder dem Titel einer *Full Professorship* bedacht wurde. Dessen ungeachtet genoss sie das Leben mit ihrer Familie und den vielen Reisen mit ihrem Mann, der inzwischen zum unbestrittenen, weltweit anerkannten Nestor der internistischen Kardiologie geworden war.

Am *5. August 1992* verstarb Nina Starr Braunwald im Alter von 64 Jahren nach dem längere Zeit ertragenen, schwierigen Verlauf eines metastasierenden Mammakarzinoms in ihrem Heim in *Weston, Massachusetts*, einem angesehenen Vorort der Metropole Boston. Ihr Mann schreibt in einem Gedenkartikel über sie: „*It has been an enormous experience and privilege to have watched the first person enter a field. She was a pioneer who took an emerging field, and demonstrated that women could play an important role. It is amazing to see that she has helped to open the field for so many women.*"

Nach ihrem Tod gründete die „*American Thoracic Surgery Foundation for Research and Education*" unter der Präsidentschaft von *John Kirklin* den „*Nina Starr Braunwald Research Grant*" als Verpflichtung der Herzchirurgie für die akademische Förderung und Entwicklung von Frauen in diesem Fach. Der Preis besteht aus einer zweijährigen finanziellen Förderung junger Frauen zur Durchführung einer chirurgischen Forschungsarbeit. Ein weiterer Preis der Stiftung ist die „*Nina Starr Braunwald Fellowship*", die das Studium von Frauen als „*Cardiac Surgical Trainees*" mit wissenschaftlichem Interesse finanziert. In ähnlicher Weise verleiht die „*Association of Women Surgeons*" jährlich den „*Nina Starr Braunwald Award*" an Frauen, die sich besonders für die Förderung von Frauen in der Herzchirurgie eingesetzt haben. Diese Preise werden bis heute regelmäßig vergeben und genießen ein hohes Renommee.

Norman E. Shumway (1923–2006)

Für Norman Shumway, den aus heutiger Sicht wohl als den eigentlichen Vater der Herz- und Herz-Lungen-Transplantation zu betrachtenden US-amerikanischen Herzchirurgen, gibt es wohl kaum eine zutreffendere Beschreibung seiner Persönlichkeit als den Eintrag aus dem Jahrbuch seiner High School: *„Norman Shumway, a man of few words but great meaning."* Bemerkenswerterweise findet sich dieser Eintrag gerade in dem Jahr, in dem der junge Norman mit seinem Team des Debattierclubs seiner Schule die *Michigan State Championship* gewonnen hatte.

Norman Edward Shumway jr. (Abb. 1) wurde am 9. Februar 1923 in Kalamazoo, Michigan, als erstes und einziges Kind von Norman Edward Shumway Sr. und seiner Frau Irene van der Vliet Shumway geboren. Bereits in seinem ersten Lebensjahr siedelten seine Eltern nach Jackson, Michigan, um und betrieben dort die städtische Molkerei, mit der auch ein Restaurant *„The Home Dairy"* verbunden war.

Nach der *Jackson Local Grade School* begann Norman im September 1941 seine College-Ausbildung in Ann Arbor, Michigan, mit der Absicht, anschließend ein Studium der Rechte aufzunehmen. 1943 meldete er sich dann aber freiwillig zur Army. Aufgrund eines bei allen freiwilligen Soldaten durchgeführten Eignungstests wurde er unerwarteterweise als für den medizinischen Bereich geeignet eingestuft. Später kommentierte er dies einmal mit den Worten: *„One case where the Army aptitude test really may have been right."* Zu medizinischen Nachhol- und Aufbaukursen wurde er innerhalb kurzer Zeit über zwei Army-Ausbildungsstellen in Texas zuletzt nach Memphis, Tennessee, versetzt. Dadurch waren die einzelnen Abschnitte an jedem dieser Orte jedoch jeweils zu kurz, sodass er seine College-Ausbildung zwar korrekt, aber nicht, wie allgemein üblich, mit einem regulären Bachelor-Titel beenden konnte. Das frustrierte ihn, nach seinen eigenen Worten, zeitlebens. Da an mehreren Medical Schools alle Plätze belegt waren, wurden zwei außerplanmäßige,

---

Der Beitrag erschien zuerst inder Zeitschrift für Herz-, Thorax- und Gefäßchirurgie 2022 36:419–423.

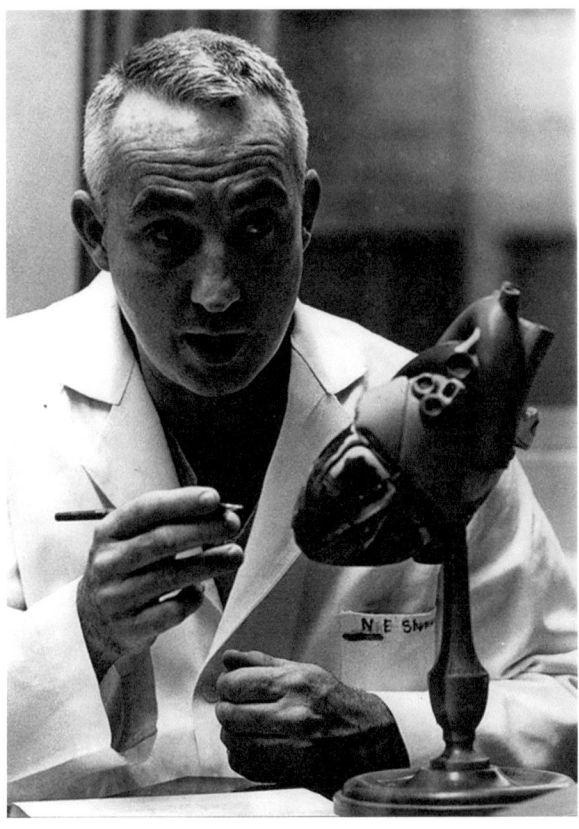

Abb. 1 Norman Shumway (1923–2006). (© Keystone Press/Alamy Stock Foto, mit freundlicher Genehmigung. Alle Rechte vorbehalten.)

zusätzlich geschaffene Ausbildungsplätze an der privaten Vanderbilt-University in Nashville eingerichtet und per Münzwurf ausgelost. Dieses Mal entschied sich das Schicksal für Norman Shumway, der dadurch die renommierte Vanderbilt Medical School 1945 beginnen und sie 1949, nunmehr regulär, mit einem Medical Degree (MD) erfolgreich abschließen konnte. Das Glück blieb ihm treu: Bereits die erste Bewerbung um eine Residency wurde von *Owen Wangensteen*, dem Direktor des Departments für Allgemeine Chirurgie der *University of Minnesota in Minneapolis*, angenommen, damals eine der attraktivsten Weiterbildungsstätten des Landes. Im Sommer 1949 konnte Norman Shumway in Minneapolis beginnen, musste jedoch schon zwei Jahre später sein Training bereits wieder unterbrechen, da sich aufgrund des Korea-Kriegs die Air Force bei ihm meldete. Er wurde erneut für zwei Jahre einberufen, zunächst nach Lake Charles in Louisiana, anschließend nach San Antonio in Texas.

Es war aber noch in Minnesota, wo er *Norman Mary Lou Stuurmans* kennenlernte, eine Krankenschwester aus dem Public Health Service. Mary Lou war in dem selben University Hospital in Minneapolis geboren worden, an dem sie jetzt beide arbeiteten und wo sie im Alter von drei Jahren von Normans jetzigem Chef, Owen Wangensteen, erfolgreich einer lebensgefährlichen Operation unterzogen worden war. Mary und Norman heirateten im Juni 1951, noch kurz bevor Norman nach Lake Charles abgezogen wurde. Ihre erste Tochter Sara kam daher in Louisiana zur Welt, ihre nächsten beiden Kinder, Mike und Lena, dann aber wieder in Minneapolis, und die letzte Tochter, Amy, später in Kalifornien. Nach 27 Jahren Ehe trennten sich Norman und Mary Lou einvernehmlich.

Nach seiner Zeit bei der Air Force kehrte Norman Shumway zur Komplettierung seiner chirurgischen Ausbildung nach Minneapolis zurück. Inzwischen hatten dort mit Walton Lillehei und John F. Lewis die herzchirurgischen Aktivitäten erheblichen Aufschwung genommen, vor allem, was die Entwicklung der Chirurgie am offenen Herzen betraf. Für die zurückkommenden oder jüngeren Residents war es daher nicht immer einfach, hieran teilzunehmen: „... *the hardest thing about cardiac surgery was getting a chance to do it ...*" war später Normans leidvoller Kommentar. Dennoch war es Norman Shumway vergönnt, im April 1954 an Walton Lilleheis erster Operation am offenen Herzen eines Menschen unter Zuhilfenahme der „*Cross Circulation*" teilnehmen zu dürfen. Hatte er nicht Jahre zuvor Lillehei bei dessen eigener schwerer Operation eines Lymphosarkoms, noch kurz vor seiner Abberufung nach Lake Louise, reichlich Blut gespendet? „*Whatever Walt later accomplished was due to my units of blood*", – wie er später gelegentlich zu kommentieren liebte. Seine wissenschaftliche Arbeit mit John Lewis über „*The Use of Total Body Hypothermia*" brachte ihm 1954 dann auch den Ph.D. für Chirurgie der Universität Minnesota ein. 1957, nach dem Ende seiner Ausbildung, war Shumway zwar die Leitung einer Klinik für Allgemeinchirurgie in St. Paul, der Zwillingsstadt von Minneapolis, angeboten worden, wegen „... *mangelnder wissenschaftlicher Aktivitäten ...*" in Form von lediglich sieben Artikeln, jedoch keine Übernahme in Minneapolis.

Shumways weiterer Weg führte ihn daher in die Nähe von Freunden nach Santa Barbara in Kalifornien. Nach einigen kürzeren Episoden, in denen er zum Unterhalt seiner inzwischen fünfköpfigen Familie sogar die vertretungsweise Durchführung nächtlicher Hämodialysen an verschiedenen Kliniken von San Francisco auf sich nahm, führte ihn die Begegnung mit Frank Gerbode, der kurz zuvor am Stanford University Hospital von San Francisco die Herzchirurgie übernommen hatte, jedoch glücklicherweise in den ihm vertrauten Bereich zurück. Zusammen mit Richard Lower, einem jungen Stanford Fellow, konnte er sein bereits in Minneapolis erwachtes Interesse an der Protektion des vorübergehend nicht durchbluteten Herzmuskels im Tierversuch fortsetzen – möglicherweise schon mit dem entfernten Gedanken an eine eventuelle Transplantation.

1958 wurde die Stanford Medical School, wohl aus merkantilen Gründen, von San Francisco in das gerade einmal 50 km südlich gelegene Palo Alto verlegt. Der größte Teil der „*big city surgeons*" schloss sich diesem Umzug jedoch nicht an, sodass Norman Shumway als einer der wenigen Herzchirurgen auf dem neuen Campus zum vorübergehenden „*Chairman for Heart Surgery*" erklärt wurde, allerdings mit dem Hinweis, „... *that he would be replaced as soon as they could get a big name to come to Stanford ...*".

Unabhängig von seinen umfangreichen klinischen Aufgaben konnte Shumway seine experimentelle Arbeit mit Richard Lower fortsetzen, der ihm nach

Palo Alto gefolgt war. Das Ziel dieser Experimente war es, komplexe Operationen an einem Hundeherzen durchzuführen, welches zur operationstechnischen Vereinfachung aus dem Thorax entnommen werden musste. Um die Zirkulation des Tieres, dessen Herz aus dem Körper ganz entnommen war, aufrechtzuerhalten, wurde diesem vorübergehend das Herz eines anderen Hundes implantiert, welches bei der Reimplantation seines eigenen Herzens dann wieder entfernt wurde. Genau betrachtet, wurde mit diesem Vorgehen bereits eine *„transitorische Herztransplantation"* durchgeführt. Es war naheliegend, dass die *„permanente Transplantation des Herzens"* bald zum neuen Ziel der Experimente wurde. In aufwendigen Versuchsserien wurden die neu auftauchenden Probleme, z. B. der optimale dauerhafte Anschluss des neuen Herzens, die Myokardprotektion sowie natürlich die Erkennung und die immunsuppressive Verhinderung der Abstoßung von Lower und Shumway systematisch untersucht und bearbeitet. Im Dezember 1959 zeigten die ersten Tiere ein Überleben von knapp einem Monat. Eigentümlicherweise war zu jener Zeit das Interesse an derartigen Versuchen noch begrenzt. Als Lower 1960 in einer Morgensitzung der Tagung des *American College of Surgeons* über eine Serie von acht länger überlebenden Tieren berichtete, hörten ihm außer dem Koautor Shumway lediglich noch der Moderator und der Mann am Diaprojektor zu.

Nach weiteren fünf Jahren intensiver Forschung, vorwiegend über die Methoden einer frühzeitigen Erkennung und Möglichkeiten der immunologischen Verhinderung einer Abstoßung des transplantierten Organs, waren Ergebnisse erreicht, die Norman Shumway veranlassten, in einer kurzen Mitteilung der Novemberausgabe 1967 des *Journal of the American Medical Association (JAMA)* festzustellen: *„We think the way is clear for trial of human heart transplantation. We are more or less on the threshold of clinical application."*

Zwei Jahre zuvor hatte Richard Lower Stanford verlassen, um den Aufbau und die Leitung einer Herzchirurgie in Richmond, Virginia, zu übernehmen. Im Spätsommer 1967 empfing er dort seinen ehemaligen Co-Fellow und Freund Christiaan Barnard aus Südafrika, der sich auf einer seiner jährlichen *„visiting tours"* durch seine früheren Lehruniversitäten in den Vereinigten Staaten befand. Was er dort in Sachen Transplantation sah, führte ihn mit einer Empfehlung Lowers im Oktober zu Shumway nach Stanford, *„... to have a look on the complete procedure ..."*. Barnard wurde auf diesen Reisen immer von einem bestimmten seiner OP-Techniker begleitet. Als dieser im Labor von Stanford die scheinbare Leichtigkeit und die beeindruckenden Ergebnisse des Vorgehens sah, offenbarte er einem Kollegen von vor Ort: *„You know: Barnard is going to go home and do the operation!"*, worauf er von diesem nur die Antwort: *„Ridiculous!"* erhielt. Wenige Wochen später, am 3. Dezember 1967 führte Christiaan Barnard jedoch am Groote Schuur Hospital in Kapstadt in draufgängerischer Weise die erste Herztransplantation beim Menschen tatsächlich durch. Ungeachtet der Vor- und Nachgeschichte hatte er damit zweifellos die Tür zu dieser neuen Welt in der Herzchirurgie aufgestoßen und war so dem gewissenhaften Norman Shumway zunächst einmal zuvorgekommen. Shumway selbst war von der, wie er sagte *„circus atmosphere with Marx Brothers overtones"* um diese Herztransplantation in Südafrika wenig berührt: *„We don't worry about* *the press now. We can proceed quietly and say nothing until we report our first ten cases in the surgical journals."* Aber es sollte anders kommen.

Am 6. Januar 1968, einem sonnigen Samstag, feierte eine junge Krankenschwester im Park des Stanford-Campus mit Freunden ihre Hochzeit. Gast auf diesem Fest war auch ihre Bekannte, eine jüngere Reporterin einer kleinen Regionalzeitung von Stanford. Dieser fiel plötzlich auf, dass einige Schwestern aus dem herzchirurgischen Team, die ebenfalls Gäste der Hochzeitsfeier waren, rasch nacheinander per Telefon plötzlich zum Dienst gerufen wurden. Offensichtlich war da etwas Größeres im Gange. Innerhalb kürzester Zeit waren, von der jungen Frau ebenfalls per Telefon informiert, gut 50 Presseleute aus der Umgebung vor Ort. Es hatte sich herumgesprochen, um was für eine Operation es sich handeln sollte: eine Herztransplantation! Einige der Reporter versuchten sogar, die Wand der chirurgischen Klinik hochzuklettern, um durch ein OP-Fenster ein Foto zu erhaschen, von dem, was da drinnen gerade geschah. Eigentlich hatten Shumway und sein Team seit einigen Wochen nur noch auf einen geeigneten Spender für ihre erste Herztransplantation bei einem Menschen gewartet. Jetzt, knapp vier Wochen nach Barnards Aktion in Südafrika, kam das Angebot für einen Spender aus dem El Camino Hospital, keine zehn Kilometer von Stanford entfernt. Virginia White, eine 43-jährige Frau, bis dato gesund, Mutter zweier erwachsener Kinder, hatte zwei Tage nach ihrem 25. Hochzeitstag ohne erkennbaren Anlass eine massive Hirnblutung erlitten, die nach Ansicht des behandelnden Neurologen inzwischen zum irreversiblen Hirntod geführt hatte. Angeregt durch die erst kurz zurückliegenden zahlreichen Berichte über das in Südafrika geschehene Ereignis, hatte Virginia White im Kreis ihrer Familie nur wenige Tag zuvor über die damalige Spenderin in Südafrika erklärt: *„How marvelous to give someone else a chance to live!"* So ging die Frage nach der Möglichkeit einer Herzspende nicht von den Ärzten, sondern von der Familie selbst aus, und wurde nach einem halbstündigen Telefongespräch mit Shumway positiv entschieden. Dr. Edward Stinson, ein junger, diensthabender Mitarbeiter Shumways, der bis dahin noch keine Hernie selbstständig operiert hatte, holte Virginia White am Samstagnachmittag aus der nahe gelegenen Klinik nach Stanford. In einer 3 ½-stündigen Operation wurde ihr Herz von den beiden Chirurgen dem 54-jährigen ehemaligen Stahlarbeiter Mink Kasperak implantiert, der an einer schweren Herzinsuffizienz durch eine jahrelange, ausgebrannte Myokarditis litt. Verlauf und vorläufiges Ergebnis des Eingriffs waren erfolgreich.

Trotz der inzwischen zahlreich eingetroffenen Journalisten und TV-Teams verlegte Shumway die Pressekonferenz vom Abend auf den nächsten Morgen. Sie fand im Hörsaal der herzchirurgischen Klinik statt. Auf der einen Seite einige Hundert Vertreter aller großen amerikanischen Zeitungen und Fernsehgesellschaften, auf der anderen Seite lediglich Norman Shumway und Don Harrison, der zuständige Kardiologe in ihren weißen Klinikkitteln (Abb. 2).

Die Pressekonferenz war kurz. Im endlosen Klicken der Kameras informierte Shumway die Medien: *„The heart transplant patient, Mike Kasparek, awakened in satisfactory condition. We have reached the first base, so to speak, but our work is just beginning."* Tom Brockner von der NBC berichtete später über diesen Augenblick: *„Shumway looked just a little bit like a guy who just got off the gridiron. Ex-*

Abb. 2 Norman Shumway auf der Pressekonferenz nach der ersten erfolgreichen Herztransplantation in Stanford im Januar 1968. (© Picture Alliance, mit freundlicher Genehmigung)

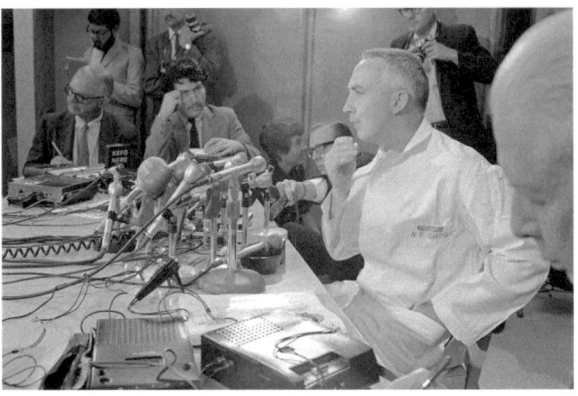

hausted, but pleased with himself. He looked the part – handsome white jacket, just a built-in charisma. Here was the monumental moment, and he handled it with such a modesty." Über die ersten postoperativen Tage blieb Kasperaks Zustand hoffnungsvoll, dann aber glitt er in einen zunehmend komatösen Status. Seine Lungen, die Leber und andere Organe waren durch die jahrelangen Belastungen durch die chronische Herzinsuffizienz zu stark vorgeschädigt. 15 Tage nach der Transplantation verstarb Mink Kasperak an schweren generalisierten Blutungen.

In der Folgezeit nach den Transplantationen in Kapstadt und Stanford entwickelte sich zunächst eine nahezu hysterische Faszination für die Herztransplantation. Da die chirurgischen Anforderungen nicht allzu anspruchsvoll erschienen, versuchten sich weltweit bald mehr als hundert Einrichtungen an der spektakulären Operation. Aber vor allem das bis dahin nur unzureichend gelöste Problem, den Körper des Empfängers daran zu hindern, das Spenderherz abzustoßen, führte bald zu Abstoßungsraten von mehr als 85 % bereits in den ersten Monaten. Angesichts derartiger Ergebnisse entschlossen sich die großen chirurgischen Fachgesellschaften in Europa, die Transplantation von Herzen beim Menschen durch ein Moratorium bis auf Weiteres auszusetzen. Auch fast alle dafür infrage kommenden großen US-amerikanischen Zentren schlossen sich dem an. Andererseits nährten die Amerikaner im Stillen die Hoffnung, dass Shumway und seine erfahrene Gruppe in Stanford sich auch weiterhin den anstehenden Problemen widmen würden, und damit dem Ziel, einer anhaltenden Akzeptanz des transplantierten Herzens näherzukommen. So wurde 1971 ein *„NIH – Program Project Grant for Cardiac Transplantation"* für klinische und experimentelle Forschung nach Stanford vergeben, welcher in nicht unerheblicher Höhe unter der *Principal Investigatorship* von Edward Stinson bis 1993 fortgesetzt wurde.

1974 wurde an der Stanford University von Palo Alto ein neues *„Department of Cardiovascular Surgery"* eingerichtet, speziell für Norman Shumway als erstem Chairman, eine Position, die dieser dann bis zu seinem offiziellen Ruhestand am 9. Februar 1993 innehatte.

Während der nächsten Jahre gelangen Norman Shumway und Edward Stinson, der seit der ersten Transplantation vom Resident zum Staff Member und Chief Investigator aufgestiegen war, in enger Zusammenarbeit mit den unterschiedlichsten Disziplinen beachtliche Fortschritte auf dem Gebiet der Herztransplantation: so z. B. 1972 die erste transjuguläre Herzmuskelbiopsie mit dem Ziel der Früherkennung einer Abstoßungsreaktion und ein Jahr später durch die Pathologin Margaret Billingham die Erstellung einer Klassifikation von Kriterien für eine drohende Abstoßungsreaktion aus dem Material dieser endomyokardialen Biopsien. Aber auch die Verbesserungen des Managements von Komplikationen, wie bedrohlichen Infektionen oder dem therapiebegleitenden Auftreten von Lymphomen sowie die Entwicklung von Selektionskriterien für einen potenziellen Spender bzw. Empfänger stammen von der Stanford-Gruppe. Die größte Bedeutung hatte jedoch zweifellos die Verbesserung im Bereich der Immunsuppression. Bereits in der Mitte der 1970er-Jahre hatten Grundlagenwissenschaftler der Pharma-Firma Sandoz in der Schweiz bei einem Seepilz vom Grunde der Nordsee vor Norwegen Bestandteile gefunden, die unerwarteter Weise eine starke immunsuppressive Wirkung zeigten. Dieses *Ciclosporin* wurde zwar vor allem in Cambridge in England erfolgreich bei Nierentransplantationen eingesetzt, fand jedoch ansonsten kaum Interesse, sodass Sandoz keinen größeren Markt für die Substanz sah. Nach einem Seminarvortrag von David White aus Cambridge in Stanford war dort aber das Interesse geweckt. Zusammengekratzte Restmengen der Substanz erwiesen sich bei der Herztransplantation als so viel effektiver als alle anderen bisher eingesetzten Stoffe, dass etwa ab Dezember 1980 dort nur noch unter diesem Regime und mit wachsendem Erfolg Transplantationen durchgeführt wurden. Stanford war damit endgültig zum führenden Zentrum für die Herztransplantation geworden. Bis zu seiner Emeritierung im Jahre 1993 hatte Shumway selbst etwa 800 Transplantationen durchgeführt bzw. begleitet.

Angesichts derartiger Erfolge bei der Herztransplantation ist es nachvollziehbar, dass sich das chirurgische Interesse auch bald auf das bisher wenig erfolgreiche Vorgehen einer Transplantation des Nachbarorgans Lunge ausdehnen würde. Bis 1980 hatten nur etwa 30 Patienten Versuche der Transplantation eines Lungenflügels überlebt, waren jedoch alle innerhalb der ersten drei Monate danach verstorben. In Stanford hatte sich der seit 1972 als Fellow und ab 1978 im chirurgischen Stab bei Norman Shumway tätige Bruce Reitz tierexperimentell mit diesem Problem befasst. Da bei vielen der zur Herztransplantation in Stanford vorgestellten Patienten durch einen nichtkorrigierten, angeborenen Herzfehler auch die Lungen angegriffen bzw. zerstört waren, war das Ziel von Shumway und Reitz von Anfang an die kombinierte Herz-Lungen-Transplantation (HLTX) gewesen. Wie beim Herzen allein, war auch hierbei nicht das Problem des chirurgisch-technischen Vorgehens vorrangig, sondern besonders die anschließende Immunsuppression.

Im Sommer 1980 meldete sich in Stanford eine 45-jährige Frau aus Mesa, Arizona. Sie war als Anzeigen-Managerin in der örtlichen Tageszeitung ihrer Heimatstadt, der *„Mesa Tribune"* tätig, und hatte darin mehr oder weniger zufällig einen kurzen Bericht über *„die Versuche mit der Affenlunge"* von Dr. Reitz in Stanford gelesen. Sie selbst wusste, dass sie an einer primären pulmonalen Hypertension (PPH) litt, und war in den letzten Jahren zunehmend herzinsuffizient geworden, sodass sie sich in ihrem Beruf weitgehend einschränken musste. Eine Anfrage in

Houston bei Prof. Michael DeBakey hatte nach umfangreichen Untersuchungen das Ergebnis „... *impossible to operate* ..." erbracht. Reitz und Shumway sahen *Mary Gohlke* aber nach ihrer Untersuchung in Stanford als „... *an excellent candidate for the envisaged procedure* ...". Allerdings hatte die FDA Cyclosporin für die Herztransplantation, jedoch noch nicht für die Indikation einer kombinierten Herz-Lungen-Transplantation beim Menschen freigegeben. Im Februar 1981 war Mary Gohlkes Zustand dann aber so schlecht geworden, dass sie ganz nach Stanford kam, um der Hoffnung auf einen möglichen Spender näher zu sein. Als die Frau erfuhr, dass ohne die Zulassung von Cyclosporin durch die FDA nichts geschehen konnte, griff sie selbst zum Telefon. Sie setzte sich mit ihrem ehemaligen Chefredakteur der *Mesa Tribune* in Verbindung, von dem sie wusste, dass er ein persönlicher Freund des damaligen US-Senators von Arizona, Dennis DeConcini, war. Innerhalb von 24 Stunden lag in Stanford eine Zulassung von Cyclosporin für die nachgefragte Indikation vor! Sechs Wochen später, am 9. März 1981, führten Bruce Reitz und Norman Shumway bei Mary Gohlke erfolgreich die erste kombinierte Herz-Lungen-Transplantation bei einem Menschen durch. 82 Tage danach konnte die Patientin aus der Klinik entlassen werden. Sechs Monate später kehrte sie in ihr Zuhause nach Arizona zurück und versorgte wieder ihre Familie. Fünf Jahre später erlitt sie, ohne bis dahin aufgetretene wesentliche Einschränkungen tragischerweise einen Haushaltsunfall durch einen Sturz auf der Treppe, bei dessen Versorgung in der lokalen Klinik sie unter unglücklichen Umständen verstarb. Die Obduktion ergab weder an den Lungen noch am Herzen einen Hinweis auf eine akute oder chronische Abstoßung.

Von 1986 bis 1987 fungierte Norman Shumway als Präsident der *American Association of Thoracic Surgery*. Zwei Jahre zuvor war er zu deren Vizepräsident gewählt worden, ohne dass ihm dabei klar gewesen sein soll, dass damit automatisch immer nachfolgend das Amt des Präsidenten verbunden sei, wie er in seiner immer wieder zitierten, humorvollen Abschiedsrede betonte. Unter den mehr als 40 hochrangigen Preisen, Ehrenmitgliedschaften und Ehrendoktoraten aus allen Ländern der Welt erhielt er von der „*International Society for Heart and Lung Transplantation*" als Erster die Auszeichnung mit dem „*Lifetime Achievement Award*". 1993 wurde Norman Shumway als „*Chief of Cardiovascular Surgery at Stanford University*" emeritiert. Als Nachfolger wurde sein ehemaliger Mitarbeiter Bruce Reitz berufen, der zwischenzeitlich von 1982 bis 1992 als Chief of Cardiac Surgery an der Johns Hopkins University in Baltimore, Maryland, tätig gewesen war. Während seines 13-jährigen „*retirement*" ließ sich Norman von seinem Freund Bruce und Kliniken in der ganzen Welt zunächst jedoch immer wieder zu einigen *speziellen Operationen* einladen. 1995 veröffentlichte er zusammen mit seiner *Tochter Sara Shumway*, die inzwischen „*Vice Chief of Cardio-thoracic Surgery*" und Leiterin des Herztransplantationsprogramms an seiner alten Universität Minneapolis geworden war, ein Lehrbuch über „*Thoracic Transplantation*".

Die größte Leidenschaft außerhalb der Klinik war für Norman Shumway das Golfspiel, das er schon in seiner Jugend in Ann Arbor als Caddy kennen und lieben gelernt hatte. Er selbst trug jedoch seine Golftasche bis zu seinem 80. Lebensjahr immer selbst. Als größte Ehre und den Höhepunkt seiner Golflaufbahn empfand er

1993 die Einladung als Gastspieler zu einem bekannten Profi-Golfturnier, dem *AT&T Pebble Beach Tournament* an der kalifornischen Sonnenküste.

Auch in diesen späten Jahren hat Norman Shumway seine aufgeschlossene und wohlgesinnte Lebensart nie verloren. Immer wieder einmal auf seine Einstellung zu seinem Erlebnis mit Christiaan Barnard angesprochen, antwortete er einmal dem Journalisten einer großen, angesehenen Zeitung der USA: „*What is it, they always say about the first? We all know the first guy to get to the north pole or to step across the moon. It's just the second or the third guy's name which is a little bit more elusive. I understand the whole drama of being the first. I have lived it a few years now.*"

Sein letztes Lebensjahr war bedauerlicherweise von gesundheitlichen Problemen geprägt. Norman Shumway starb in Palo Alto am 10. Februar 2006, einen Tag nach seinem 83. Geburtstag, an den Folgen eines Lungenkarzinoms.

Anthony Dobell (1927–2015)

Der Weg zu allgemeiner Anerkennung und zu persönlichem Ansehen ist in der Chirurgie wenig beschwerlich, wenn er markiert ist z. B. von der Einführung neuer Operationsverfahren oder von bewunderten individuellen operativen Fähigkeiten. Weitaus mühsamer ist es jedoch, gleiches Ansehen zu erringen, durch die, im Grunde genommen, als gleichwertig anzusehende Leistung, als Wegbereiter für sein Fach zu wirken, Bahnbrecher zu sein für den mutigen Einsatz neuer, ungewohnter Verfahrensweisen oder Techniken, besonders wenn diese an einem bestimmten Ort oder zu einer bestimmten Zeit nicht als erstrebenswertes Ziel gelten oder mit unwillkommenen Anstrengungen verbunden sind. Nur wenigen namhaften Herzchirurgen wurde die Anerkennung zuteil, durch ihre Arbeit anerkannte Wegbereiter für den Fortschritt ihres Fachgebiets gewesen zu sein.

Anthony Richard Curzon Dobell (Abb. 1) wurde am *12.05.1927* in *Montreal, Kanada,* im Royal Victoria Hospital geboren, in der Klinik, in der er mehr als 30 Jahre später die Herzchirurgie etablieren und zu großen Erfolgen führen sollte. Anthony war das einzige Kind seiner Eltern. Der Vater, Francis Dobell, führte eine erfolgreiche Anwaltskanzlei in Montreal. Die Mutter, Sybil Octavia Robertson, 8. Kind einer großen Familie aus Montreal, war als stimulierende Persönlichkeit und als Künstlerin mit den verschiedensten Interessen bekannt. Nach dem plötzlichen und unerwarteten Tod des Vaters im Jahr 1941 war der 12-jährige Tony der freizügigen Erziehung seiner Mutter überlassen, unter der er sich jedoch nach eigenen Worten gut entwickelte: *„I think, I flourished under this self education!"* In dieser vertrauten Umgebung hat er dann auch, mit Ausnahme seiner späteren herzchirurgischen Ausbildung in Philadelphia, sein gesamtes Leben in demselben Bereich Montreals, dem *Atwater Market District,* einem im Südwesten gelegenen Stadtviertel, verbracht. Dies hatte allerdings einen nicht zu unterschätzenden Vorteil: Als Kind konnte er

---

Der Beitrag erschien zuerst in der Zeitschrift für Herz-, Thorax- und Gefäßchirurgie 2023 37:273–276.

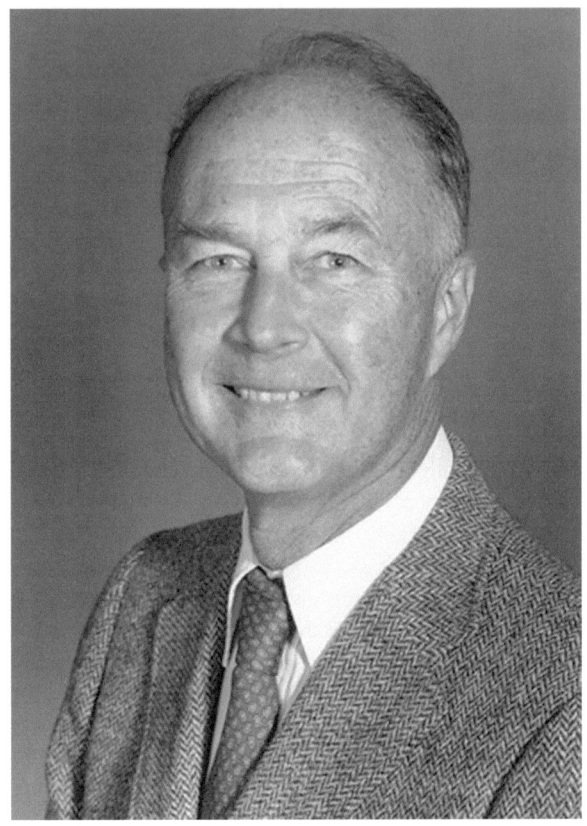

Abb. 1 Anthony Dobell (1925–2015). (Aus Mulder 2015, © The Society of Thoracic Surgeons, mit freundlicher Genehmigung)

von dort alle seine Schulen, als junger Mann die McGill University und später im Beruf seine Klinik, das *Royal Victoria Hospital*, jeweils von zu Hause aus leicht zu Fuß erreichen.

Nach der *Selwyn High School* in Montreal erlangte Anthony an der *Bishop's College School* 1949 zunächst den *Bachelor of Science (B.Sc.)* und entschied sich für ein Studium der Medizin an der *School of Medicine at the McGill University of Montreal*, das er 1951 mit einem *M.D., C.M.*, dem „*Medicinae Doctorem et Chirurgiae Magistrum*" abschloss, der in dieser Form nur von der McGill University vergeben wird. Außer seinen hervorragenden akademischen Leistungen sind aus dieser Zeit seine sportlichen Aktivitäten und Erfolge hervorzuheben. Seine größten Talente lagen dabei im Nationalsport Kanadas, dem Eishockey. Nachdem er bereits zuvor von 1943 bis 1945 im Jugendbereich der berühmten *McGill Redmen* mehrere Meisterschaften gewonnen hatte, wurde er von 1948 bis 1950 zum Torwart („*Goalie*") der 1. Universitätsliga Kanadas berufen und erhielt während dieser Zeit auch ein Angebot als Goalie für die Eishockey-Nationalmannschaft. Daneben war er erfolgreiches Mitglied der Ski-Mannschaft der McGill-Universität. Wohl in diesem Umfeld lernte er *Cynthia Powell* kennen, geboren 1927 in Montreal, ebenfalls McGill-Studentin, hervorragende Ski-Rennläuferin und Mitglied des McGill-

Teams, das 1950 an den Ski-Weltmeisterschaften in Lake Placid teilnahm. Cynthia war die Tochter eines Industriellen, der zunächst langjähriger Senator und 1957–1964 auch der Chancellor der McGill-Universität wurde. Im Sommer 1951 wurde Cynthia Powell Anthony Dobells Frau, mit der er mehr als 50 Jahre zusammenlebte, bis zu ihrem plötzlichen Tod 2006 während eines Aufenthalts in Chicago. Cynthia und Antony hatten bereits früh vier Kinder.

Noch während seiner Studienzeit an der Medical School in Montreal ermöglichte ein Sponsor Anthony einen Studienaufenthalt am *„Jefferson Medical College"* in Philadelphia, wo er erstmals Kontakt zu *John Gibbon* hatte, der dort die *Simon D. Gross-Professorship in Surgery* innehatte. Dieser frühere Kontakt erleichterte ihm nach dem Examen seine Bewerbung um eine *Residency in General and Thoracic Surgery* ebendort, die er am 01.07.1952 antreten konnte. Das *Jefferson University Hospital* hatte zum damaligen Zeitpunkt zwar einen Schwerpunkt für Thorax-, insbesondere für Lungenchirurgie, andererseits fand unter John Gibbon auch Herzchirurgie statt, wenngleich nur in dem umschriebenen Rahmen der bis dahin möglichen Eingriffe am geschlossenen Herzen. Im Labor waren jedoch John Gibbon und seine Frau Marjorie, unterstützt von Ingenieuren der Fa. IBM, intensiv mit der Entwicklung einer Herz-Lungen-Maschine befasst, mit der es möglich sein sollte, auch Operationen am offenen Herzen durchführen zu können. Die kardiologische Diagnostik beim Menschen erfolgte damals nahezu ausschließlich mit klinischen Mitteln. Vereinzelt wurden von thoraxchirurgischen Fellows auch intrakardiale Oxymetrien über transvenös eingeführte urologische Katheter mit der aufwendigen *Van-Slyke-Technik* durchgeführt und waren daher auch meist nur in unkomplizierten Fällen stimmig.

Anthony Dobell verbrachte die ganzen vier Jahre seiner Residency im Jefferson Hospital in Philadelphia. Er lebte mit seiner Frau Cynthia und seiner sich vergrößernden jungen Familie zwar in New Jersey, konnte jedoch die Klinik in Philadelphia mit dem Bus in einer halben Stunde erreichen. Aus dieser ersten Zeit ist ihm ein beeindruckendes Erlebnis sein ganzes Leben in Erinnerung geblieben. Schon bald nach ihrer Ankunft erhielten der junge Resident und seine Frau vom Direktor der renommierten Pathologie in Jefferson eine Einladung zu einem Dinner, zu dem außerdem der Leiter der Medizinischen Fakultät, Autor mehrerer renommierter Lehrbücher, sowie die Chefs der Ophthalmologie und der Physiologie geladen waren. Die Erklärung kam schnell: Sie alle waren *ehemalige McGill Graduates*. Sie hießen ihren jungen Landsmann in Philadelphia willkommen und boten ihm, falls nötig, ihre Hilfe und Unterstützung an: „*McGill companionship!*"

Das erste Jahr verbrachte Dobell in der Thoraxchirurgie, dem Bereich, den John Gibbon und dessen Frau hervorragend beherrschten, während Anthony lieber im klinisch operativen Bereich tätig gewesen wäre. Der enge persönliche Kontakt zu Gibbon führte zu einem zweiten Jahr im Labor, wo die Residents überwiegend an der sich stetig entwickelnden Herz-Lungen-Maschine eingesetzt waren, da es zu dieser Zeit in der ganzen Klinik weder Anästhesisten noch ausgebildete Pumpentechniker für diese Aufgabe gab. Später sollten jedoch die bei dieser Tätigkeit gewonnenen technischen Fähigkeiten und Erfahrungen über die Physiologie des Lungen- und Körperkreislaufs für Dobell von unschätzbarem Wert sein. Bevorzugte Residents bekamen auch die Aufgabe zugeteilt, bei den Hunden experimentell die Vorhof- und Ventrikelseptumdefekte herzustellen, die dann wenige Zeit später von den wenigen „nominellen Herzchirurgen" wieder zu verschließen versucht wurden. Zu ihnen gehörte auch *John Young Templeton*, der eigentlich im Jefferson Hospital die *„General Surgery"* vertrat und der als einer der angesehensten Allgemeinchirurgen Philadelphias bzw. des ganzen Ostens Pennsylvaniens galt. Templeton nahm Anthony in dessen drittem und viertem Residency-Jahr unter seine Fittiche und bildete ihn während dieser Zeit zu einem technisch fähigen Chirurgen aus. So kam es zu einer späteren Äußerung Anthony Dobells: *„I didn't learn any heart surgery in Jefferson. However, the people who mostly influenced me in surgery were my friends at Jefferson: Dr. Gibbon, who taught me knowledge, John Templeton, who taught me operative care and skill, and George J. Willauer, who taught us how to look after people. He was a humanist having the uncanny notion when the time was right to operate, and when to stop."* Diese anhaltenden Beziehungen, insbesondere zu John Gibbon, formten Anthony Dobell ein Leben lang: *„Jefferson education!"*

Am 01.07.1956, nach Abschluss seiner vierjährigen Residency am Jefferson Hospital, war Anthony wieder in Montreal. Den Anfang wollte er am *Montreal General Hospital* wagen. Der Chairman für das chirurgische Department hatte jedoch keinerlei Interesse für Herzchirurgie an seiner Klinik. Auch Arbeit im Labor war nicht erwünscht: *„Surgeons don't work in the lab, they work in the OR. That is ridiculous."* Etwas weiter unten in der Straße befand sich die zweitgrößte Klinik Montreals, das *„Royal Victoria Hospital (RVH)"*. Hier bestand Interesse an einer Herzchirurgie, und auch der Gedanke an wissenschaftlicher Laborarbeit stieß auf Gegenliebe. Anthonys Einstellung erfolgte zunächst nur als *„teaching fellow for surgery"*, strukturell und finanziell an der unteren Grenze des Erträglichen. Dennoch entwickelte sich der für die Klinik neue Bereich der Herzchirurgie rasch und für alle Beteiligten zufriedenstellend. Unerwartetes Interesse und Unterstützung kamen auch durch ein Angebot zur Kooperation mit dem *„Montreal Children's Hospital"*. Dessen Chairman *David Murphy* betrieb an seinem *Department of Surgery* bei Kindern bereits die Chirurgie angeborener Herzfehler am geschlossenen Herzen. Das Angebot lautete: *„I'll teach you how to do closed heart surgery, and you get us into the inside of the heart."* Gelegenheit, auf diesem Gebiet selbst noch mehr Erfahrung und Expertise mit den aktuellen Verfahren zu gewinnen, ergab sich dadurch, dass, nach der unerwarteten Beendigung eigener Operationen mit der Herz-Lungen-Maschine durch John Gibbon in Philadelphia, nun John Templeton dieser Bereich zugewiesen worden war. Noch aus früheren Tagen schätzte dieser die Zusammenarbeit mit Gibbons ehemaligem Assistenten Dobell und ließ ihn daher bei komplexen Eingriffen von Montreal nach Philadelphia einfliegen, um sich selbst durch dessen Gegenwart das Gefühl größerer Sicherheit zu verschaffen. Anthony wiederum konnte die bei diesen Operationen gewonnenen neuen Erfahrungen zum eigenen Nutzen wieder zurück nach Montreal nehmen.

Diese Situation brachte es mit sich, dass Anthony Dobell zur gleichen Zeit sowohl an drei Kliniken in Montreal sowie gelegentlich auch in Philadelphia klinische und experimentelle Operationen am offenen Herzen durchführte. Zusätzlich arbeitete er aber auch noch allgemeinchirurgisch, um seine in Kanada nicht vollständig anerkannte US-amerikanische Lizenz für Chirurgie durch das „*Royal College of Physicians and Surgeons of Canada*" für sein Heimatland zu vervollständigen. In Montreal arbeitete er aber auch, noch immer auf seiner Stelle als „*teaching fellow for surgery*" sitzend, mit *Arthur Vineberg*, einem Pionier der Koronarchirurgie am *Royal Victoria Hospital*. Er assistierte ihm bei den Versuchen, durch eine intramyokardiale Implantation der A. thoracica interna direkt in das durch eine koronare Herzkrankheit geschädigte Myokard dieses besser durchbluten zu lassen. Gleichzeitig führte er aber an derselben Klinik auch zusammen mit *Dr. Harry Scott*, einem an der offenen Herzchirurgie interessierten Chirurgen in seiner „eigenen" Klinik, dem *Montreal Children's Hospital,* nachts in denselben OP-Räumen experimentelle Operationen mit der Herz-Lungen-Maschine an Hunden durch. Die Tiere wurden hierfür auf der Tierfarm außerhalb des Hauses narkotisiert, mit dem Privatwagen in die Klinik gefahren, dort im regulären OP der Klinik am Herzen operiert und noch in derselben Nacht von den Operateuren wieder auf die Tierfarm zurückgefahren. Tagsüber konnte Anthony dann im Children's Hospital mit Harry Scott bei Kindern die gängigen Operationen am geschlossenen Herzen trainieren, wozu er während seiner Zeit am *Jefferson College in Philadelphia* nur wenig Gelegenheit gehabt hatte.

Die Ergebnisse dieses Vorgehens waren anfangs nur wenig erfolgreich, besserten sich jedoch deutlich durch die Verwendung der inzwischen an der Mayo Clinic weiterentwickelten Mayo-Gibbon-II-Herz-Lungen-Maschine und die Operation im hypothermen Kreislaufstillstand. Die erste erfolgreiche Operation eines angeborenen Herzfehlers am offenen Herzen bei einem Kind führten Anthony Dobell und Harry Scott am 30.06.1960 am *Montreal General Hospital* bei einem 15-jährigen Mädchen durch. Es sollte die erste einer rasch länger werdenden Serie von derartigen Herzoperationen in Kanada sein. Auch das Spektrum der Eingriffe wurde bald erweitert und reichte vom Herzklappenersatz beim Erwachsenen bis zum komplexen angeborenen Herzfehler im Kindesalter. Die erfolgreiche OP-Gruppe mit Mitgliedern aus allen drei herzchirurgisch tätigen Kliniken in Montreal machte auch vor der Beschäftigung mit der Herztransplantation nicht halt Dieser Eingriff wurde in Kanada erstmals am 03.11.1968 am *Royal Victoria Hospital* durchgeführt.

Die wissenschaftlichen Verdienste Anthony Dobells hatten bereits ein Jahr zuvor zu seiner Ernennung als *Full Professor of the McGill University at Montreal* geführt. Seine stillen, aber effektiven administrativen Fähigkeiten, die sich an seiner Team-bildenden Führerschaft dreier an sich selbstständiger herzchirurgischer Einheiten in drei verschiedenen Kliniken gezeigt hatten, führten dann auch dazu, dass er noch im selben Jahr zum *Director of the Pediatric Cardiovascular Surgery Division of the Montreal Children's Hospital* und 1974 zum *Surgeon-in-Chief* der beiden Herzkliniken für Erwachsene in Form der neuen *McGill Division of Cardiovascular and Thoracic Surgery* bestallt wurde. Diese Position hatte er von 1974 bis zu seiner formalen Emeritierung 1992 inne. Von der Universität wurde ihm gleichzeitig die Aufgabe eines *Chairman of the Specialty Committee of the Royal College of Physicians and Surgeons* übertragen. Die Zusammenlegung all dieser Ämter auf eine Persönlichkeit wie Anthony Dobell ermöglichte es diesem, eine umfassende Revision des gesamten thoraxchirurgischen Ausbildungsprogramms für Kanada zu erstellen. Diese machte ihn zum Wegbereiter einer neuen Auffassung von Thorax-

und Herzchirurgie in seinem Heimatland Kanada, geschickterweise gerade in den Jahren des Aufbruchs in das „*goldene Zeitalter der Herzchirurgie*". Nach der Abspaltung der Gefäßchirurgie wurde die kanadische Ausbildung zum Herzchirurgen mit zwei Jahren Allgemeinchirurgie, einem Jahr Laborarbeit und drei Jahren klinischer Herz-Thoraxchirurgie von der *American Society of Surgery* vorübergehend nicht mehr anerkannt, bis sie diese etwas später in vergleichbarer Form wieder selbst übernahm.

Neben seiner umfangreichen klinischen Arbeit und seinen Aufgaben im akademisch-administrativen Bereich war Anthony Dobell ein begeisterter und faszinierender akademischer Lehrer, der stets daran interessiert war, sein erworbenes Wissen an die Studenten und die Postgraduates der McGill University weiterzugeben. Diese didaktischen Fähigkeiten und den meisterhaften Umgang mit der Sprache hatte er gemein mit John Gibbon, seinem früheren Lehrer. Von Natur aus war Anthony sein ganzes Leben lang ein ausgesprochener Familienmensch. Die vier Kinder mit seiner Frau Cynthia, Karen, Curzon, Julie und Sarah, waren sein ganzer Stolz. Die Familie führte gemeinsam ein aktives sportliches Leben mit Skifahren, Segeln und Tennis in den Ferien und an nahezu allen Wochenenden in ihrem Haus in den Laurentinischen Bergen nordwestlich des Sankt-Lorenz-Stroms in erreichbarer Nähe von Montreal. Hier hatte Tony selbst schon in seiner Jugend mit seinen Eltern seine freie Zeit verbracht. Eine seiner Töchter, Julie, trat in seine medizinischen Fußstapfen und ist Anästhesiologin in Utah. Cynthia, mit der er mehr als 50 Jahre zusammengelebt hatte, verstarb 2006 akut bei einem Aufenthalt in Chicago. 2009 heiratete Anthony mit über 80 Jahren seine zweite Frau, *Marion Doheny*, eine ehemalige Freundin von Cynthia.

Eine der nachhaltigsten Einrichtungen im akademischen Leben der McGill-Universität, an deren Einrichtung und Entwicklung Anthony Dobell maßgeblich beteiligt war, ist die „*Stikeman Visiting Professorship in Cardiovascular Surgery*". Grundlage ist eine Stiftung einer der angesehensten und wohlhabendsten Familien Montreals, der Familie Stikeman, die über mehrere Generationen hinweg eine Anwaltsfirma für Wirtschafts- und Steuerrecht in Montreal und im ganzen Osten Kanadas innehatte. *Richard Alan Stikeman* war der Vizepräsident dieses Familienunternehmens und erkrankte 1964 mit 41 Jahren an einem zunächst ungeklärten Lungenleiden. Bei einem explorativen Eingriff an der linken Lunge durch *Darrell („Dag") Munro*, den *Surgeon-in-Chief of the Royal Edward Chest Hospital*, das der McGill University assoziiert war, entdeckte dieser ein diffuses, malignes Pleuramesotheliom und versuchte, dieses durch eine linksseitige Pneumonektomie zu entfernen. Erstaunlicherweise überlebte Stikeman den Eingriff gut und konnte noch fast ein Jahr lang sein früheres Leben wiederaufnehmen. Munro traf seinen Patienten und Freund fast täglich zu einem Feierabend-Whisky, da sie bereits seit Jahren enge Nachbarn in Montreal waren. Dennoch erlag Richard Stikeman im August 1965 seinem Leiden. Bereits kurze Zeit danach schlugen Richards Frau Shirley und sein Bruder Heward Dag Munro vor, zu seinem Gedenken der Klinik ein Vermächtnis zukommen zu lassen. So wurde im Dezember 1965 auf Anregung von Munro und Dobell als Vertreter der McGill University der *Endowment Fund for Surgical Advancement* ins Leben gerufen. Ziel dieser Stiftung war die Einrichtung einer „*Sti-*

keman Visiting Professorship" in der Form, dass jedes Jahr ein namhafter Herzchirurg, aus welchem Land der Erde auch immer, für eine Woche an die McGill-Universität eingeladen werden konnte, um Vorlesungen zu seinem Spezialgebiet zu halten oder entsprechende Seminare zu leiten. Bekannte Visiting Professors waren z. B. *Donald Ross* und *Sir Magdi Yacoub* aus London, *Norman Shumway* aus Stanford, *Alain Carpentier* aus Paris oder *Denton Cooley* aus Houston. Im Laufe der Jahre wurden die Stikeman-Visiting-Professorships auch zu einem umfangreichen und beliebten Treffen der Alumni der McGill University, die von Anthony Dobell, dem jahrelangen Präsidenten der Stiftung, als *„the glue which holds the McGill division together"* bezeichnet wurden.

Am 05.06.1992, zum Abschluss der 25. Stikeman Professorship, gab Anthony Dobell seinen formalen Rücktritt als *Surgeon in-Chief* des *Children's Hospitals* bekannt. Ein Jahr später wurde er zum *Professor Emeritus of Surgery at the McGill University* ernannt. Er blieb allerdings noch einige Jahre im *Staff* des *Royal Victoria Hospitals* aktiv, bis 1997 die drei großen Kliniken zum *McGill University Health Center* zusammengeschlossen wurden und er nun von sich aus beschloss, offiziell in den Ruhestand zu treten.

Akademische Aufgaben, wie z. B. die Präsidentschaft der angesehenen US-amerikanischen *Society of Thoracic Surgeons* 1981–1982, als erster Kanadier in diesem Amt, nahm Anthony Dobell stets erfolgreich wahr. 1977 wurde ihm die höchste kanadische Auszeichnung, *„The Order of Canada"*, verliehen, und 2012 etablierte die *McGill Faculty of Medicine* als Stiftungsprofessur für Pädiatrische Forschung den *„Anthony Dobell Chair in Pediatric Surgery"*, der erstmals an Christo Tchervenkov, Dobells Nachfolger am McGill University Health Center, vergeben wurde.

Seine Gedanken über das Wesen der Chirurgie hat Anthony Dobell in seiner bekannten und viel zitierten Abschiedsrede vom Amt des Präsidenten der Society of Thoracic Surgeons unter dem Titel *„The Human Touch"* im Januar 1982 formuliert:

> *„Surgery is not primarily a business or a technology, nor is it pure science, nor pure art. It is the care of one human being by another; a relationship involving to some extent technology, science, art and business; a relationship involving invasion and manipulation of one individual body by another – a relationship requiring the human touch."*

Am 17.06.2015 verstarb Anthony Dobell im Alter von 88 Jahren, sechs Wochen nach der Rückkehr von einer Reise nach Finnland, zu Hause in Montreal.

Literatur

Mulder DS (2015) Ann Thorac Surg 100:2408–2410

Ake Senning (1915–2000), William T. Mustard (1914–1987)

Die Transposition der großen Arterien (TGA) ist einer der häufigsten angeborenen Herzfehler mit primärer Zyanose. Ohne frühzeitige medizinische Hilfe sterben mehr als 80 % der Betroffenen meist schon in der Neugeborenenperiode. Bis in die Mitte des letzten Jahrhunderts gab es für diese Kinder keine therapeutische Option. Unterschiedliche versuchte operative Ansätze zu einer Korrektur hatten ein hohes Letalitätsrisiko und waren nicht erfolgreich gewesen. Erst durch die chirurgische Erweiterung der Lücke im Vorhofseptum nach Blalock-Hanlon bzw. durch die Ballonatrioseptostomie nach Rashkind konnte ab 1964 zunächst eine über einige Monate reichende Stabilisierung durch eine vorübergehende Verbesserung der Oxygenierung erreicht werden.

Die erste entscheidende Verbesserung der Langzeitprognose brachte die Entwicklung einer sog. Vorhofumkehroperation, der *„atriale Switch"*, 1957 zunächst durch den schwedischen Herzchirurgen Ake Senning bzw. durch ein operationstechnisch einfacheres Verfahren nach William Mustard 1963 in Toronto.

Ake Senning (Abb. 1) wurde am 14. Dezember 1915 als Sohn eines Tierarztes in Rättvik, Schweden, geboren. Nach Abschluss des Medizinstudiums 1944 war er zunächst als praktischer Arzt tätig, schloss dann aber eine Weiterbildung in Orthopädie und Neurochirurgie an. Clarence Crafoord, der 1944 in Stockholm als erster Chirurg eine Aortenisthmusstenose erfolgreich korrigiert hatte, nahm Senning 1948 dann in seine herzchirurgische Gruppe auf. Er sollte sich mit einer klinisch einsetzbaren Herz-Lungen-Maschine befassen. Diese kam 1953 auch erstmals bei

---

Dieser Beitrag ist eine aktualisierte Fassung des Kapitels: Ulmer HE (2019) Meilensteine der Entwicklung: Ake Senning und William T. Mustard. In: Weil J, Kallfelz HC, Lindinger A, Schmaltz AA (Hrsg) Kinderkardiologie in Deutschland: 50 Jahre Deutsche Gesellschaft für Pädiatrische Kardiologie 1969–2019. Elsevier 2019, S. 352–353 (mit freundlicher Genehmigung des Elsevier Verlages). Die aktualisierte Fassung erschien zuerst in der Zeitschrift für Herz-, Thorax- und Gefäßchirurgie 2021 35:1231–124.

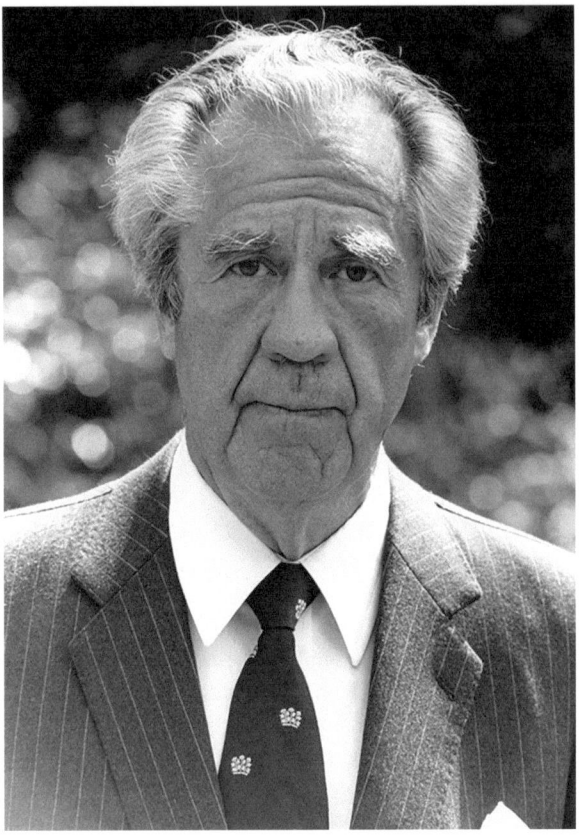

Abb. 1 Ake Senning (1915–2000). (© Alamy Stock Foto, Roger Tillberg, mit freundlicher Genehmigung. Alle Rechte vorbehalten)

der erfolgreichen Entfernung eines atrialen Myxoms zum Einsatz. 1956 folgte Senning Clarence Crafoord als Leiter einer neu geschaffenen Abteilung für Experimentelle Chirurgie an das *Karolinska Institut der Universität nach Stockholm*. Nach mehreren fehlgeschlagenen Versuchen einer anatomischen Korrektur der TGA durch eine einfache Umsetzung der beiden großen Arterien entwickelte Senning eine neuartige, „funktionelle Korrektur" mittels einer Umleitung des Blutflusses auf Vorhofebene durch eine technisch anspruchsvolle Lappenplastik aus Vorhofgewebe, die bald als sog. TGA-Korrektur nach Senning bezeichnet wurde.

Der Eingriff gelang erstmals am 1. Oktober 1958 bei einem 8-jährigen polnischen Jungen mit einer TGA, bei dem als Säugling bereits eine Vorhoflücke geschaffen worden war. Der Patient überlebte danach 20 Jahre ohne kardiale Probleme und verstarb an den Folgen einer bakteriellen Endokarditis der Trikuspidalklappe. Die Senning-Operation erwies sich jedoch chirurgisch als so anspruchsvoll, dass sie nur an wenigen Herzzentren der Welt mit eigener großer Erfahrung in der Kinderherzchirurgie durchgeführt werden konnte.

Sennings große Reputation in der chirurgischen Welt wurde jedoch wohl eher gefördert durch die im selben Monat, im selben Jahr und in derselben Klinik erstmals erfolgreich durchgeführte Implantation eines permanenten Herzschrittmachers

Abb. 2 William T. Mustard (1914–1987). (© Canadian Medical Hall of Fame und Frau Irma Coucill, London, ON, Kanada, mit freundlicher Genehmigung. Alle Rechte vorbehalten)

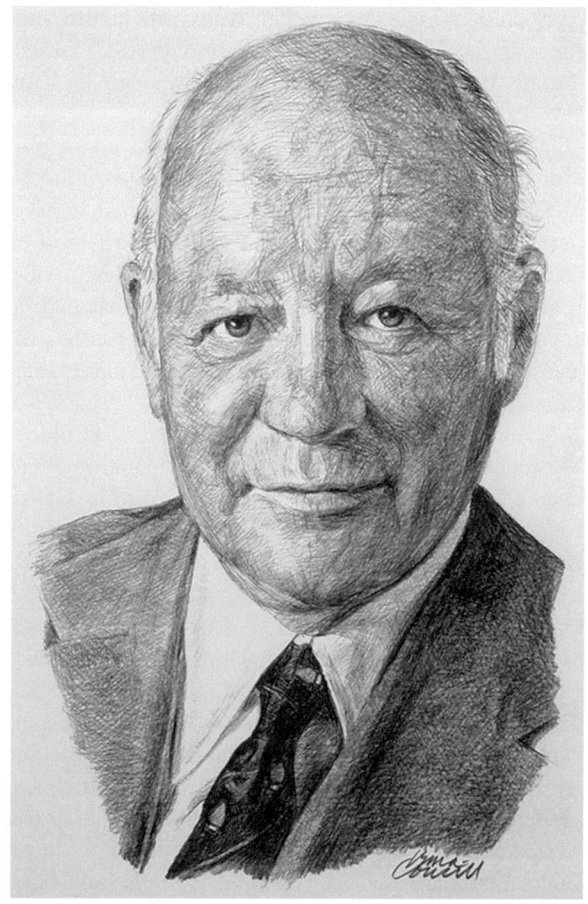

bei einem jungen Erwachsenen mit totalem AV-Block. 1961 nahm Ake Senning einen Ruf als Direktor des herzchirurgischen Zentrums am Universitätsspital Zürich in der Schweiz an, den er ununterbrochen und mit großem Erfolg bis zu seiner Emeritierung in 1985 innehatte. Am 21. Juni 2000 verstarb er in Zürich nach langer Krankheit, wenige Monate vor seinem 85. Geburtstag.

William Thornton Mustard (Abb. 2) kam am 8. August 1914 in der kanadischen Kleinstadt Clinton/Ontario zur Welt, verbrachte jedoch seine Kindheit, seine Studienzeit sowie nahezu die gesamte spätere Zeit seines Lebens in Toronto. Nach dem Abschluss seines Studiums 1937 war er zum damaligen Zeitpunkt der jüngste Arzt in Kanada. Die von ihm begonnene Weiterbildung in Chirurgie, speziell der orthopädischen Chirurgie, hatte er noch nicht abgeschlossen, als er als Militärarzt in Belgien eingesetzt wurde, allerdings nicht, bevor er zuvor noch *Elise Dunbar Howe* geheiratet hatte, mit der er später sieben Kinder haben sollte. Sein außergewöhnliches chirurgisches Talent ermöglichte es ihm, 1944 eine neuartige Gefäßoperation bei verwundeten Soldaten einzuführen, für die er, als einer der wenigen Kanadier, mit dem *Order of the British Empire* ausgezeichnet wurde.

Nach dem Ende des Zweiten Weltkriegs kehrte Mustard als Orthopäde nach Toronto an das Hospital for Sick Children (HSC) zurück. Es wird berichtet, dass er dort bis 1952 alle orthopädischen Operationen der Klinik durchgeführt habe. Dabei entwickelte er eine spezielle Operation, nach der es möglich war, dass von Poliomyelitis geschädigte Kinder wieder gehen konnten – eine Operation, die in die orthopädischen Lehrbücher als *„Mustard-Operation"* eingegangen ist.

Die rasante Entwicklung der pädiatrischen Kardiologie, an seiner Klinik vertreten von seinem persönlichen Freund John Dow Keith, veranlasste ihn dann jedoch, wohl auch in Erinnerung an eine frühere, 4-wöchige Hospitation bei Alfred Blalock in Baltimore, sich mit großem Einsatz und raschem Erfolg der Chirurgie angeborener Herzfehler zuzuwenden. John Keith: „Well, Bill always was a quick learner". 1957 übernahm William Mustard konsequenterweise auch die Leitung der Herzchirurgie am HSC in Toronto.

Zurückgreifend auf Tierexperimente von Harold Albert, Chicago, modifizierte Mustard die funktionelle Vorhofumkehroperation bei der TGA durch das Einsetzen eines einfachen Patch aus autologem Perikard in die vergrößerte Vorhoflücke. Diese wesentlich einfachere Technik verbesserte die Operationsergebnisse im Vergleich zur Senning-Operation so erheblich, dass diese *„zweite Mustard-Prozedur"* innerhalb kürzester Zeit ihren Siegeszug um die ganze Welt antrat. Die erste erfolgreiche Operation dieser Art fand am 16. Mai 1963 in Toronto bei einem 18 Monate alten Mädchen statt. Maria Surnoski, damals ein Waisenkind, hatte im Alter von drei Wochen eine Blalock-Hanlon-Operation bekommen. Bei der Vorhofumkehr wurde dann ein zusätzlicher VSD verschlossen. Das Risiko der Mustard-Prozedur war nach kurzer Zeit deutlich geringer, sodass die Senning-Operation zumindest vorübergehend seltener wurde und sie gelegentlich sogar von Ake Senning durchgeführt wurde. Maria Surnoski ist verheiratet, hat drei Kinder zur Welt gebracht und ist heute mit 58 Jahren noch immer berufstätig. Sie wird inzwischen vom Toronto Congenital Cardiac Center betreut. Weltweit gibt es heute etwa 40.000 Menschen mit TGA und dieser Operation.

Im Juni 1976 wurde William Mustard im Alter von 62 Jahren emeritiert. Sein Nachfolger wurde George Trusler, der erste von ihm in Toronto ausgebildete Herzchirurg. Am 11. Dezember 1987 erlitt William Mustard im Alter von 73 Jahren während eines Urlaubs in Naples, Florida, einen akuten Herztod, der wohl im Zusammenhang mit einer ihm selbst bekannten Aortenstenose stand, die er jedoch nie hatte operieren lassen wollen.

Adib D. Jatene (1929–2014)

Zahlreiche Versuche, die Transposition der großen Arterien (TGA) anatomisch zu korrigieren, d. h. das Umsetzen von Aorta und Pulmonalarterie, kombiniert mit der Implantation der Koronararterien in die Neoaorta als sogenannte arterielle Switch-Operation, waren den atrialen Switch-Operationen von Ake Senning bzw. William Mustard (Ulmer 2021) um 1960 bereits um Jahrzehnte vorausgegangen. Allerdings waren die Ergebnisse durchgehend negativ, sodass dieser Ansatz lange Zeit als undurchführbar galt. Dieser Meilenstein der Chirurgie angeborener Herzfehler blieb dem Brasilianer Adib Jatene bis zum Jahre 1975 vorbehalten.

Adib Domingos Jatene (Abb. 1) wurde als Sohn libanesischer Einwanderer am 4. Juni 1929 in Xapuri, einer Kleinstadt im Nordwesten Brasiliens am Rande des Regenwaldes, geboren. Sein Vater, der dort als Kautschuksammler tätig gewesen war, starb zwei Jahre nach der Geburt seines Sohnes an Gelbfieber. Als Adib zehn Jahre alt war, übersiedelte seine Mutter mit allen Kindern in die Großstadt Uberlandia in der Region Minas Gerais, ganz im Südosten des Landes, um ihren Kindern eine bessere Schulbildung zu ermöglichen. Nachdem Adib zunächst Ingenieur hatte werden wollen, entschied er sich 1948, inzwischen in Sao Paulo, im letzten Moment doch für ein Studium der Medizin, das er 1953 im Alter von 23 Jahren erfolgreich abschloss. Bereits zwei Jahre zuvor, im vierten Studienjahr, hatte er sich, seinem lebenslangen Vorbild und späteren Mentor *Prof. Jesus Zerbini* folgend, der Herzchirurgie verschrieben, für die er sich auch bereits in 1954 zertifizierte. Im selben Jahr heiratete er auch *Aurice Biscegli*, mit der er vier Kinder haben sollte. Die beiden

---

Dieser Beitrag ist eine aktualisierte Fassung des Kapitels: Ulmer H.E. : *Meilensteine der Entwicklung: Adib Jatene* in: Weil J, Kallfelz HC, Lindinger A, Schmaltz AA (Hrsg) Kinderkardiologie in Deutschland: 50 Jahre Deutsche Gesellschaft für Pädiatrische Kardiologie 1969–2019; Elsevier 2019, S. 354–355 (mit freundlicher Genehmigung des Elsevier Verlages). Die aktualisierte Fassung erschien zuerst in der Zeitschrift für Herz-, Thorax- und Gefäßchirurgie 2023 37:1–2.

Abb. 1 Adib D. Jatene (1929–2014). (© Brasilian Journey of Cardiovascular Surgery, mit freundlicher Genehmigung)

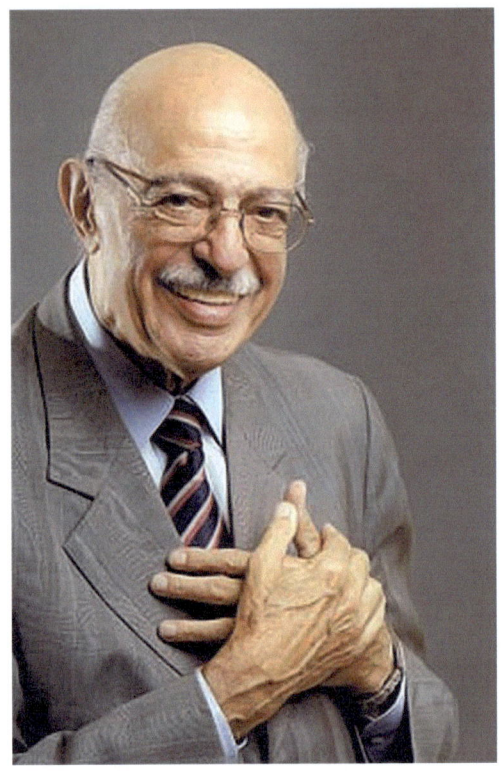

Abb. 2 Adib Jatene und seine Kinder Fabio, Ieda und Marcelo im Operationssaal. (Aus SciELO 2014)

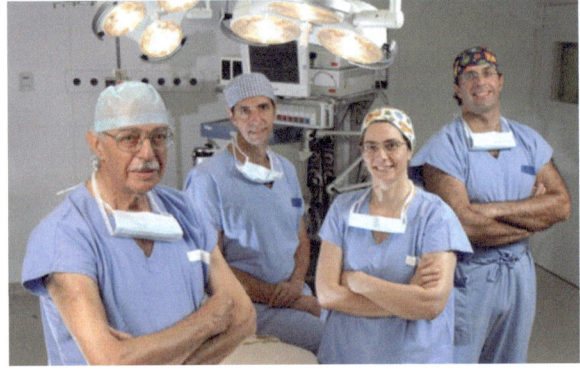

Söhne wurden später Herzchirurgen, eine der beiden Töchter Kinderkardiologin in Sao Paulo (Abb. 2).

1955 wurde Adib Jatene im Alter von 26 Jahren nach Uberlandia berufen, um dort die Pathologische Anatomie zu lehren und gleichzeitig eine Abteilung für Herzchirurgie aufzubauen. Hier begann er auch, eine Herz-Lungen-Maschine zu entwickeln – ein Projekt, das er nach seiner Rückberufung nach Sao Paulo, zunächst als Erster Assistent seines Mentors Zaberini, fortsetzte und bald erfolgreich abschließen konnte. 1962 wurde er daraufhin zum ersten Chefarzt des neu gegründeten *Sao Paulo Heart Institute* berufen. Neben seiner umfangreichen klinischen Tätigkeit als Herzchirurg nutzt er dort auch weiterhin sein ausgeprägtes technisches Talent zur Entwicklung, Herstellung und Vermarktung von modifizierten Herzklappenprothesen, Herzschrittmachern sowie speziellen kardiochirurgischen Instrumenten, deren Einkauf im Ausland für Brasilien zu dieser Zeit wirtschaftlich nicht möglich gewesen wäre. So stammte z. B. die erste Aortenklappe, die 1965 in Brasilien von ihm selbst implantiert wurde, aus seinem eigenen „*Workshop*".

Das operative Spektrum dieser großen Herzklinik beinhaltete neben dem zweifellos größten Anteil von koronaren Bypass-Operationen, Klappenoperationen und der Implantation von Herzschrittmachern auch die Chirurgie angeborener Herzfehler, wenn auch in weitaus geringerem Umfang. Jatene war auch für diesen Bereich zuständig. Was das Problem einer anatomischen Korrektur der TGA anging, war er davon überzeugt, dass es, wie bereits tierexperimentell von *Harold Albert* in Chicago erprobt, nur durch den gleichzeitigen Transfer der Koronararterien auf die Neoaorta zu lösen sei. Seine Kenntnisse in der pathologischen Anatomie dieser Herzen und seine zwangsläufig großen Erfahrungen in der Koronarchirurgie ließen ihn hoffen, mit einer anatomischen Korrektur der TGA vor allem langfristig ein besseres Ergebnis zu erreichen als mit der funktionellen Vorhofumkehr nach *Senning* bzw. *Mustard*.

Am 8. Mai 1975 führte Adib Jatene in Sao Paulo die erste arterielle Switch-Operation bei einem elf Tage alten weiblichen Neugeborenen mit Transposition der großen Arterien (TGA) und einem Ventrikelseptumdefekt (VSD) durch. Drei Tage nach dem 6-stündigen Eingriff verstarb das Mädchen zwar an einem postoperativen Nierenversagen, es hatte sich jedoch gezeigt, dass der Eingriff prinzipiell technisch möglich war! Der zweite Patient, ein 40 Tage alter Junge, ebenfalls mit zusätzlichem VSD, überlebte die anatomische Totalkorrektur und konnte ohne weitere Komplikationen drei Wochen postoperativ nach Hause entlassen werden. Unglücklicherweise verstarben die nächsten fünf Patienten an frühen postoperativen Problemen, da die Möglichkeiten der Intensivpflege in diesem Altersbereich an Jatenes Klinik noch sehr begrenzt waren.

Die beiden ersten Patienten wurden noch 1975 in einer brasilianischen Zeitschrift publiziert. Die ersten sieben Fälle präsentierte Jatene 1976 vor der American Association for Thoracic Surgery. Trotz der initialen Todesfälle wurde die arterielle Switch-Operation bei TGA sehr schnell als ein Meilenstein der Chirurgie angeborener Herzfehler anerkannt. Die Vorteile dieses Verfahrens lagen auf der Hand: Der rechte Ventrikel wird von seiner Aufgabe, lebenslang als Systemventrikel zu dienen, befreit, und gefürchtete Langzeitprobleme wie lebensbedrohliche Herzrhythmusstörungen nach den Vorhofumkehroperationen treten nicht mehr auf. Heute ist die arterielle Switch-Operation bei der TGA, mit allen inzwischen eingebrachten Modifikationen, von einzelnen komplexen Konstellationen abgesehen, weltweit die Methode der ersten Wahl.

Zum Zeitpunkt dieser Pionierleistung war Adib Jatene 46 Jahre alt, aber noch nicht auf dem Gipfel seiner Karriere. 1982 wurde er als Nachfolger seines Lehrers

Prof. Jesus Zerbini als Ordinarius auf den Lehrstuhl der größten Herzklinik Brasiliens an der Universität in Sao Paulo berufen, die er 17 Jahre leitete. Er wurde Autor und Co-Autor von mehr als 700 wissenschaftlichen Arbeiten, Mitglied von 32 medizinischen Gesellschaften und hat 178 Titel und Ehrungen in mehr als 10 Ländern dieser Erde erhalten.

Seit Beginn seines Studiums war Jatene an einer Verbesserung des Gesundheitssystems seines Heimatlandes Brasilien interessiert. So verwundert es nicht, dass er nach einer Tätigkeit als Staatssekretär für Gesundheit in der Region Sao Paulo, zunächst 1992 und später noch einmal von 1996 bis 1998 in zwei Regierungen das Amt des Gesundheitsministers Brasiliens innehatte.

Als er 1999 mit 70 Jahren emeritiert wurde, dachte er nicht an einen Ruhestand, sondern nahm seine chirurgische Aktivität zusammen mit seinen beiden Söhnen Fabio und Marcello, inzwischen selbst anerkannte Herzchirurgen, und seiner Tochter Ieda, einer Kinderkardiologin, an einer ehemals von ihm gegründeten privaten Non-Profit-Klinik in Sao Paulo wieder auf, und war dort bis über sein 80. Lebensjahr hinaus aktiv.

Im November 2014, nach seinem 85. Geburtstag, erlitt Adib Domingos Jatene zuhause in Sao Paulo einen Herzinfarkt, zu dessen Behandlung er noch selbst telefonisch den Notarzt verständigte, an dessen Folgen er jedoch am 14. November 2014 verstarb.

Literatur

Ulmer HE (2021) Ake Senning (1915–2000), William T. Mustard (1914–1987). Z Herz- Thorax-Gefäßchir 35:123–124

SciELO – Brazil – Adib Jatene: 4 de junho de 1929 14 de novembro de 2014 Adib Jatene: 4 de junho de 1929 14 de novembro de 2014 – Rev Bras Cir Cardiovasc 29 (4) • Oct–Dec 2014 • https://doi.org/10.5935/1678-9741.20140124 – Open Access CC BY-NC

Francis M. Fontan (1929–2018)

Kaum ein anderer chirurgischer Eingriff am menschlichen Herzen verändert die Arbeitsweise dieses Organs wohl grundlegender als eine „totale cavo-pulmonale connection" (TCPC) nach Fontan. Dabei wird ein anatomisch singulär angelegter Ventrikel dazu gebracht, mit seiner diastolischen Saugfunktion funktionell die systolische Pumpfunktion des fehlenden zweiten Ventrikels zu übernehmen. Kaum noch vorstellbar ist es, dass dieser Eingriff ursprünglich auf einer irrigen physiologischen Annahme beruhte.

Francis Maurice Fontan wurde am 3. Juli 1929 in der kleinen Gemeinde Nay am Fuße der Pyrenäen geboren (Abb. 1). Im radsportbegeisterten Frankreich wird der Name Fontan noch immer eher mit seinem Vater Victor in Verbindung gebracht, der zum Zeitpunkt der Geburt seines Sohnes als Radrennfahrer ein nationales Idol bei der Tour de France war. Bei der unentschlossenen Berufswahl von Francis in dessen 14. Lebensjahr legte seine Schwester nach Lektüre eines Beratungsheftes fest: „*Mediziner*", was von einem Schulfreund sogleich auf „*… dann aber mindestens Chirurg*" aufgestockt wurde.

Nach dem Studienabschluss an der Universität Bordeaux 1952 folgte demnach auch konsequenterweise eine Ausbildung in Allgemeinchirurgie bei *George Dubourg* am *Hospital Tondu in Bordeaux*. Angesichts der aktuellen Entwicklungen und der ersten Erfolge der Herzchirurgie wurde Dubourg von seinen kardiologisch interessierten internistischen Kollegen dazu gedrängt, „*… sich doch auch mit der Chirurgie des Herzens*" zu befassen, was er auch innerhalb relativ kurzer Zeit rea-

---

Dieser Beitrag ist eine aktualisierte Fassung des Kapitels: Ulmer HE (2019) Meilensteine der Entwicklung: Francis M. Fontan. In: Weil J, Kallfelz HC, Lindinger A, Schmaltz AA (Hrsg) *Kinderkardiologie in Deutschland: 50 Jahre Deutsche Gesellschaft für Pädiatrische Kardiologie 1969–2019.* Elsevier 2019, S. 300–301 (mit freundlicher Genehmigung des Elsevier Verlages). Die aktualisierte Fassung erschien zuerst in der Zeitschrift für Herz-, Thorax- und Gefäßchirurgie 2021 35:189–190.

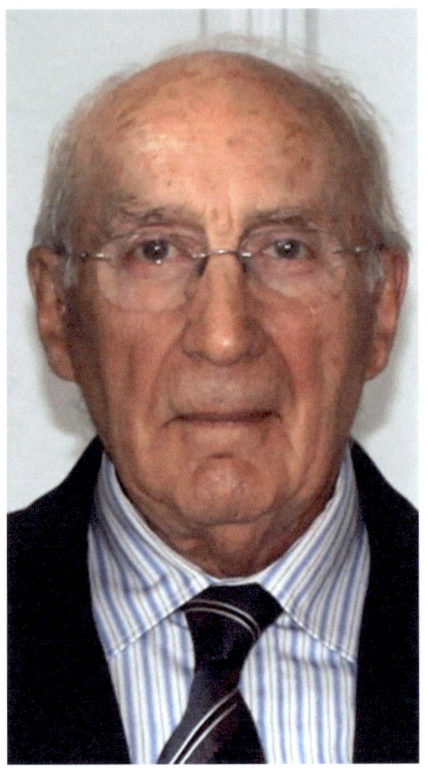

Abb. 1 Francis Fontan (1929–2018). (© Fontanherzen e. V./ Steffi Sänger, www.fontanherzen.de, mit freundlicher Genehmigung)

lisierte. 1959, anlässlich des Todes einer jungen Frau an den Folgen eines angeborenen Herzfehlers mit Zyanose, wurde der chirurgische Assistent Francis Fontan von seinen internistischen Kollegen gebeten, das Herz der jungen Frau zu entnehmen, was er tat und es dabei auch gleich intensiv pathologisch-anatomisch untersuchte. Als Ergebnis fand sich eine Trikuspidalatresie, was Fontan in einer lokalen wissenschaftlichen Zeitschrift anschließend publizierte. Nach einer weiteren Arbeit über Vorstellungen, wie ein derartiger Fehler möglicherweise operativ anzugehen sei, wurde Fontan bereits ein Jahr später, 1960, zum Leiter einer neu geschaffenen kardiologischen Abteilung am Hospital Tondu in Bordeaux ernannt. Späterer Kommentar: *„Ich bin wohl der einzige Herzchirurg, der jemals Chef einer kardiologischen Klinik war."*

Die kardiochirurgische und kardiologische Aufbauarbeit fand überwiegend in Form einer intensiven Kooperation mit den Herzchirurgen Gerard Brom und dessen Assistent Jan Quaegebeur an der Universität Leiden, Holland, statt.

Die Idee, bei Fehlen eines funktionsfähigen rechten Ventrikels wie z. B. bei der Trikuspidalatresie, diesen durch eine Änderung der Zufuhr des venösen Blutes direkt zur Pulmonalarterie vollständig zu umgehen, ließ Fontan von nun an nicht mehr los. Es folgten jahrelang tierexperimentelle Versuche verschiedenster Art, z. B. die beiden Hohlvenen direkt bzw. über das rechte Vorhofohr unmittelbar an die vom Herzen abgetrennte Pulmonalarterie zu anastomosieren. Diesem Vorgehen lag die irrige Annahme zugrunde, die Pumpkraft des rechten Vorhofs könne ausreichen, das venöse Blut durch die Lungengefäße bis in den funktionell singulären linken Ventrikel zu treiben. Alle diese Versuche waren jedoch wenig erfolgreich; keines der Tiere überlebte den Eingriff längere Zeit. Überraschend war daher im März 1986 das Ansinnen von Pierre Broustet, dem Leiter der Kardiologie der Universität Bordeaux, an Francis Fontan, den „kardiologischen Chirurgen", seine bis dahin gesammelten Erfahrungen mit einem derartigen Eingriff erstmals beim Menschen, einem 12-jährigen Mädchen mit Trikuspidalatresie, einzusetzen. Die Diagnose der Patientin war seit dem sechsten Lebensjahr bekannt, allerdings ohne Konsequenzen geblieben. Jetzt bestanden jedoch eine höchstgradige Zyanose und ein Hämatokrit von 80 %.

Die Operation fand am 25. April 1968 im Hospital Tondu statt. Zusätzlich zu der oberen „*Glenn-Anastomose*" wurde das rechte Herzohr über einen dazwischen geschalteten klappentragenden Aorten-Homograft End-zu-End an die linke Pulmonalarterie angeschlossen – die erste *totale kavopulmonale Anastomose*! Der initiale postoperative Verlauf war im Vergleich zu den bisherigen Erfahrungen im Tierversuch sehr zufriedenstellend. Bereits am Folgetag stellte sich jedoch das Bild einer zentralvenösen Stauung, einer akuten Niereninsuffizienz und multipler Pleuraergüsse ein. Eine intermittierende Dialysebehandlung und wiederholte Pleurapunktionen waren erforderlich, aber auch effektiv, sodass das Mädchen nach 30 Tagen weitgehend stabil war und nach Hause entlassen werden konnte. Diese erste Patientin überlebte bis zu ihrem 45. Lebensjahr in 2001. Erst nach zwei weiteren Operationen und einer Nachbeobachtungszeit von 30 Monaten veröffentlichten Fontan und seine Gruppe aus Bordeaux ihre Erfahrungen in der englischsprachigen Zeitschrift *Thorax*. Noch im selben Jahr dieses ersten Eingriffs, 1968, wurde Francis Fontan zum Nachfolger des ausscheidenden Georges Dubourg und Leiter der Herzchirurgie des Hospital Tondu – eine Position, die er bis 2002 innehatte.

Während Fontan selbst nicht wesentlich mehr als 20 Operationen dieser Art durchführte, verbreitete sich die Technik rasch in allen großen Herzzentren der Welt. Die Ergebnisse in den ersten Jahren erwiesen sich jedoch zunächst als wenig befriedigend, sodass zahlreiche Modifikationen des nun als „*Fontan-Prozedur*" bezeichneten Verfahrens eingeführt wurden. Bald wurde erkannt, dass nicht die Pumpfunktion des rechten Vorhofs, sondern u. a. die Saugfunktion des linken Ventrikels für den Ausgang entscheidend war. 1978 wurden dann von Alain Choussat die „*ten commandments*" als günstige Voraussetzungen für eine Fontan-Zirkulation formuliert. Eine wesentliche Verbesserung erbrachte die Verlagerung des kavopulmonalen Tunnels aus dem rechten Vorhof heraus nach extrakardial, die 1988 von Marc deLeval propagiert wurde. Allerdings sind bis heute noch nicht alle offenen Fragen v. a. der Langzeitfolgen dieser speziellen Zirkulation geklärt, sodass sie auch weiterhin als eine, wenn auch wirksame, Palliation anzusehen ist.

1986 wurde Francis Fontan der Gründungspräsident der Europäischen Gesellschaft für Herz- und Thoraxchirurgie (EACTS) und 1999 neben zahlreichen anderen Ehrungen in die Hall of Fame der Europäischen Gesellschaft für Pädiatrische Kardiologie (AEPC) aufgenommen. Seit 2002 war Francis Fontan im Ruhestand und widmete sich mit seinem Sohn Edouard erfolgreich seinem Weingut im Bordelais. Am 14. Januar 2018 verstarb er im Alter von 89 Jahren.

Sir Magdi Habib Yacoub (geb. 1935)

In der zweiten Hälfte des letzten Jahrhunderts durchlief die Herzchirurgie eine der erfolgreichsten Phasen ihrer Entwicklung, die in all ihren unterschiedlichen Bereichen eine Vielzahl bedeutender Fortschritte mit sich brachte. Diese reichten von der Einführung der Herz-Lungen-Maschine über die Korrekturoperationen angeborener Herzfehler am offenen Herzen über die Chirurgie an den Koronararterien letztendlich bis zur Herztransplantation. Wären einzelne Mitglieder aus der Bevölkerung zu dieser Zeit nach dem bedeutendsten und namhaftesten Herzchirurgen befragt worden, so hätte wohl die Mehrzahl wahrscheinlich den Südafrikaner Christiaan Barnard genannt, der die erste Herztransplantation bei einem Menschen durchgeführt hatte. Andererseits gibt es jedoch wohl auch keinen Zweifel daran, dass bei einer derartigen Umfrage in Großbritannien, der in England tätige und dort höchst angesehene Herzchirurg ursprünglich ägyptischer Herkunft, Magdi Yacoub, genannt worden wäre, der von einigen seiner später ebenfalls namhaften Mitarbeiter und Kollegen schon damals als der *„Leonardo da Vinci der Herzchirurgie"* bezeichnet wurde.

Magdi Habib Yacoub (Abb. 1) wurde am *16. November 1935* in Bilbais, einer Stadt am östlichen Nildelta als drittes von vier Kindern einer koptisch-christlichen Familie geboren. Die Mutter entstammte einer großen, wohlhabenden Juristenfamilie aus Nordägypten. Der Vater, ein Südägypter, war als Chirurg des Ministeriums für Gesundheit in verschiedenen Regionen des Landes eingesetzt, wo er, meist als der einzige Chirurg, in der Regel die gesamte chirurgische Verantwortung dieses Bereichs zu tragen hatte und junge Ärzte als Chirurgen ausbilden musste. So lernte Magdi (*„Glanzstück"*) Habib (*„Liebling"*) im Laufe seiner Kindheit und Jugend nach und nach fast sein ganzes, von ihm immer geliebtes Heimatland kennen.

Der Beitrag erschien zuerst in der Zeitschrift für Herz-, Thorax- und Gefäßchirurgie 2023 37:120–124.

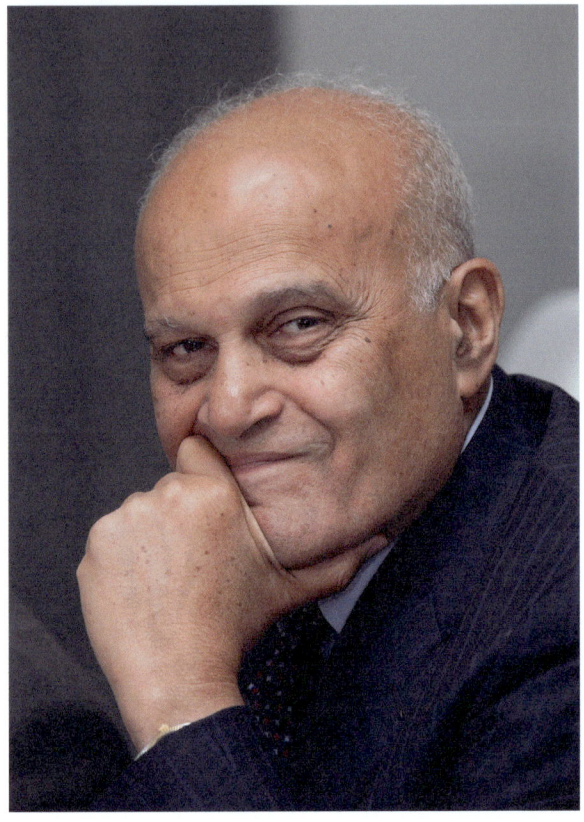

Abb. 1 Sir Magdi Yacoub (geb. 1935). (© Image ID: C03986 Mark Thomas, mit freundlicher Genehmigung)

Er war zwar ein guter Schüler, musste sich aber den Lehrstoff durch die zahlreichen Schulwechsel jeweils hart und selbstständig erarbeiten, was ihm für seine spätere Laufbahn nach eigenen Worten allerdings sehr zugute kam. Im Alter von fünf Jahren musste er erleben, wie seine 20 Jahre alte Tante, die Lieblingsschwester seines Vaters, während ihrer ersten Schwangerschaft im Lungenödem, verursacht durch eine damals in Ägypten noch nicht therapierbare Mitralklappenstenose, verstarb. Dieses Erlebnis brachte ihn dazu, später Chirurg werden zu wollen. Sein Vater wollte ihn jedoch davon abbringen: *„Oh, don't be ridiculous. I think you are not equipped to it"*. Der wahre Hintergrund war aber wohl eher, dass seine Familie und einige seiner Lehrer den stillen und meist in sich gekehrten Jungen für leicht retardiert hielten. Unbeschadet dieser Einschätzung beendete Magdi Schule und High School ein Jahr früher als regulär im Jahr 1950 bereits mit 15 Jahren und wurde dafür mit einem Stipendium für die gesamte kommende Studienzeit an der Universität von Kairo ausgezeichnet.

So begann Magdi Yacoub sein Studium der Medizin an der Medical School der Universität von Kairo im Jahr 1950 im Alter von 15 Jahren. Während dieser Zeit lebte er bei der angesehenen Familie seiner Mutter, die in Kairo zu Hause war. Ohne große Verzögerung konnte er so sein Medizinstudium 1957, im Alter von 22 Jahren mit dem Grad eines *Medical Doctor (MD)* erfolgreich beenden. Daran schlossen sich noch zwei Jahre *Residency* in verschiedenen Kliniken Kairos an. Da er aber unverändert eine gute Ausbildung in Chirurgie im Auge hatte, verbrachte er bereits während dieser Zeit jeweils kurze Studienaufenthalte in Kopenhagen, Edinburgh und Glasgow, um dadurch die Voraussetzungen für eine britische Fellowship zu erreichen. Nach dem Abschluss der *Residency* in Kairo konnte er dann auch 1961 im *Chest Hospital in London* mit seiner chirurgischen Ausbildung beginnen. 1962 bis 1963 gelang es ihm unter *Sir Russell Brock im Guy's Hospital* auch bereits der Herzchirurgie näher zu kommen. In unmittelbarem Anschluss daran nahm er von 1964 bis 1968 mit *Donald Ross* im *National Heart and Chest Hospital* an der Entwicklung biologischer Herzklappen, Homografts und dem Beginn des Einsatzes der extrakorporalen Zirkulation teil. Trotz seines Abschlusses als *Rotating Senior Surgical Registrar* sah er an der zwischenzeitlich an das renommierte *Royal Brompton Hospital* angeschlossenen Klinik für sich kein befriedigendes Weiterkommen. Daher unterschrieb er zunächst einen ihm angebotenen Vertrag am damals kleinen *Harefield Hospital* im Londoner Vorort Hillingdon.

Inzwischen hatte sich Magdis private Situation verändert. Noch im Brompton Hospital hatte er 1967 seine spätere Frau, *Marianne Kant*, eine ursprünglich aus Schwerin stammende Deutsche, kennengelernt. Diese war nach dem Mauerbau als Teenager zu einem Teil ihrer Familie nach Hamburg geflüchtet und arbeitete immer wieder einmal zeitweise zur Fortbildung als OP-Schwester in London. Eine Woche, bevor Magdis Vertrag im *Harefield Hospital* beginnen sollte, nahm dieser jedoch kurzfristig ein unerwartetes Angebot als *Instructor for Surgery at the University of Chicago* an. Hier gedachte er, seinem Ziel, der aktuellen Herzchirurgie nahezukommen, besser erreichen zu können. Marianne („*Anne*") folgte ihm nach Chicago. Im Frühjahr 1968 heirateten Magdi und Anne in der *Rockefeller Chapel* auf dem Campus der Universität von Chicago. Magdi Yacoub war jetzt 33 Jahre alt. Die Ehe sollte 46 glückliche Jahre bestehen, bis Marianne 2012 an einem Krebsleiden verstarb. Die beiden hatten drei Kinder: Andrew (1969), Lisa (1971) und Sophie (1977), Letztere heute *Professor in Infectious Disease at the University of Oxford* mit Standort in Vietnam.

Die Zeit von 1968 bis 1969, die Magdi Yacoub in Chicago verbrachte, war außerordentlich kräftezehrend, brachte ihn jedoch, wie gewünscht, auf den aktuellen Stand der Herzchirurgie in Klinik und Forschung sowie das Amt und den Titel eines *Assistant Professor of Surgery* ein. Er nutzte die Zeit aber auch zu ausgedehnten Visitationen der angesagten US-amerikanischen Herzzentren, wie der *Mayo Clinic in Rochester* unter John Kirklin, bei Walt Lillehei in *Minneapolis* sowie bei Denton Cooley am *Texas Heart Institute in Houston*. Trotz eines Angebots, als *Staff Member* in Chicago zu bleiben, entschied sich Magdi Yacoub, nach England zurückzukehren. Aus Ehrgefühl empfand er sich noch an seine ehemalige Zusage an das *Harefield Hospital* gebunden, zu diesem Zeitpunkt noch eine eher wenig bedeutsame Klinik für tuberkulöse Lungenerkrankungen und Thoraxchirurgie. Sein Auftrag war der Aufbau einer Herzchirurgie, als *Consultant Cardiac Surgeon of the National Health Foundation Trust*, den er 1969 im Alter von 34 Jahren übernahm und deren Leitung er letztlich mehr als 30 Jahre in den verschiedensten Funktionen bis zu seinem Ruhestand innehatte. Die Entscheidung für Harefield war allerdings nicht so selbstlos, wie zunächst zu denken gewesen wäre. So erlaubte die Übernahme der noch wenig bedeutsamen Klinik Magdi Yacoub, Dinge zu tun, die ihm in einer der großen Londoner Kliniken mit engerer universitärer Anbindung wahrscheinlich nicht so einfach zugelassen worden wären. Andererseits wuchs mit seiner in der Folge rasch wachsenden Reputation auch das Ansehen von Harefield, das im Zuge der Entwicklung bald als eine der besten Herzkliniken Englands angesehen wurde. Bereits der Anfang verlief zügig. Thoraxchirurgen wurden zu Herzchirurgen umgeschult, zuvor geschlossene OP-Räume wurden wiedereröffnet und eine herzchirurgische Intensivstation eingerichtet. Die Anzahl der Herzoperationen stieg bereits im ersten Monat von 1–2/Woche auf 14–15 im selben Zeitraum. Die Operationen wurden auch sicherer, und Harefield kam bald an die Grenzen seiner Kapazität. Daher wurde Yacoub gebeten, zusätzlich das *National Heart Hospital at Westmoreland Street* zu übernehmen, das ein weiterer Teil des *University College Hospital in the NHS Foundation Trust* gewesen war. Nach der Erfüllung seiner Bedingung, die Leitung an beiden Kliniken gleichzeitig übertragen zu bekommen, nahm er nach einigem Zögern dieses Angebot an. Das ermöglichte ihm, einerseits mehr als 1000 Herzoperationen/Jahr durchführen zu können und andererseits, durch die akademische Anbindung des Heart Hospitals an die Universität, vermehrt wissenschaftlich tätig sein zu können. Die beiden Kliniken waren zwar 17 Meilen voneinander entfernt, die Magdi im Bedarfsfall jedoch mit seinem eigenhändig gesteuerten älteren Lamborghini zurücklegte. Harefield war vor allem anfangs für die klinische Chirurgie ausgelegt, während im National Heart Institute zusätzlich zu den OP's zahlreiche Labors für die chirurgische Grundlagenforschung eingerichtet wurden. *„I filled my part of this hospital 70 % with basic scientists what has proved very fruitful."* Wie von ihm erwartet, erwies sich dieser Ausbau als sinnvoll, da Ende der 1970er-Jahre von dem fast zehnjährigen Bann der Herztransplantation in England wieder abgerückt wurde, und *Sir Terence English* im *Papworth Hospital* nahe *Cambridge* wieder mit einem Programm für die Transplantation des Herzens begann. Um bei seinen Assistenten eine möglichst „organische" Annäherung an die für dieses Vorhaben notwendige translationale Chirurgie wachzurufen, hatte Yacoub die wissenschaftlichen Labors zwischen sein eigenes Arbeitszimmer und den OP-Trakt gelegt, sodass jeder seiner primär klinisch interessierten Chirurgen, wenn er zu ihm kommen wollte, seine mehr wissenschaftlich tätigen Kollegen passieren musste und damit nicht selten ein natürliches Interesse an einer Laborarbeit entstand.

Yacoubs klinische Tätigkeit in Harefield führte unerwartet rasch zu großen Fortschritten und erreichte in kurzer Zeit nationales und internationales Niveau und Interesse. Das lag zum einen an dem glücklichen Umstand, dass es ihm aufgrund seiner bisherigen Ausbildung gegeben war, alle Altersgruppen zu operieren: vom Neugeborenen bis ins hohe Alter. Zudem war er vertraut mit nahezu jeder Art der damals möglichen herzchirurgischen Eingriffe, von der Korrektur angeborener Herzfehler über den Herzklappenersatz bis zum Aortenersatz bei Aneurysmen, die er auch erfolgreich und in großer Zahl durchführte. Die nach ihm benannte Technik der Aortenwurzelrekonstruktion mit Klappenerhalt stellt hohe Ansprüche an chirurgische Fähigkeiten und demonstriert die Genialität ihres Erfinders.

Sein persönliches physisches und psychisches Durchhaltevermögen wird als monumental geschildert. Noch am Abend, nachdem er seine Verpflichtungen gegenüber dem National Health System (NHS) mehr als erfüllt hatte, pflegte er seine persönlichen Patienten, die inzwischen aus aller Welt zu ihm kamen, in der *Harley Street Clinic* zu operieren. Darüber hinaus verfügte er über einen charismatischen Charakter. Dr. *Rosemary Radley-Smith*, die erste Pädiatrische Kardiologin Englands, mit der er 30 Jahre zusammenarbeitete, sagte von ihm: „*He was quite a glamour boy, and a fantastic surgeon. He had us all wrapped around his little finger, – and he was the darling of the establishment*".

Im Herbst 1988 wurde das Harefield Hospital für einige Wochen zum Sitz der griechischen Regierung. Der 69-jährige *Andreas Papandreou, Ministerpräsident Griechenlands*, litt an einer schweren koronaren Herzkrankheit. Andere europäische Herzchirurgen hatten eine Operation wegen eines zu hohen Risikos abgelehnt. Während einer vierwöchigen präoperativen medikamentösen Rekompensationsphase erhielten die Minister seiner Regierung ihre Anweisungen aus dem Krankenzimmer in London. Anfang Oktober wurde Papandreou dann von Yacoub operiert. Er erhielt einen dreifachen Koronar-Bypass und einen Aortenklappenersatz. Anfang Dezember empfing der wieder genesene Papandreou dann die Regierungschefs der EG-Staaten zur Gipfelkonferenz auf Rhodos.

Einige Jahre später, 1993, kam der wie Yacoub aus Ägypten stammende Schauspieler *Omar Sharif* wegen Herzbeschwerden zu einer Konsultation aus Paris nach London. Direkt vom Flughafen Heathrow kommend, traf er am Abend in der Harefield-Clinic ein. Yacoub untersuchte ihn und seine Unterlagen kurz und machte ihm den Vorschlag: „*I've got a few hours free, so I can do you now, – if you want.*" Als Sharif ihn erstaunt fragte, ob er von einer Bypass-Operation spreche, nickte Yacoub nur. Das Nächste, an das sich Sharif erinnerte, war, dass er, nachdem er seine Kleider abgelegt hatte, in den OP gefahren wurde. „*Magdi gave me no time at all to get frightened, which was a good thing.*" Nach der Operation blieb Omar noch elf Tage in der Klinik, während denen er und Magdi eine enge, lebenslange Freundschaft entwickelten.

Auch *Lady Diana, Princess of Wales,* gehörte zu seinem Freundeskreis. Sie besuchte öfter die Kinderherzstation in Harefield, und war, zusammen mit Omar Sharif, die beste Fundraiserin für Magdi Yacoub.

Ist von Magdi Yacoub die Rede, so wird sein Name im Allgemeinen mit der Vorstellung von Herztransplantation in Verbindung gebracht. Mit 800 eigenen Transplantationen ist er wohl auch der Herzchirurg mit den meisten Operationen dieser Art. Er selbst betrachtet diese aber nur als etwa 10–20 % seiner gesamten chirurgischen Aktivitäten. Yacoub begann das Herztransplantationsprogramm im Harefield Hospital 1980, d. h. noch vor dem routinemäßigen Einsatz von Cyclosporin zur effektiven Immunabwehr bei drohender Abstoßung. Im Übrigen war sein dritter Patient, *Derrick Harris*, transplantiert am 23. Februar 1980, über mehr als 25 Jahre der am längsten überlebende Patient nach einer Herztransplantation in Europa. Er starb am 30. Juli 2005 im Alter von 75 Jahren im Zusammenhang mit einer saisonalen Grippe.

In der Folge entwickelte sich das Harefield Hospital zum größten Herztransplantationszentrum Europas mit etwa 220 Eingriffen/Jahr und insgesamt mehr als 2500 bis zu Yacoubs Ausscheiden im Jahr 2001. Yacoub selbst war und ist noch immer bekannt als Workaholic. Er braucht zwar nur vier bis fünf Stunden Schlaf, ist dafür aber nicht gerade ein Muster an Pünktlichkeit. *Denton Cooley* berichtete von einer Verabredung zu einem gemeinsamen Sonntagsfrühstück anlässlich eines Kongresses in London, bei der er eine halbe Stunde auf ihn hatte warten müssen. „*I asked Magdi what he had been up to, and he told me, he had flown to the Netherlands the previous night to pick up a heart and a lung, and then he did the heart-lung-transplant at midnight. I thought that I had a strong work ethic, but he made me feel like a couch potatoe.*"

Nahezu erwartungsgemäß nach den Erfolgen mit der Herztransplantation erweiterte Magdi Yacoub sein Programm in Harefield um die kombinierte Herz- und beidseitige Lungentransplantation. Der erste Patient war ein 33-jähriger schwedischer Journalist, der wegen seiner fortgeschrittenen Allgemeinerkrankung infolge einer primären pulmonalen Hypertension bereits von *Norman Shumway* in Stanford abgelehnt worden war. *Lars Ljungberg* wusste, dass er Yacoubs erster Patient sein würde. Als Vorteil erschien jedoch, dass der Spender, eine junge Frau, beatmet und mit noch stimuliertem Kreislauf aus einer auswärtigen Klinik nach Harefield gebracht werden konnte. Die Transplantation wurde Ende November 1983 durchgeführt. Yacoub selbst entnahm die Organe der Spenderin und implantierte sie auch selbst dem im Nebenraum vorbereiteten Empfänger. An der fünfstündigen Operation waren mehr als 20 Ärzte und Schwestern beteiligt. Ljunberg war nach 48 h extubiert, verstarb aber im Zusammenhang mit seiner schlechten Ausgangssituation nach 13 Tagen. Dies hielt Yacoub jedoch nicht davon ab, dieses Programm fortzusetzen und Harefield auch zum größten Zentrum Europas für Herz-Lungen-Transplantationen zu machen. Nur wenige Jahre später entwickelte er das *„Prinzip der Dominotransplantation"*. Dabei wird der Empfänger des kombinierten Herz-Lungen-Grafts gleichzeitig selbst zum Spender, indem sein eigenes, gesundes Herz einem anderen, bedürftigen Empfänger transplantiert wird.

Eine seiner erfolgreichsten, aber zweifellos psychisch belastendsten Operationen dieser Art führte Yacoub wohl 1995 bei seiner Kollegin *Julia Polak* durch. Die damals 56-jährige Frau war *Professorin für Endokrine Pathologie* an der *Royal Postgraduate Medical School at the Hammersmith Hospital*. Yacoub arbeitete seit Jahren eng mit ihr zusammen. Sie beurteilte histologisch die von ihm vor, während und nach den Operationen entnommenen Biopsie- und Schnittproben der Lungen seiner Patienten.

Die Erkenntnisse aus ihrer wissenschaftlichen Arbeit publizierten sie gemeinsam. Julia selbst litt seit ihrer Jugend an gelegentlichen Atembeschwerden, die von ihren Ärzten immer wieder als allergisches Asthma gedeutet und behandelt worden waren. Die Beschwerden hatten allerdings in einem Jahr stark und kontinuierlich zugenommen, sodass sie eines Tages an ihrem Arbeitsplatz kollabierte und unter Notfallbedingungen auf die Intensivstation ihrer Klinik aufgenommen werden musste. Wie sich bald herausstellte, litt sie an einer schweren primären pulmonalen Hypertension, der Krankheit, die sie seit Jahren selbst beforschte. Magdi kam zu ihr in das Hammersmith Hospital mit dem aus seiner Sicht einzigen Vorschlag für eine Behandlung: einer Herz-Lungen-Transplantation. Nach zwei Monaten akzeptierte Julia ein vorliegendes Spenderangebot, und Yacoub führte eine Dominotransplantation durch, indem er ihr ein vollständiges Herz-Lungen-Präparat implantierte und ihr eigenes Herz einem anderen Empfänger. Wegen Infektionen und einigen Abstoßungsreaktionen hatte sie postoperativ zunächst einen schweren Verlauf und eine langsame Erholung. Ein Jahr nach der Transplantation stand sie aber wieder fest auf ihren eigenen Beinen und setzte ihre Arbeit mit einer neuen und größeren Herausforderung fort. Kurz nach ihrer Rückkehr hielt sie einen von allen Teilnehmenden als unvergesslich bezeichneten Vortrag in einer der *„Hammersmith Great Rounds"*. Darin präsentierte sie ihren eigenen Fall, einschließlich der Darstellung und Erklärung ihrer alten Lungen. Ihr Kommentar: *„There is a long way to go. Replacing the cartilage in a knee is not the same as transplanting a lung."* Danach änderte sie ihre Forschungsrichtung und wandte sich mit großem Erfolg dem *Tissueengineering* zu, bei dem embryonale Stammzellen, genetisch manipuliert, zum Beispiel zu reifen Epithelzellen der tiefen Atemwege heranwachsen. Zusammen mit einer Arbeitsgruppe von Yacoub gelang es ihr 2007, durch die Verwendung von Stammzellen Gewebe von Herzklappen zu entwickeln. Die spätere *Dame* Julia Polak lebte noch 19 erfüllte Jahre und starb im August 2014 im Alter von 75 Jahren.

Die Liste der zahlreichen nationalen und internationalen Ehrungen, die Magdi Yacoub in Form von Ehrendoktoraten, Ehrenmitgliedschaften und sogar Ehrenbürgerschaften erhielt, würde den Rahmen dieser Darstellung sprengen; seine Anerkennung ist weltweit. Bereits 1992 wurde er durch die englische Königin Elisabeth II in den Adelsstand eines *Knight Bachelor* erhoben, 2014 verlieh sie Sir Magdi Yacoub mit dem *Order of the Merit* die höchste Ehrung des britischen Königshauses. Nach eigener Aussage von Magdi Yacoub erfüllten ihn als akademischen Chirurgen besonders die ihm 1999 angetragene *Fellowship of the Royal Society of Great Britain* und die ihm 2015 verliehene *Lister Medal of the Royal College of Surgeons of England*, die seit 1924 nur an 27 Preisträger vergeben worden war, mit großem Stolz. Magdi Yacoubs außerklinische Interessen liegen im Bereich der klassischen Musik von Mozart und Bach, der philosophischen Literatur sowie vor allem seiner umfangreichen Zucht von Orchideen, wobei die internationale Gesellschaft der *Orchid.org* eine seiner Neuzüchtungen offiziell mit seinem Namen belegte.

2001, im Alter von 65 Jahren endete Sir Magdis vertraglich feststehende chirurgische Verpflichtung im National Health Service, nachdem er 31 Jahre in verschiedenen Positionen im Harefield Hospital tätig gewesen war, das er von einer regionalen Lungenklinik zur größten und renommiertesten Transplantationsklinik in Europa gemacht hatte. Noch während seiner Dienstzeit, im Jahr 1998, wurde die Klinik mit dem *Royal Brompton Hospital* zum *Royal Brompton and Harefield NHS-Trust* zusammengeführt. 2000 wurde dort die *Harefield Research Foundation* eingerichtet, sodass Yacoub, der seit über 30 Jahren bereits eine *BHF-Professur der British Heart Foundation* am *Imperial College* innehatte, seine wissenschaftliche Arbeiten auch formal rechtlich dort weiter fortsetzen konnte. Im Jahr 2004 wurde diese Einrichtung als *Magdi Yacoub Institute* im *Harefield Science Center* fest etabliert, als dessen Leiter Magdi Yacoub auch weiterhin fungiert, welches aber auch nach seinem endgültigen Ausscheiden in dieser Form als chirurgische Forschungseinrichtung weitergeführt werden soll.

Es wäre ein Irrtum, zu glauben, Sir Magdi Yacoub hätte nach seinem formalen Abschluss im Harefield Hospital 2001 auch nur auf einen Teil seiner chirurgischen und sozialen Aktivitäten verzichten können. *„The world we live in is split into two groups, those who have and those who don't."* Bereits 1995 hatte er nach einem französischen Vorbild eine von Regierungen unabhängige Non Governmental Organisation (NGO), die Hilfsorganisation *Chain of Hope,* gegründet. Diese Einrichtung hatte das Ziel, dem für Yacoub inakzeptablen Zustand der Ungleichheit der kardiologischen Betreuung von Menschen auf dieser Welt entgegenzuwirken. Neben umfangreichen Spendengeldern von bereits anfangs 3–5 Mio. Pfund/Jahr brachte er angesehene herzchirurgische Teams aus ganz Europa dazu, hilfsbedürftigen herzkranken Kindern aus Entwicklungsländern, die ansonsten nie lebenserhaltende Maßnahmen erfahren hätten, in ihren Heimatländern kostenlos die notwendige Hilfe zukommen zu lassen. Dieser Aufgabe konnte er sich jetzt, neben der Intensivierung seiner wissenschaftlichen Tätigkeit, in vollem Umfang widmen. Mit *Chain of Hope* konnte Magdi Yacoub im Lauf der Jahre etliche kardiale Service-Einrichtungen auf der ganzen Welt gründen, z. B. in Äthiopien, Jamaika, Uganda, El Salvador oder Mozambique. Hierzu wurden jeweils bestehende kleinere Kliniken entsprechend umgebaut und eingerichtet. Das erforderliche ärztliche und pflegerische Personal wurde während der wiederholten Einsätze von den qualifizierten Teams speziell ausgebildet, um auf Dauer vor Ort zunehmend selbstständig arbeiten zu können.

Die größte dieser Einrichtungen, die heute den Vergleich mit großen, angesehenen Herzzentren dieser Welt nicht zu scheuen braucht, etablierte Yacoub in seiner Heimat Ägypten, in *Aswan* (Assuan), als das *Aswan Heart Centre.* Nachdem die Klinik 2009 mit zwölf jungen ägyptischen Ärzten und Schwestern sowie zehn Intensivpflegebetten begonnen hatte, arbeiten dort heute 100 Ärzte und 270 Schwestern, die u. a. 41 kardiologische Intensivbetten betreuen. 2006 eröffnete Magdi Yacoub in Aswan ein großes, von dem berühmten Architekten Norman Foster entworfenes Forschungsgebäude, in dem translationale chirurgische Forschung auf höchstem Niveau betrieben wird (Abb. 2).

Abb. 2 Aswan Heart Center, Ägypten, Architekt Sir Norman Foster. (© Foster & Partners, London, UK, mit freundlicher Genehmigung)

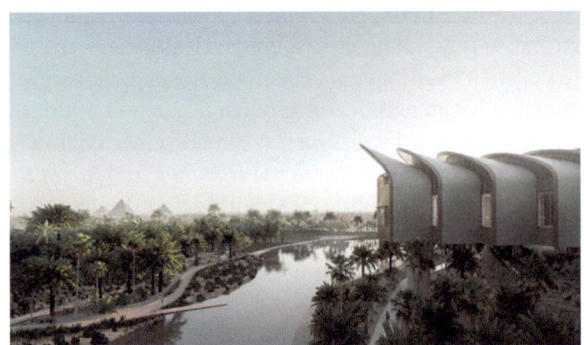

Befragt zu seinen Ansichten über die langfristigen Ziele und Entwicklungen in der Chirurgie antwortet Sir Magdi Yacoub heute: *„Surgery is a vocation, it is an art. It is serving humanity like it has never done before, and will continue to do so for the foreseeable future. However, in a long term, I for me think that cutting the body won't be the best method. Human tissue needs to be studied very carefully on a molecular level since that could hopefully allow us to prevent or treat diseases through noninvasive ways."*

Ein bemerkenswertes Wort von einem der großen Chirurgen unserer Zeit!

William I. Norwood jr. (1941–2020)

Das hypoplastische Linksherzsyndrom (HLHS) ist einer der wenigen angeborenen Herzfehler, für die es noch in den 1970er-Jahren keine chirurgische Option für eine definitive Korrekturoperation gab. Auch Palliationen hatten in der Regel keinen anhaltenden Erfolg, sodass fast ausnahmslos alle Kinder mit diesem Defekt noch in der Neugeborenenperiode verstarben.

Untrennbar verbunden mit dem HLHS wird der Name *William Imon Norwood jr.* (Abb. 1) bleiben. Norwood, am 21. April 1941 in Camden, Arkansas, als Sohn eines Chemikers geboren, wuchs in Los Alamos, New Mexico, auf, wo sein Vater am nuklearen Manhattan-Programm der Armee unter Robert J. Oppenheimer arbeitete. Nach Williams Graduation zum MD an der University of Colorado und einer Internship in Minneapolis folgte er 1971 seinem Mentor, dem dortigen Kardiochirurgen *Aldo Castaneda*, der als Nachfolger von *Robert Gross* an das *Children's Hospital* nach *Boston* berufen worden war. Zunächst als Chief Resident, ab 1976 als Faculty Member, nahm Norwood an der erfolgreichen Erneuerung der Kinderherzchirurgie in Boston teil (Ulmer 2019). Da die meisten der komplexen Fälle von Castaneda selbst behandelt wurden, machte sich unter den jüngeren, nachfolgenden Herzchirurgen, wie z. B. von *Roger Mee* berichtet, „eine gewisse Frustration" breit. Zusammen mit dem Kinderkardiologen *Peter Lang* nahm Norwood daher mit der Rückendeckung Castanedas bereits früher einmal in Boston begonnene Versuche eines operativen Vorgehens beim HLHS wieder auf. Nach ersten, wenig ermutigenden Erfahrungen 1979 mit einer Shunt-Verbindung vom rechten Ventrikel zur deszendierenden Aorta gelangen dann bis 1982 mit einem innovativen Verfahren, der

---

Dieser Beitrag ist eine aktualisierte Fassung des Kapitels: Ulmer H.E. : *Meilensteine der Entwicklung: William I. Norwood* in: Weil J, Kallfelz HC, Lindinger A, Schmaltz AA (Hrsg) Kinderkardiologie in Deutschland: 50 Jahre Deutsche Gesellschaft für Pädiatrische Kardiologie 1969–2019. Elsevier 2019, S. 356–357 (mit freundlicher Genehmigung des Elsevier Verlages). .
Der aktualisierte Beitrag erschien zuerst in der Zeitschrift für Herz-, Thorax- und Gefäßchirurgie 2023 37:1–2.

© Der/die Autor(en), exklusiv lizenziert an Springer-Verlag GmbH, DE, ein Teil von Springer Nature 2024
H. E. Ulmer, *Lebensbilder aus der Geschichte der Herzchirurgie*,
https://doi.org/10.1007/978-3-662-68919-6_25

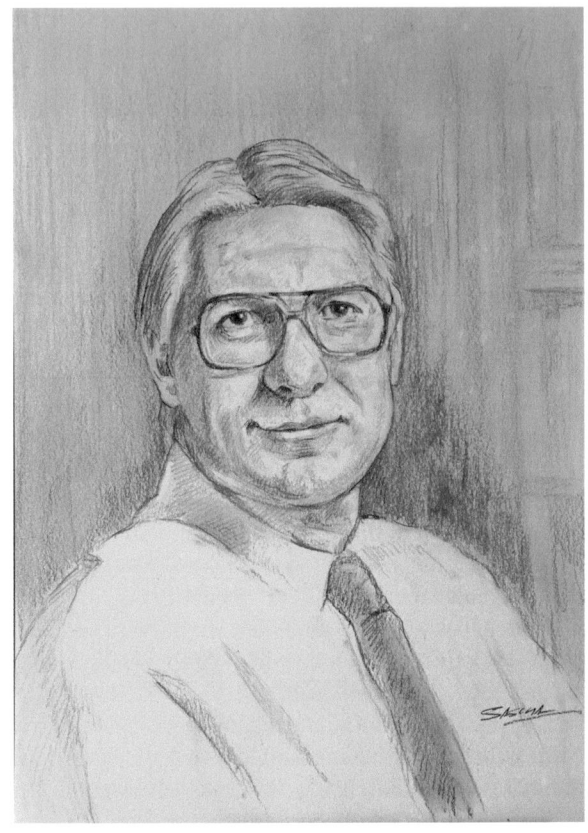

Abb. 1 William I. Norwood jr. (1941–2020). (Zeichnung von Sascha Cherniajev, © Deutsche Gesellschaft für Thorax-, Herz- und Gefäßchirurgie, mit freundlicher Genehmigung)

vollständigen Versorgung der Aorta über den Stamm der Pulmonalarterie, erste erfolgreiche funktionelle Palliationen, die vom Prinzip her weitgehend der heutigen, sog. Stufe I der Norwood-Operation entsprachen. Die initiale Letalität lag damals noch bei mehr als 50 %, und die Langzeitprognose war unvorhersehbar. Ein alternatives operatives Verfahren gab es allerdings nicht. In der medizinischen Szene, selbst innerhalb der Bostoner Klinik, wurde jedoch die nun „*Norwood-Prozedur*" genannte Operation von nicht mehr als etwa einem Drittel der Kardiologen und Kardiochirurgen für ethisch und moralisch vertretbar gehalten. Diese damalige Einstellung lässt sich insofern nachempfinden, als die gesamte Norwood-Prozedur aus drei zeitlich voneinander getrennten und technisch anspruchsvollen operativen Eingriffen besteht (*„Norwood I–III"*), deren letzte Stufe, die Kreislauftrennung nach dem Fontan-Prinzip, oft erst nach einigen Jahren erfolgen kann.

Norwoods eigene Position in dieser Diskussion für die nächsten Jahrzehnte war: „*Innovation requires more than clever ideas but a firm belief and undying conviction, that if it can be done once, it can be done again and again – and better and better.*" Mit seiner Operation hatte Norwood jedoch gegen ein altes Paradigma der Chirurgie angeborener Herzfehler verstoßen: „*… to create anatomy as close to normal as possible. If it looks normal, it will function normally.*"

Von da an wurde in Boston jedoch jede Woche mindestens eine solche Operation durchgeführt. Erst nach der ersten erfolgreichen Herztransplantation bei einem Neugeborenen durch *Leonard Bailey* in *Loma Linda, Kalifornien*, im November 1985 hatte sich eine Alternative für Kinder mit HLHS eröffnet, die sich jedoch bald ebenso als eine palliative Maßnahme erwies und die bis heute eine vergleichbare ethische Diskussion unterhält wie die Norwood-Prozedur.

1984 wurde William Norwood zum *Direktor der Kardiochirurgischen Klinik des Children's Hospital in Philadelphia* berufen, eine Position, die er über zehn Jahre innehatte. Die erneuerte Kinderherzchirurgie prosperierte. Was Norwood von seinem Charakter und seiner gewohnten Arbeitsweise her jedoch benötigte, mehr als er bekam, war ein höheres Maß an Autonomie. So war es nach seinen eigenen Worten die große bürokratische Trägheit einer Universitätsverwaltung, die aus seiner Sicht jeder Entwicklung unzuträglich war, und ihn 1994, im Alter von 53 Jahren, seinen Abschied von Philadelphia nehmen ließ.

Zusammen mit seinem ehemaligen Mentor *Aldo Castaneda*, der zu dieser Zeit in Boston emeritiert wurde, eröffnete er in *Genolier* bei Genf eine private Herzklinik für Kinder mit angeborenen Herzfehlern, die bald aus der ganzen Welt in die Schweiz geschickt wurden. Die Dauer dieser glücklicheren Phase im Leben des William Norwood war allerdings nur kurz, da Aldo Castaneda wegen einer Krebserkrankung 1997 die Klinik verließ und sich in seine Heimat Guatemala zurückzog.

Für eine Rückkehr in die USA lagen Norwood mehrere exzellente Angebote vor, so u. a. die Leitung der Cleveland Clinic in Ohio. Weitaus attraktiver, als sich wiederum in die Zwänge einer Universitätsverwaltung zu begeben, erschien es ihm jedoch, das Angebot der privaten *Nemours-Stiftung* anzunehmen, im Rahmen ihres Klinikums in *Wilmington, Delaware*, eine Kinderherzklinik nach seinen eigenen Vorstellungen einzurichten, mit allen Freiheiten des Budgets, der Personalgestaltung und des zukünftigen Programms. Innerhalb weniger Jahre nach 1997 hatte er es erreicht aber, dass diese Einrichtung bereits einen der vordersten Plätze im Ranking der besten kinderherzchirurgischen Kliniken in den USA belegte. William Norwood fühlte sich auf dem Gipfel seiner Karriere.

Mit medikolegalen Problemen administrativer Art, z. B. der formalen Dokumentation präoperativer Aufklärungen oder von evtl. intraoperativ individuell anzupassenden medizinischen Maßnahmen, war Norwood schon aus früheren Zeiten, v. a. aus Philadelphia, bereits vertraut. *„I modify all my surgery all the time. Regulation would immediately stop medical progress."* Die Verwendung eines zum damaligen Zeitpunkt von der FDA für Kinder noch nicht zertifizierten speziellen Stents und die nicht mehr nachweisbare Aufklärung der Mutter hierüber, führten zu einem in der lokalen und nationalen Presse viel beachteten Malpractice-Prozess, der im Februar 2003 zu einer unerwartet abrupten Beendigung des Arbeitsverhältnisses des weltweit anerkannten Herzchirurgen und seines kardiologischen Kollegen *John Murphy* mit der Nemours-Foundation führte.

Eine feste chirurgische Tätigkeit hat der damals 62-jährige William Imon Norwood nicht mehr aufgenommen. Wenige Jahre später zog es ihn mit seiner Frau Jodee nach Albuquerque zurück, wo er einen großen Teil seiner Jugend verbracht hatte. Hier starb er am 13. Dezember 2020 im Alter von 79 Jahren im Kreise seiner großen Familie an den Folgen einer Corona-Erkrankung. Ein Platz in der Geschichte der innovativen Kinderherzchirurgie ist ihm aber ohne Zweifel sicher, auch wenn die nach ihm benannte Operation oder eine ihrer inzwischen zahlreichen Modifikationen gezeigt haben, dass sie keinen endgültig kurativen, sondern mehr einen langfristig palliativen Effekt aufweisen, selbst wenn ein solcher Eingriff mit seinen nötigen Folgeoperationen bis zur Kreislauftrennung unter heutigen Bedingungen über einige Jahrzehnte Überleben bringen kann.

Literatur

Ulmer HE, Aldo Ricardo Castaneda. Z Herz- Thorax- Gefäßchir (2019) 33:3–5

Owen Wangensteen (1898–1981)

Auf der Liste der bedeutenden Chirurgen, die einen unverzichtbaren Beitrag zur Entwicklung der Chirurgie oder einem ihrer zentralen Bereiche erbracht haben, findet sich auch ein Mann, der noch heute in den USA als einer der befähigtsten Lehrer und Visionäre angesehen wird. Ohne ihn, den renommierten Allgemeinchirurgen, der selbst wohl kaum an mehr als an einer Handvoll herzchirurgischer Eingriffe teilgenommen hat, befände sich die Herzchirurgie ohne seine visionäre Sicht für Menschen und deren spezielle Talente, sowie seine hervorragenden strategischen Aktivitäten mutmaßlich kaum auf ihrer heutigen, unverzichtbaren Position.

Owen Harding Wangensteen jr. wurde am 21. September 1898 in Lake Park, Minnesota, als zweites von vier Kindern einer norwegischen Immigrantenfamilie geboren (Abb. 1). Sein Vater, Ove Wangensteen, war 1881 mit 23 Jahren wegen der schlechten wirtschaftlichen Verhältnisse in seiner Heimat in die Vereinigten Staaten von Amerika ausgewandert. Bereits auf dem Auswanderungsschiff lernte Ove seine zukünftige Ehefrau Hannah Hanson kennen. Die Gegend um den kleinen Ort Lake Park in Minnesota war der norwegischen Heimat so ähnlich, dass sie sich wie eine Enklave fest in norwegischer Hand befand. Ove, inzwischen amerikanisiert „*Owen*", und seine Frau bearbeiteten dort zunächst eine kleine Farm, aus der durch geschickte Landkäufe innerhalb kurzer Zeit vier Höfe wurden. Die ließ der inzwischen angesehene und wohlhabend gewordene Vater Owen nun fremd bearbeiten, und widmete sich selbst zunehmend dem lukrativeren Geschäft des Handels mit Ländereien. Die Wangensteens hatten vier Kinder, die alle zuhause geboren wurden, da es in Lake Park keine Klinik gab. Von den vier Geschwistern war Owen jr. der Zweitälteste und der Einzige, der sich schon seit seiner Kindheit für die Landwirtschaft interessierte. Letztendlich waren es jedoch zwei Erlebnisse, die ihn von der landwirtschaftlichen auf die medizinische Spur abwandern ließen. Dies entsprach

---

Der Beitrag erschien zuerst in der Zeitschrift für Herz-, Thorax und Gefäßchirurgie 2024 38:nn–nn.

© Der/die Autor(en), exklusiv lizenziert an Springer-Verlag GmbH, DE, ein Teil von Springer Nature 2024
H. E. Ulmer, *Lebensbilder aus der Geschichte der Herzchirurgie*,
https://doi.org/10.1007/978-3-662-68919-6_26

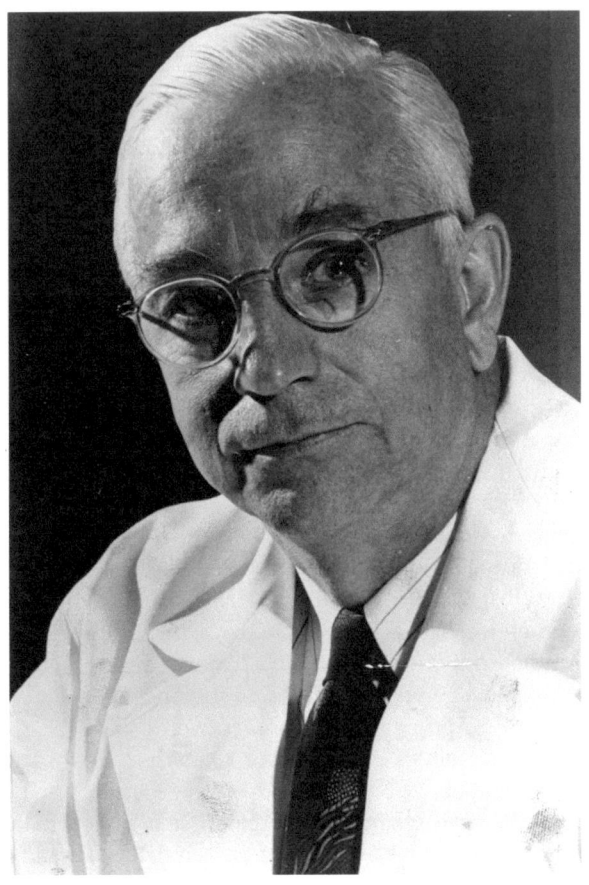

Abb. 1 Owen Wangensteen. (© American College of Surgeons, mit freundlicher Genehmigung)

auch sehr dem Wunsch des Vaters, der all seinen Kindern eine höhere Ausbildung zukommen lassen wollte, und dies am Ende auch erreichte.

Noch während seiner High-School-Zeit lernte Owen jr. die unbefriedigende Qualität der wenigen Veterinärmediziner in Minnesota kennen. Dem Rat eines wegen Schwierigkeiten bei der Geburt einiger Ferkel herbeigerufenen Tierarztes, der zur Tötung der drei Tiere führte, und der Empfehlung, am besten auch die anderen 50 Schweine der Familie vom Schlachter töten zu lassen, wollte Owen jr. nicht nachkommen. Unter Aufbietung seiner ganzen Kräfte schaffte er es, bei den anderen schwangeren Schweinen innerhalb von drei Wochen etwa 300 Ferkel selbstständig und nur mit Hilfe seiner eigenen Hände zu entbinden. *„I learned that my hands were a more precise instrument to effect deliveries."* Danach wurde der Junge von den Bauern der Region lange wie ein Held und Lebensretter verehrt. Die zweite Erfahrung, die ihn nicht für die Landwirtschaft einnahm, waren die üblen Gerüche bei dem immer wieder notwendigen Düngen der Felder mit dem Mistwagen. Später pflegte Owen die Frage, wie er zur Medizin gekommen sei, immer mit der Bemerkung zu beantworten: *„Through the portals of pigs and manure!"*

Owens Mutter starb früh, 1905, im Alter von 39 Jahren an den Komplikationen einer Tuberkulose. Zuvor hatte sie es jedoch fertiggebracht, Owen noch vor seiner Einschulung lesen und schreiben beizubringen. Neben der Schule beteiligte er sich aber weiter an der Landwirtschaft: *„I hate milking cows at 5 o'clock in the morning"*. 1915 schrieb er sich am *College of Science, Literature and Arts at the University of Minnesota* ein, besuchte jedoch als Gasthörer auch gelegentlich noch die *School of Agriculture*. Nach dem vorzeitigen Abschluss des Colleges mit einem A.B. („Art B.A.") begann er im Herbst 1918 die *Medical School*. Noch während der ersten Unterrichtsstunde in Chirurgie bei *Prof. Arthur Strachauer*, der später sein Mentor werden sollte, stand nach seinen eigenen Worten sein Entschluss, sich der Chirurgie zu widmen, unumstößlich fest: *„Surgery was where the action was!"* 1922 beendete er die Medical School mit dem M.D. als Erster in seinem Jahrgang und nahm zwangsweise, da keine chirurgische Stelle frei war, eine internistische Fellowship an.

Während dieser Anfangszeit lernte er *Helen Carol Griffin* kennen, eine medizinisch-technische Assistentin, geb. 23. September 1899 in Utah, nun in Minneapolis tätig. Owen und Helen heirateten bereits nach kurzer Zeit, am 6. September 1923, Owen 24, Helen 23 Jahre alt. In ihrer Ehe hatten sie zusammen drei Kinder: Mary Helen (1925), Owen Griffin (1930) und Stephen (1933).

Durch eine enge Beziehung der *University of Minnesota* und der nur 100 Meilen entfernten *Mayo Clinic, Rochester,* konnte Owen von 1924 bis 1925 insgesamt 13 Monate seiner Fellowship in Rochester verbringen, wo er unter *Henry Plummer* und *William Mayo* klinisch arbeiten, dabei aber gleichzeitig seine Dissertation in Minneapolis fortsetzen konnte. Nach seiner Rückkehr 1925 schloss er diese dann mit einem *Ph.D.* erfolgreich ab. So hatte Owen alle seine Graduierungen *(A.M., M.D. und Ph.D.)* an der *University of Minnesota* absolviert. Wieder zurück in Minneapolis nahm er die Position eines *Chief Resident* des *Departments of Surgery at the University School* ein. Schon kurze Zeit später stand er vor einer grundlegenden Entscheidung. Er erhielt ein Angebot, sich für ein Honorar von 15.000 $ pro Jahr einer chirurgischen Privatpraxis in South Dakota anzuschließen, oder für ein Jahresgehalt von 3600 $ an der Universität in der Forschung zu bleiben. Sein Entschluss, sich für die Forschung zu entscheiden, wurde zwar von der Universität mit der Ernennung zum *Assistant Professor* belohnt, aber von seiner Familie zunächst missbilligt. Eine weitere Anerkennung des Dekans der Universität, *Elias P. Lyon,* erhielt Owen Wangensteen in Form eines Sabbatical Years, das es ihm erlaubte, zusammen mit seiner Frau und der inzwischen einjährigen Tochter zur Erweiterung seiner wissenschaftlichen und akademischen Erfahrungen im Herbst 1927 nach Bern in der Schweiz und in andere europäische Medizinmetropolen zu reisen. Mit einer Empfehlung von William Mayo in der Tasche wurde er dort von etlichen renommierten Professoren für Chirurgie auch in Deutschland offenherzig empfangen. So z. B. von Ferdinand Sauerbruch und Rudolf Nissen in Berlin und Martin Kirschner in Tübingen. Wangensteens Favorit unter den *„German giants"* war Rudolf Nissen („*Rudi*"), dem er lebenslang freundschaftlich verbunden blieb. In Bern arbeitete und publizierte er mit *Prof. Fritz de Quervin* über Operationen bei Schilddrüsenerkrankungen. Von dem Physiologen *Leon Asher* erhielt er eine Grundausbildung über die verschiedensten Forschungstechniken in den Grundlagenfächern. Die Zeit in Bern lehrte ihn zudem den Wert einer historischen und philosophischen Perspektive in der Chirurgie. Später fasste er seine Erfahrungen aus Europa im Jahre 1928 zusammen: „*If one were to generalize of all, one might say, that the surgery in Germany, on the whole, has a tendency to be radical, that of England conservative, and of France brilliant but provinced.*"

Nach seiner Rückkehr nach Minneapolis wurde Owen Wangensteen 1929 zum *Associate Professor* ernannt und 1939 zum ersten *Chairman of the Department of Surgery at the University of Minnesota*. Er nahm diese Position im Alter von 32 Jahren an und hielt sie 37 Jahre lang inne, bis er 1967 emeritiert wurde. Im Nachhinein brachte er in Erfahrung, dass er schon vor seiner Europatour beste Chancen für diese Position gehabt hätte, aber von der Kommission „*als noch zu jung*" angesehen worden war. Nun begann Owen Wangensteen seine akademische Karriere an einem Wendepunkt der universitären Medizin in den USA, vor allem was Forschung und Lehre betraf. Die Universität von Minnesota entwickelte sich von einer rein klinischen Einrichtung über sog. „*part time faculties*" hin zu „*full time faculties*", vergleichbar dem europäischen Modell. Anfangs kamen von ehemaligen Kandidaten für diese Position, die Wangensteen jetzt einnahm, Kommentare wie: „*... there is nothing worthwile here, and there never will be ...*". Wangensteen selbst begann dagegen mit grundsätzlichen akademischen Umstrukturierungen. So mussten sich alle Residents im klinischen Bereich des Departments, unabhängig von ihrer Position und ihrer individuellen Ausbildung, an der *University Graduate School* für das Studium einer medizinischen Grundlagenwissenschaft einschreiben. In der Auswahl ihres wissenschaftlichen Arbeitsbereichs waren sie frei, mussten aber ihre erzielten Ergebnisse publizieren und einen akademischen Abschluss vorlegen, ohne den z. B. eine weitere Ausbildung in Chirurgie bei Owen Wangensteen nicht möglich war. Er selbst sah seine Aufgabe darin: „*... first to recruit the the most talented students and then take care for the finding to support their research interests – like a regimental water carrier*".

Entgegen den Erwartungen seiner namhaften Kollegen erwies sich Wangensteens Konzept bald als ein durchschlagender Erfolg. Er selbst, ein hervorragender Viszeralchirurg, zog durch sein attraktives Programm, seine außergewöhnliche Lehrbefähigung, sowie durch den bis dahin offensichtlich stark unterschätzten Wunsch der Chirurgen zu wissenschaftlicher Tätigkeit neben der klinischen Arbeit, technisch qualifizierte junge Chirurgen an sein Department an der Universität von Minnesota. Innerhalb weniger Jahre hatte sich z. B. die Zahl der Patienten mit komplexen Bauchproblemen mehr als verdoppelt. Die von den eigenen Leuten wissenschaftlich beforschten Grundlagen zu abdominellen Krebserkrankungen verstärkten den Ruf und den daraus resultierenden Zulauf zu Wangensteens Klinik noch mehr. Er selbst beschrieb seine Arbeit allerdings gewöhnlich eher mit bescheidener Zurückhaltung: „*My work essentially has been that of a plumber of the alimentary canal on both ends, but largely in between!*" Die medizinische Vorrichtung und die Prozedur, die ihn in der Öffentlichkeit am meisten bekannt machte, wirkt auf den ersten Blick auch eher bescheiden: die sog. „*Wangensteen suction*". Die Todesrate eines akuten Dünndarmverschlusses lag anfangs der 1930er-Jahre bei mehr als 40 %. Forschungen aus den Wangensteen-Laboren hatten aber ergeben, dass die Mehrzahl der Okklusionen des Darms nicht durch Verschlingungen, Narben oder Tumore verursacht war, sondern durch erhebliche Flüssigkeits- oder Gasansammlungen bei Distensionen des Magen-Darm-Kanals. Eine einfache Druckentlastung durch eine transnasal eingeführte Magen-Darm-Sonde, verbunden mit einer mechanischen Absaugvorrichtung, führte daher oft zu einer raschen Beseitigung der Störung. Dadurch blieb tausenden von Patienten die zuvor übliche Laparatomie erspart, und die Sterblichkeit sank auf weniger als 4 %. Die Apparatur wurde nie patentiert, da Wangensteen es nicht für gerechtfertigt fand, Profit durch ein so einfaches Gerät zu machen, das dem Nutzen aller Betroffenen unentgeltlich zur Verfügung stehen sollte. 1935 erhielt er dann allerdings hierfür den *Samuel Gross-Preis* der *Philadelphia Academy of Surgery.*

Die Veröffentlichung chirurgischer Forschungsergebnisse war in den 1930er-Jahren in den USA im Allgemeinen noch schwierig, da deren Standard von den meisten Publikationsorganen im Vergleich zu den internistischen Arbeiten oft nicht als ausreichend angesehen wurde. Daher etablierte Wangensteen auf dem Jahreskongress des *American College of Surgeons* 1939 das sog. *Surgical Forum*, wo junge Chirurgen, oft noch in der Ausbildung, ihre wissenschaftlichen Ergebnisse präsentieren und zur Diskussion stellen konnten. Hieraus entstand 1947 die Zeitschrift *The Surgical Forum*, die in derselben Form noch heute besteht. Schon 1937 war Wangensteen zusammen mit *Alton Ochsner* aus New Orleans bei der Gründung der Zeitschrift *Surgery* von William Mayo als Editor eingesetzt worden, eine Aufgabe, die er bis 1970 wahrnahm.

Auf dem Weg zu ihrem bedeutendsten Stellenwert befand sich die *University of Minnesota* jedoch schon etwa ab dem Beginn der 1950er-Jahre durch einen völlig anderen Bereich der Chirurgie, nämlich der Entwicklung zu einem herausragenden Zentrum für die sog. *„offene Herzchirurgie".* Bis dahin wurde in Minneapolis, wie an einigen anderen wenigen Kliniken, und nur in begrenztem Umfang die *„geschlossene Herzchirurgie"* durchgeführt, wie z. B. die Ligatur eines persistierenden Ductus arteriosus Botalli oder die Anlage einer aortopulmonalen Anastomose bei der Fallot'schen Tetralogie, die sog. *„Blue Baby- Operation"* nach Blalock-Taussig. Owen Wangensteen, damals schon einer der angesehensten Viszeralchirurgen der USA, erkannte früh die Begrenztheit dieser kardiochirurgischen Verfahren, andererseits aber auch die Herausforderung, mit innovativen Techniken am offenen Herzen operieren zu können. Mit seiner bewundernswerten Fähigkeit, für bestimmte Aufgaben qualifizierbare Chirurgen zu finden, dann die unverzichtbare Atmosphäre für ein derart gewagtes Vorhaben zu schaffen, die notwendige finanzielle Förderung zu organisieren, sowie vor allem die verständnisvolle Geduld dafür aufzubringen, einen langen Weg auch mit den zu erwartenden Rückschlägen durchzustehen, war Owen Wangensteen von seinen inneren Anlagen her schlichtweg der berufene Mentor. Nicht zuletzt deshalb wurde er von all seinen chirurgischen Mitarbeitern, vom seinem Staff bis zu den Fellows, aus Bewunderung sein ganzes Leben lang, nicht, wie sonst in den USA allgemein üblich, mit seinem Vornamen Owen angesprochen, sondern immer nur als *„The Chief".*

Die Anzahl der jüngeren Chirurgen, die in den späten 1940er-Jahren aus dem II. Weltkrieg zurückkehrten und nach einer Möglichkeit suchten, ihre durch den Krieg unterbrochene Aus- und Weiterbildung fortzusetzen, war nicht gering. Dies traf insbesondere auch auf die University of Minnesota zu, deren chirurgisches Department sich erst unter Wangensteen in den letzten Jahren seinen Ruf erworben hatte.

Clarence Walton Lillehei (geb. 1918) war im Juli 1945 einer der ersten Bewerber. Er hatte in Minneapolis zuvor bereits die Medical School absolviert und war kurz nach seiner Internship für Chirurgie, wie sein Freund *John Lewis* in die Army eingezogen worden. Jetzt, 1945, stand seine Residency an. Lillehei hatte nur ein Ziel: Wangensteen! Nach einem kurzen Bewerbungsgespräch fragte ihn dieser: *„When can you start?"*, darauf Lillehei: *„Today!"* – Wangensteen: *„OK, you'll need a white coat."* Dies war die nahezu schicksalhafte Begegnung zweier Männer, von Natur aus unterschiedlichster Art und Alters, aber mit tiefer menschlicher Verbundenheit, wie sich in späteren Jahren zeigen würde.

Floyd John Lewis, (geb. 1916), zwei Jahre älter als Walt Lillehei, hatte seit kurz nach seiner Geburt in Kalifornien seine ganze Kindheit mit Walt zusammen in Minnesota verbracht. Sie besuchten zusammen die Medical School der *University of Minnesota* und beschlossen beide in derselben Vorlesungsstunde Chirurgen zu werden. Beide verbrachten ihren Kriegsdienst in Europa und bekamen beide nach ihrer Rückkehr einen Ausbildungsplatz bei Wangensteen in Minneapolis. Lewis wurde zunächst von Wangensteen, Lillehei von Richard Varco betreut, anschließend umgekehrt. Beide, Walt und John, erhielten ihren Ph.D. durch Aktivitäten im Labor, beide mit Arbeiten auf einem Gebiet der nichtkardiologischen Forschung. Lewis wandte sich dann Untersuchungen über die Auswirkung unterschiedlicher Körpertemperaturen bei einer Operation zu. Lillehei suchte von Anfang an nach Möglichkeiten, Operationen am offenen Herzen durchführen zu können. Klinisch waren beide letzten Endes *senior residents* bei Wangensteen, bzw. bei Varco. Keiner ahnte jedoch zu diesem Zeitpunkt, wie nahe das Schicksal sie alle noch bringen sollte.

Richard Lyon Varco, (geb. 1912) war der älteste und bereits am längsten chirurgisch tätige Mitarbeiter Wangensteens. Auch er hatte seine medizinische Ausbildung ab 1930 vom College bis zum Facharzt in Minneapolis absolviert. Ab 1943 war er Mitglied der *Surgical Faculty* und blieb dies bis zu seinem Ruhestand. Sein Schwerpunkt war die Abdominalchirurgie. So hatte er 1953 zusammen mit Wangensteen die weltweit erste Operation gegen Übergewicht durchgeführt, bei der ein Bypass im Darm angelegt wurde. Über den Bereich Thoraxchirugie war er zu reichlich Erfahrung mit der Ductusligatur und der Fallot-Anastomose gelangt. Er war es daher auch, der Lillehei während der kommenden „goldenen Jahre der Herzchirurgie" bei den verschiedenen Aufbaustufen der Chirurgie am offenen Herzen als Unterstützung zur Seite stand.

Richard Alison DeWall, (geb. 1926) hatte wohl den bemerkenswertesten Weg zum Kern der neuen Herzgruppe in Minneapolis. Seine Leistungen in College und Medical School in der *University of Minnesota* lagen meist am untersten Ende des Rankings. Daher entschloss er sich nach seiner Entlassung aus der Navy und dem Abschluss seines Studiums, zunächst eine Praxis als Hausarzt in einem Vorort von

Minneapolis zu eröffnen. Der damals nicht geringen Zahl von Menschen, vor allem von Kindern, mit Rheumatischem Fieber und dessen Folgen stand er dabei lediglich mit einem Stethoskop bewaffnet gegenüber, fand dies jedoch nur wenig befriedigend. Deshalb wandte er sich dann doch an seinen ehemaligen Lehrer Richard Varco mit der Bitte um eine Stelle in der Forschung in der Klinik. Varco sah jedoch angesichts der inzwischen bestehenden Situation keine Möglichkeit und schickte den hehren Träumer zu seinem damaligen *first resident* Walton Lillehei. Dieser fand zumindest eine Möglichkeit, DeWall in Teilzeit als Tierpfleger in seinem Forschungslabor anzustellen. DeWall fand sich schnell zurecht, kümmerte sich um die Hunde und wischte den Boden. Sehr gut zurecht kam er aber auch mit den komplizierten mechanischen Geräten, und Lillehei entdeckte rasch, welchen Schatz er sich da eingefangen hatte. Bald stand DeWall mit am OP-Tisch, ohne selbst Chirurg zu sein. Besonderes Verständnis zeigte er für die Technik der gerade im Entstehen begriffenen, eigenen Herz-Lungen-Maschine der Minneapolis-Gruppe. DeWall konnte nun seine Praxis schließen, da Lillehei ihn umgehend in einen Fulltime-Job als versierten Pumpen-Manager im Labor einstellte. DeWall war zwar Arzt, wenngleich aber weiterhin noch kein ausgebildeter Chirurg. Deshalb konnte ihm Lillehei aber dennoch die Verantwortung für die Maschine im klinischen OP bei den geplanten Eingriffen am Menschen übertragen. In Erinnerung bleiben wird DeWall durch seine prinzipielle Veränderung des Oxygenator-Teils der Herz-Lungen-Maschine. Er ersetzte den komplizierten und teuren *„Disc-Oxygenator"* der Gibbon-Kirklin-Maschine durch den einfacheren und preiswerteren *Lillehei-DeWall „Bubble-Oxygenator"*, der in seiner von *Vincent Gott* 1956 noch einmal modifizierten Form über Jahrzehnte in der ganzen Welt zum Einsatz kam.

Bereits etwa Mitte der 1940er-Jahre hatte Wangensteen somit die Kerntruppe für die von ihm geplante Chirurgie am offenen Herzen zusammen: *Walton Lillehei, John Lewis, Richard Varco, Clarence Dennis*, und nicht zuletzt *Richard DeWall*. Die operative Arbeit fand dabei noch überwiegend im *Elliot Memorial Hospital of the University of Minnesota* statt, während die chirurgische Forschung in Labors in den Kellerräumen der nahestehenden *Millard Hall*, einem Verwaltungsgebäude der Universität, eingerichtet waren. Nicht selten arbeiteten verschiedene klinische Teams an gemeinsamen Forschungsprojekten zusammen. Dieses später berühmte Wangensteen'sche *„education program"* führte in den folgenden Jahren mit zunehmenden wissenschaftlich anerkannten Ergebnissen zu erkennbaren Erfolgen der chirurgischen Forschung. Zudem förderte dieses System das Gefühl der Zusammengehörigkeit der Mitarbeiter des chirurgischen Departments des University Hospitals. Lillehei arbeitete klinisch mit Varco und Wangensteen, im Labor mit dem kardiologisch orientierten Leiter des Departments für Physiologie *Maurice N. Visscher, (geb. 1901)*. 1949 wurde er von Wangensteen zu seinem persönlichen *chief resident* bestellt.

Gegen Ende dieses Jahres entdeckte Lillehei zufällig morgens beim Rasieren einen kleinen Knoten vor seinem linken Ohr, den er Anfang 1950 von seinem Kollegen *David State* entfernen ließ. Dieser teilte den schwerwiegenden Befund eines Lymphosarkoms der Parotis vorerst nur Owen Wangensteen mit. Der behielt dieses Ergebnis zunächst kurzfristig für sich, da Lillehei im April seinen ersten großen

Vortrag vor der *American Surgical Association* noch in Ruhe absolvieren sollte. Im Mai, unmittelbar nach dem erfolgreichen Erlebnis, rief Wangensteen Lillehei dann umgehend in sein Office und teilte ihm zunächst seine Ernennung zum Mitglied der *Surgical Faculty at the University of Minnesota* mit, gleichzeitig aber auch die maligne Diagnose des entfernten Knotens, die er mehrfach hatte überprüfen lassen. An seiner absoluten Indikation zur umgehenden Operation ließ er keinen Zweifel. Diese fand dann auch am 1. Juni 1950 in der eigenen Klinik statt. Am Morgen begannen David State und Richard Varco mit der Entfernung der Parotis und aller Lymphknoten bis hinab zur Schulter. Wangensteen bestand jedoch darauf, den Eingriff bis in das Mediastinum und bis zum Herzen hinunter fortzusetzen. Unter der Assistenz von Lilleheis bestem Freund John Lewis eröffnete er eigenhändig den Thorax und entfernte den Thymus und alle mediastinalen Lymphknoten. Bis zum Ende der zehnstündigen Operation waren sieben Chirurgen und vier Anästhesisten aus der Wangensteen'schen Gruppe beteiligt. Eine der notwendigen Bluttransfusionen wurde auch von *Norman Shumway* gespendet, der zu diesem Zeitpunkt gerade Resident an der Abteilung Wangensteens war. Später kommentierte Shumway dies gelegentlich so: „*Whatever Walt accomplished later in his life was due to this part of my blood!*" Lillehei überlebte die Operation, die nachfolgende, von Varco behandelte Wundheilungsstörung und die obligaten Bestrahlungen. Ein eindrucksvolleres Beispiel für die von Wangensteen eingeführte „*Surgical Education*", d. h. ein chirurgisches Ziel nie verloren zu geben, sondern dafür einen kollegialen Zusammenhalt in der Gruppe zu bilden, konnte wohl kaum besser erbracht werden.

Lillehei kehrte vier Monate nach seiner Operation und einer schwierigen Rekonvaleszenz in das Hospital zurück. Er nahm seine Arbeit zunächst mit sog. „*soft operations*" wieder auf, wobei seine erste Operation die Entfernung einer entzündeten Parotisdrüse war. Gleichzeitig nahm er sein kleines Labor im Keller der Physiologie jetzt neben *Clarence Dennis* wieder in Betrieb, der sich mit der Entwicklung einer künstlichen Oxygenation beschäftigte. Wie sich später herausstellte, war das Ende des Jahres 1950 der Beginn einer langen Erfolgsgeschichte der offenen Herzchirurgie, die sich in nahezu all ihren Stufen in Minneapolis abspielen sollte.

Floyd John Lewis, Lilleheis langjähriger Freund und Kollege, hatte nach Experimenten des kanadischen Chirurgen *Wilfried Bigelow* aus Toronto dessen Vorstellung einer künstlich erzeugten Hypothermie durch Kühlung des Körpers auf tiefe Temperaturen nicht mehr aus dem Kopf gebracht. Dadurch sollte der Sauerstoffverbrauch des Körpers so weit gesenkt werden, dass das Gewebe etwa zehn Minuten ohne Zirkulation, d. h. ohne einen Herzschlag, auskommen konnte und ohne nach dem Wiederaufwärmen einen Schaden davongetragen zu haben. Auch Lewis konnte dies bei zahlreichen eigenen Tierversuchen in seinem Labor in der Millard Hall bestätigen. Im Sommer 1952 war er dann bereit, das Verfahren bei einem Menschen anzuwenden. Am 2. September 1952 führte Lewis, assistiert von seinem brasilianischen Assistenten *Mansur Taufic, Richard Varco* und *Walt Lillehei* die erste erfolgreiche Operation am offenen Herzen unter Sicht des Auges durch. Patientin war die fünfjährige *Jacquie Johnson* mit einem Vorhofseptumdefekt. Die Körpertemperatur wurde durch eine Kühldecke langsam auf 28 °C gesenkt, danach der venöse Zufluss zum Herzen blockiert *(„inflow occlusion"*), und dann das noch langsam schlagende

Herz auf Vorhofebene eröffnet. Der gut sichtbare Defekt konnte mit einer fortlaufenden Naht direkt verschlossen, die Klemmen wieder geöffnet und der Vorhof wieder verschlossen werden. Die operative Korrektur des Defekts hatte 5 ½ Minuten gedauert. Jacquies Körper wurde in 45 °C warmen Badewasser wieder erwärmt. Das Mädchen hatte den Eingriff komplikationslos überlebt und konnte elf Tage nach der Operation aus der Klinik entlassen werden. Direkt nach der Operation beglückwünschte Lillehei seinen Freund Lewis: *„That is it. We're into the heart to stay!"* Das Zeitalter der erfolgreichen offenen Herzchirurgie hatte mit dieser Operation begonnen. In der Folge operierten Lewis und Lillehei 59 weitere Patienten erfolgreich mit diesem Verfahren.

Trotz der Erfolge mit der Hypothermie-Technik war Lillehei nicht davon überzeugt, dass dies bereits das Ende der Straße sei. Längere Operationen, wie sie z. B. bei den viel häufigeren Ventrikelseptumdefekten oder komplexen Herzfehlern sicher erforderlich sein würden, waren mit der kurzen Dauer der zur Verfügung stehenden Hypothermie kaum denkbar. Andererseits wurde gerade in der Zeit zwischen 1951 und 1954 weltweit von mehr als zehn verschiedenen Gruppen berichtet, die für derartige Operationen experimentell Oxygenator-Pumpen zu entwickeln versuchten, die aber, mit der Ausnahme von *John Gibbon*'s 1953 einmalig erfolgreich eingesetzter Maschine, alle erfolglos waren. Eines Abends bei einem Drink nach Feierabend kamen Lillehei und sein junger Resident *Morley Cohen*, dessen Frau gerade schwanger war, aus reiner Alberei darauf, dass doch Cohens Frau eigentlich der ideale Oxygenator für ihren Fetus sei. Immerhin führte dies dazu, dass die Gruppe nun wirklich versuchte, einmal einen großen Hund als Oxygenator für einen kleinen Hund zu benutzen. Hierzu wurde der venöse Blutfluss des kleinen an den des großen Hundes angeschlossen, und das durch den „Sauerstoffspender" arterialisierte Blut in den kleinen Hund zurückgeführt. Die Stärke des Flusses wurde dabei mit Hilfe einer einfachen kleinen Motorpumpe aus einer nahe gelegenen Molkerei kontrolliert, die Schläuche stammten aus einer Brauerei. Dieses Vorgehen wurde als sog. *„controlled cross circulation"* bezeichnet. Hiermit konnte, wie sich in vielen Tierexperimenten zeigte, der Kreislauf des kleinen Tieres 30 min und länger stabil aufrechterhalten werden. Die nahe liegende Vorstellung, die letzten Endes dahintersteckte, war es, ein blutgruppengleiches Elternteil während der Operation am offenen Herzen seines Kindes als Sauerstoffspender einzusetzen. Dennoch hielt Wangensteen Lillehei noch zurück, und ließ zunächst Lewis versuchen, mit dem Hypothermie-Verfahren auch größere Operationen, wie z. B. einen VSD-Verschluss, durchzuführen. Keiner dieser Versuche endete jedoch erfolgreich, sodass Lewis dieses Verfahren hierfür einstellte. Nun war es an Lillehei, die kontrollierte Cross-Circulation Technik auch beim Menschen einer Prüfung zu unterziehen. Nach einer längeren innerklinischen Kontroverse, ob es ethisch vertretbar sei, eine Operation durchzuführen, welche die Möglichkeit beinhaltete, dass dabei zwei Menschen zu Tode kommen könnten, bekam Lillehei von Wangensteen doch die Erlaubnis, sein neues Verfahren einzusetzen. Am Abend vor der von Lillehei geplanten Operation, als dieser bei Wangensteen noch einmal nachfragte, bekam er von ihm die eigenhändig geschriebene, später berühmt gewordene Antwort: *„Dear Walt: By all means, go ahead! Good luck! O.H.W.".*

Am 26. März 1954 führte Walton Lillehei die erste Operation am offenen Herzen bei einem Menschen mit der Cross Circulation durch. Patient war *Gregory Glidden*, ein 13 Monate alter Junge mit einem symptomatischen Ventrikelseptumdefekt. Lillehei, assistiert von keinem Geringeren als *Richard Varco*, operierte, seine beiden Residents *Morley Cohen* und *Herbert Warden,* die durch das Training mit den Tierversuchen bestens mit der Pumpen- und Schlauchkonstruktion vertraut waren, nahmen sich des Vaters des Jungen, *Lyman Glidden* als Sauerstoffspender an. Nach der Eröffnung des Herzens von Gregory fand Lillehei den Defekt sofort und verschloss ihn mit zwölf Einzelknopfnähten. 15 min nach seiner Eröffnung war das Herz wieder verschlossen und hatte spontan seinen Dienst wieder aufgenommen. Danach wurde Gregory erfolgreich vom Kreislauf seines Vaters getrennt. Auch der weitere Verlauf war zunächst ohne größere Probleme. Elf Tage später verstarb Gregory jedoch an einer nicht beherrschbaren Lungenentzündung. Die wenngleich trauernden Eltern des Jungen äußerten sich aber Lillehei und der Presse gegenüber dahingehend, dass ihnen das Risiko des Eingriffs bewusst gewesen sei, und sie Lillehei für die ihres Erachtens wichtige Fortsetzung des Programms viel Glück wünschten. Lillehei und seine Truppe führten die Operation mit der Cross Circulation insgesamt noch 46-mal durch, auch bei komplizierteren Herzfehlern, wie z. B. der Fallot'schen Tetralogie, und erreichten eine Überlebensrate von 63 %. Hierfür wurden *Clarence Walton Lillehei, Morley Cohen, Herbert Warden und Richard Varco* 1955 mit dem *Albert Lasker Clinical Medical Research Award* ausgezeichnet, einer Ehrung, die in den Vereinigten Staaten einer Art Nobelpreis gleichkommt. Dies war der zweite große Schritt in der Entwicklung der offenen Herzchirurgie, nach dem Hypothermie-Verfahren, der von der Klinik in Minneapolis ausging. In dieser aufregenden Zeit kamen Chirurgen aus aller Welt, nun nicht mehr, um Owen Wangensteen beim Operieren zu beobachten, sondern um von seinen Mitarbeitern John Lewis und Walton Lillehei zu lernen.

Im Zusammenhang mit dieser neuen Möglichkeit, angeborene Herzfehler nun operativ intrakardial korrigieren zu können, stieg die Zahl der in Minnesota vorgestellten Kinder in dieser Zeit stark an. Zusätzlich gab es aber bereits eine große Zahl herzkranker Kinder und Jugendlicher nach Rheumatischem Fieber und dessen dadurch erworbener Folgen am Herzen, die oftmals aufwändiger stationärer Behandlung bedurften. Durch diese wachsende strukturelle Herausforderung kam in Minneapolis nun eine weiteres herausragendes Talent Owen Wangensteens zum Tragen: für große organisatorische Probleme erforderliche Lösungen zu finden, und die geeigneten Strukturen zu gestalten. Der Gedanke entstand, ein Herzzentrum zu gründen, d. h. eine Einrichtung zu schaffen, bei der nach Möglichkeit alle verschiedenen Bereiche der Herzmedizin mit Diagnostik, internistischen und chirurgischen Behandlungsmöglichkeiten für Kinder und Erwachsene, sowie die kardiologische Forschung unter einem Dach zusammengeführt waren – zwar unter Beibehaltung ihrer spezifischen organisatorischen Strukturen, aber in engstem Austausch ihrer Erfahrungen und in fruchtbarer Kooperation – ein Konzept, das heute als translationale Medizin bezeichnet wird.

Einen vergleichbaren Aufschwung wie die Medizin hatte zu dieser Zeit die amerikanische Filmindustrie erfahren. Deren Beteiligte, vom einfachen Schauspieler über Kinobesitzer bis zu den großen Produktionsfirmen, hatten sich zu einer Interessengemeinschaft unter dem Namen „*Variety Club*" zusammengeschlossen. Im Jahr 1945 machte der Club der *University of Minnesota* das Angebot, ein öffentliches Fundraising durchzuführen, um mindestens 150.000 $ zur Errichtung eines Herzzentrums auf dem Campus der der Universität aufzubringen. Hierzu diente u. a. auch ein Werbefilm für die Herzenssache mit dem Hauptdarsteller *Ronald Reagan* und allen Herzchirurgen aus Minneapolis als Komparsen. Am Ende der Kampagne hatte der *Variety Club* eine Summe von 500.000 $ aufgebracht! Daraufhin erhielt Wangensteen vom Staat Minnesota zusätzlich eine Subvention in Höhe von 600.000 $ und von der Universität selbst noch einmal 400.000 $, sodass das „*Variety Club Heart Hospital*" in Minneapolis gebaut, und im März 1951 als das erste eigenständige Herzzentrum der Welt in Betrieb genommen werden konnte. Der Gesamtpreis hatte zum Schluss 1,5 Mio. Dollar betragen. Anfangs fanden die Operationen noch im *University of Minnesota Hospital* statt, die gesamte Diagnostik, die postoperative Versorgung und die ambulante Nachversorgung aber jetzt im *Variety Club Hospital*. Erst 1988 wurde aus Platzgründen die klinische Patientenversorgung in das neue, größere *Heart Center of Minneapolis* verlagert, und das *Variety Hospital* wird bis heute als „*Variety Club Research Center*" fortgeführt.

So erfolgreich Lillehei auch die Cross Circulation einsetzte, umso deutlicher sah er deren natürliche Grenzen. Vor allem z. B. für größere Patienten als Kinder reichte die Menge des benötigten Blutflusses für zwei Menschen nicht aus. Daher kam nun wieder die Vorstellung einer Herz-Lungen-Maschine auf. Außer einzelnen Versuchen, z. B. von John Gibbon in Philadelphia und von John Kirklin in der Mayo Clinic, hatte es auf diesem Gebiet aber zwischenzeitlich keine Fortschritte gegeben. 1954, gerade als Lillehei seine erste Cross Circulation-Operation durchführte, war *Richard DeWall,* ein ehemaliger Student der Minneapolis Medical School, aus dem Krieg zurückgekehrt. Nach mehreren wenig befriedigenden Anläufen zum Wiedereinstieg in die Medizin war er letzten Endes in Lilleheis Labor gelandet. Vom Tierpfleger über den Operationshelfer war er, ohne eigentlich Chirurg zu sein, als unentbehrlicher Pumpenarzt bis in den OP für die Cross Circulation-OPs bei menschlichen Patienten aufgestiegen. Wissenschaftlich hatte ihn Lillehei aber von Anfang an auf die Entwicklung eines einfach zu bedienenden Oxygenators für eine Herz-Lungen-Maschine angesetzt. Er sollte sich jedoch nicht an den bisher bekannten Versuchen mit teuren und schweren Stahlkästen orientieren, sondern wie bei der Cross Circulation versuchen, mit den aus der Brauerei stammenden Schläuchen aus Polyvinyl weiterzumachen. Bereits das einfache Aufrichten des Schlauchsystems aus der horizontalen in die vertikale Ebene brachte die Gefahr durch eine Embolisation der gefürchteten Sauerstoffbläschen über das Blut fast vollständig zum Verschwinden, da diese nun nach oben aufsteigen konnten. Als Pumpe setzte er erfolgreich das ihm wohlbekannte System der einfachen Milchpumpe aus der Cross Circulation ein. Dieser Oxygenator war somit zu einem preiswerten Einmalprodukt für die Herz-Lungen-Maschine geworden, er kostete keine 100 $. Bereits nach zehn Tierversuchen im Experimentallabor, die alle ohne jegliche Komplikation verlaufen waren, wollte Lillehei dieses Gerät, erneut nach Rücksprache mit Wangensteen, erstmals beim Menschen einsetzen. Sein Patient war der 3-jährige *Jimmy Robi-*

chaud mit einem größeren Ventrikelseptumdefekt. Am 13. Mai 1955 lag der Junge auf Lilleheis Operationstisch. Der VSD konnte innerhalb von 17 ½ Minuten mit einem Kunststoffpatch problemlos verschlossen werden. Jimmy wurde wach und verlangte bereits kurze Zeit später nach seiner geliebten Schokoladenmilch. Aber noch in derselben Nacht wurde der Junge wieder herzinsuffizient und verstarb akut. Die Obduktion zeigte zwar ein einwandfreies OP-Ergebnis, aber zusätzlich eine myokardiale Fibroelastose, die zuvor nicht diagnostiziert worden war. Am 12. Juli 1955 setzten Lillehei und sein Team dann die 20 Monate alte *Jessie Weddle* mit einer Fallot'schen Tetralogie auf ihr OP-Programm, – jetzt wieder mit dem *Lillehei-DeWall-Oxygenator*, und in kurzer Folge noch vier weitere Kinder. Sie alle überlebten ohne erkennbare Komplikationen. Nun hatten Lillehei, Wangensteen und Minneapolis ihre eigene Maschine!

Hatte bereits die Cross Circulation einen Strom namhafter Chirurgen zur Inansichtnahme, bzw. zur Erlernung der Technik nach Minneapolis gebracht, dann war es bei der neuen Lillehei-DeWall-Maschine eine ganze Flut. Wangensteens Department für Chirurgie war zu einem Mekka der Herzchirurgie geworden. *Denton Cooley*, noch keine 35 Jahre alt, war in Houston, Texas, zusammen mit *Michael DeBakey* im Bereich der geschlossenen Herzchirurgie bereits zu einer Legende geworden. Aber er hatte keine Herz-Lungen-Maschine! Wegen der Cross Circulation und dem Gerücht um eine brauchbare und preiswerte Herz-Lungen-Maschine fuhr er im Juni 1955 nach Minneapolis – ein Schuss ins Schwarze! Auf eine gewisse Weise waren sich Cooley und Lillehei sehr ähnlich. Lillehei operierte mit ihm zusammen an seinem eigenen OP-Tisch ohne jeden Vorbehalt beide Verfahren. Cooley war begeistert. Später war von ihm öfter der Kommentar zu hören: *„Walt Lillehei brought the can opener to the cardiac picnic!"* Nach einer kurzen Trainingszeit wurde der Oxygenator auch in Houston routinemäßig eingesetzt. Ende 1956 hatten Cooley und DeBakey bereits die 100. offene Herzoperation mit dem Oxygenator aus Minneapolis hinter sich. Als 1967 anlässlich Wangensteens Ruhestand die Ergebnisse der offenen Herzchirurgie in Minneapolis publiziert wurden, zeigte sich, dass über 2500 Patienten mit einem aorto-koronaren Bypass und 727 Patienten mit angeborenen und erworbenen Herzfehlern operiert worden waren. Auch etliche ehemalige chirurgische Mitarbeiter des Departments, die ihre Ausbildung als Residents in Minneapolis unter Wangensteen oder Lillehei gemacht hatten und inzwischen selbst Leiter renommierter Herzkliniken waren, kamen vorübergehend nach Minneapolis zurück, um eine praktische Einführung in die neue Technik zu bekommen. Dabei handelte es sich z. B. um: *Norman Shumway, Stanford, Aldo Castaneda, Boston, Vincent Gott, Baltimore, Christiaan Barnard, Kapstadt, Südafrika,* und aus Europa *Lord Russell Brock, London.*

Auch nach dieser grundlegenden Innovation einer für alle gebrauchsfähigen Herz-Lungen-Maschine wurde in Minneapolis die Entwicklung der Herzchirurgie als eines neuen und immer bedeutsameren Bereichs innerhalb der Chirurgie fortgesetzt. So produzierte *Earl Bakken*, damals noch lokaler Elektrotechniker, zusammen mit *Vincent Gott*, dem späteren chirurgischen Leiter des *Johns Hopkins Hospitals* in *Baltimore*, einen einsatzfähigen Herzschrittmacher. Nicht zuletzt damit wurde Bakken zu einem der Gründer der Weltfirma *Medtronic*. Des weiteren war die Klinik in Minneapolis an der Entwicklung mehrerer Typen künstlicher Herzklappen beteiligt.

Wangensteen selbst blieb *Chief of Surgery at the University of Minnes*ota für insgesamt 37 Jahre bis zu seinem Ruhestand im Jahr 1967. Seine eigenen chirurgischen Schwerpunkte lagen vor allem in der Theorie und Praxis der Erforschung entzündlicher und karzinomatöser Darmerkrankungen, später dann auch in der Transplantationschirurgie. Seine akademische Aufgabe sah und realisierte er in der kontinuierlichen Weiterentwicklung chirurgischer Lehr- und Weiterbildungsverfahren, die ihm neben zahlreichen anderen hochwertigen Ehrungen noch 1976 (!) den „*Scientific Achievement Award*" der *American Surgical Association* und die Anerkennung als „*... the greatest surgical educator of the 20th century ...*" einbrachte.

So fruchtbar das Verhältnis Wangensteens zu seinem professionellen Team war, so schwierig waren die Umstände, mit denen er sich in seiner eigenen Familie auseinandersetzen musste. Seine erste Frau Helen, die er im Alter von 23 Jahren noch während seiner Residency geheiratet hatte, war ein umtriebiges Stadtmädchen aus St. Paul gewesen, Owen dagegen eher der zurückhaltende Junge vom Land. Helen war wohl der Überzeugung gewesen, dass ein Arzt als Ehemann ihr das privilegierte Leben ermöglichen würde, das sie sich vorstellte. Trotz der drei Kinder, die sie miteinander hatten, entwickelte sich die Ehe bereits früh zu einem Desaster. Alkohol und immer wiederkehrende Phasen einer Depression erschwerten das Zusammenleben mit Helen schon bald erheblich. Wangensteen sprach nie über sein privates Leben. Auch sein erster Sohn und Namensträger war für Owen eine große Enttäuschung. Seine autistisch erscheinende, hohe Intelligenz half ihm nicht, seine starke kriminelle Energie zu überwinden. Er fand sich im Leben nie zurecht und verschwand 1953 für immer in Spanien. Im selben Jahr beantragte Helen die Scheidung, und Owen zog nach St. Paul, der Zwillingsstadt von Minneapolis in ein Hotel. Im August 1955 schied Helen Griffin aus dem Leben. Ein Jahr zuvor hatte Wangensteen eine Frau kennengelernt, die wieder Licht in sein Leben bringen sollte. *Sarah Davidson (1908–1994),* genannt „*Sally*", war in St. Paul in eine angesehene Familie geboren worden. Nach ihrem Studium der Geschichte wurde sie Assistentin bei der *Minnesota Historical Society* und Managing Editorin bei der Zeitschrift *Medical History*, bis sie im Sommer 1954 Owen Wangensteen heiratete. Owen hatte nun mit 56 Jahren nicht nur die Frau seines Lebens gefunden, sondern mit deren Vorlieben und professionellen Fähigkeiten auch eine ebenbürtige Partnerin. Sally unterstützte ihn in all seinen sozialen und universitätspolitischen Aufgaben. Sie war, nicht zuletzt durch ihre Herkunft, besonders effektiv im Fundraising für die Medical School, sodass 1961 in der *Biomedical Library of the University* ein ganzes zusätzliches Stockwerk für eine spezielle medizinische Bibliothek gebaut werden konnte, die 1972 den Namen „*Owen H. Wangensteen Historical Library of Biology and Medicine"* erhielt.

Schon bei seinem Aufenthalt in Europa hatte Wangensteen sein Interesse für die Geschichte der Chirurgie entdeckt und deren Bedeutung für die medizinische Ausbildung hoch eingeschätzt. Seine wegweisenden Artikel und Vorträge über diesen, seiner Auffassung nach unverzichtbaren Hintergrund waren sehr geschätzt und immer wieder nachgefragt. Später wurde diese Disziplin auch Teil der Familie, seit sich seine Frau Sally mit ihren spezifischen Kenntnissen und Fähigkeiten zusammen mit Owen nach dessen Emeritierung an die Abfassung eines zuletzt 785 Seiten starken, und noch heute immer relevanten Werkes machte: *„The Rise of Surgery : From Empiric Craft to Scientific Discipline"* Als zentrale Aussage formulierte Wangensteen darin das Anliegen : *„May the spirit of inquiry, the love of learning, and appreciation of the History of Medicine create in our medical schools an intellectual atmosphere that will heighten greater medicine committment and accountability in its service to mankind."* Das Buch erschien 1978, drei Jahre vor dem Tod Owen Wangensteens am 13. Januar 1981 an den Folgen eines Herzinfarkts. Nach Owens Tod setzte Sarah ihre ehemals gemeinsame medizinische Arbeit fort. Sie betätigte sich auch weiter als effektive Fundraiserin und Betreuerin der Wangensteen *Historical Library*. Diese umfasst heute 73.000 Bände seltener medizinischer Werke aus mehr als 500 Jahren, von 1430 bis 1945 – ein Erbe des Chirurgen Wangensteen.

MIX
Papier aus verantwortungsvollen Quellen
Paper from responsible sources
FSC® C105338

If you have any concerns about our products,
you can contact us on
ProductSafety@springernature.com

In case Publisher is established outside the EU,
the EU authorized representative is:
Springer Nature Customer Service Center GmbH
Europaplatz 3, 69115 Heidelberg, Germany

Printed by Libri Plureos GmbH
in Hamburg, Germany